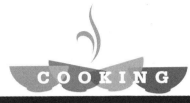

COOKING

高等职业教育**餐饮类专业新形态**系列教材

饮食营养与配餐

主　编　孙　莹　杨雪欣　宋春丽

副主编　芦健萍　李　越　王鹏宇

参　编　李广志　郝　宇

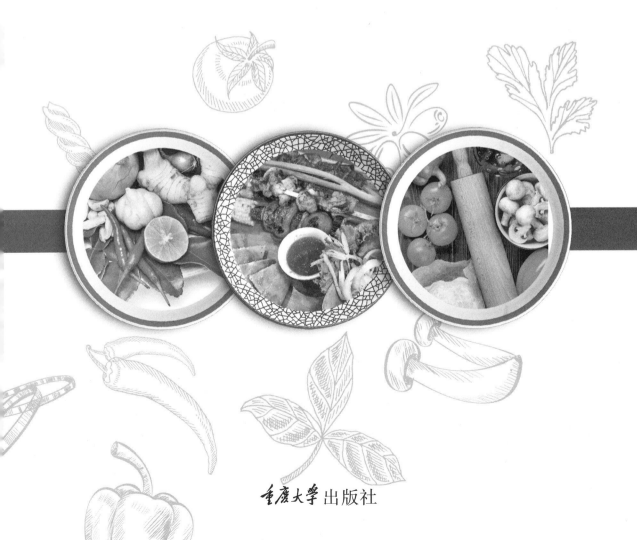

重庆大学出版社

─── 内容提要 ───

　　本书以职业活动为导向,以职业能力为核心,内容编写上将学生需掌握的知识结构与技能设计作为工作任务,既具有系统的膳食设计与营养配餐的理论知识,又有丰富的实践运用内容,可操作性强。同时融合数字化教学资源,注重理论联系实际,内容丰富,针对性强。本书分为营养与营养学、人体需要的营养和能量、食物的营养价值、平衡膳食和合理营养基础、营养调查与评价、食谱编制原则与方法、科学配餐实践共 7 个模块。本书可作为烹饪专业高中等职业院校师生教学用书,也可作为餐饮及营养专业人员进行膳食设计与营养配餐的参考用书。

图书在版编目(CIP)数据

饮食营养与配餐 / 孙莹,杨雪欣,宋春丽主编.
重庆:重庆大学出版社,2025.2. -- (高等职业教育餐
饮类专业新形态系列教材). -- ISBN 978-7-5689-4509
-7

I. R155.1

中国国家版本馆 CIP 数据核字第 20244MB270 号

高等职业教育餐饮类专业新形态系列教材

饮食营养与配餐

主　编　孙　莹　杨雪欣　宋春丽
副主编　芦健萍　李　越　王鹏宇
策划编辑:沈　静

责任编辑:夏　宇　版式设计:沈　静
责任校对:王　倩　责任印制:张　策

*

重庆大学出版社出版发行
社址:重庆市沙坪坝区大学城西路 21 号
邮编:401331
电话:(023)88617190　88617185(中小学)
传真:(023)88617186　88617166
网址:http://www.cqup.com.cn
邮箱:fxk@cqup.com.cn(营销中心)
全国新华书店经销
重庆市正前方彩色印刷有限公司印刷

*

开本:787mm×1092mm　1/16　印张:23.25　字数:609 千
2025 年 2 月第 1 版　　2025 年 2 月第 1 次印刷
印数:1—2 000
ISBN 978-7-5689-4509-7　定价:59.00 元

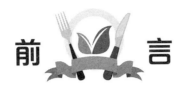

前　言

随着人们生活水平的日益提高和饮食资源的极大丰富，与营养相关的各种慢性疾病也逐渐流行，国内各个高校纷纷开始申报营养与配餐相关专业，医院、学校和保健品企业等单位急需营养配餐专业人士指导。因此，饮食营养与配餐方面的课程学习需求越来越多。目前，图书市场上营养学教材比较多，主要偏向食品科学或者预防医学相关专业，理论性很强，在饮食配餐方面的实用性内容及案例较少，在这一背景下，笔者编写了《饮食营养与配餐》。

本书的编写，注重人才培养和社会需求相结合，运用通俗的语言讲述理论知识，信息量大，可读性强，讲解细致，注重理论指导实践。本书各模块均由学习目标、任务导入、任务布置、任务分析、相关知识、扩展视野、任务实施、实战演练、思考讨论9部分组成，编写紧紧围绕任务驱动，任务驱动强调的是学生主动承担、参与并完成任务，学生是课堂实践活动的主体。"学习目标"是指在每一模块前面对知识目标和能力目标进行定位，以突出教学重点；"任务"是指围绕"学习目标"确定的"实践活动"，"任务导入"是针对不同部分教学内容的特点，选择现实生活中有关的营养与配餐实践热点与疑难问题引入内容，通过"任务布置"和"任务分析"激发学生的学习兴趣；"相关知识"阐述后，"扩展视野"阅读；通过"任务实施"分步骤完成，利用任务的"情境性、实践性、综合性"激发学生的兴趣，激起学生的学习欲望，从而驱使学生自主学习，在此过程中完成任务、收获知识、提升素养，成为课堂的主人；进而通过"实战演练"和"思考讨论"对所学知识点进行拓展和联系，增强教材的实用性和可读性，从而培养学生学习的积极性和主动性。

在内容方面，本书主要分为7个模块，包括营养与营养学、人体需要的营养和能量、食物的营养价值、平衡膳食和合理营养基础、营养调查与评价、食谱编制原则与方法、科学配餐实践。本书对纸质教材有机融合电子教材、教学配套资源（PPT、微课、视频和图片等）进行了初步探索，读者可直接扫描书中二维码，阅读与教材内容相关联的课程资源，从而丰富学习体验，使学习更方便快捷。

本书由哈尔滨商业大学旅游烹饪学院孙莹、杨雪欣和齐齐哈尔大学食品科学与工程学院宋春丽担任主编,哈尔滨商业大学芦健萍、李越和王鹏宇担任副主编。具体编写分工如下:模块1、模块2和模块3由孙莹编写,模块4由李越编写,模块5和模块7项目4由王鹏宇编写,模块6由芦健萍编写,模块7项目1至项目3由杨雪欣编写。宋春丽负责全书的总体指导和框架设计,李广志和郝宇负责资料收集与文字校对工作。

本书在编写过程中,得到了哈尔滨商业大学旅游烹饪学院知名专家张培茵教授的大力支持和帮助,在此一并表示诚挚的谢意。

由于本书篇幅有限,尚有一些更新、更深入的内容没有融入其中,加之编者水平和精力所限,难免有错误和疏漏,请广大读者批评指正,以便再版时进行更正。

编　者

2024 年 10 月

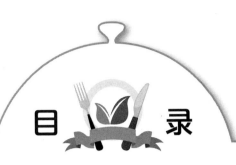

目 录

模块 1 营养与营养学

项目 1 营养与人类健康···2
  任务 1 解读营养与人体健康的概念·······················2
  任务 2 健康、亚健康的概念································4

模块 2 人体需要的营养和能量

项目 1 蛋白质···8
  任务 1 蛋白质的组成与结构·······························8
  任务 2 蛋白质的消化吸收与代谢·······················11
  任务 3 蛋白质对人体的生理功能·······················13
  任务 4 如何评价食物中蛋白质的营养价值··············14

项目 2 脂肪···17
  任务 1 脂类的组成和分类·································17
  任务 2 脂类的消化、吸收、转运和代谢···············21
  任务 3 脂类的生理功能···································23
  任务 4 脂肪营养价值的评定·······························24

项目 3 碳水化合物···27
  任务 1 碳水化合物的分类·································27
  任务 2 碳水化合物的消化、吸收与代谢···············29
  任务 3 碳水化合物的生理功能···························30
  任务 4 碳水化合物的食物选择与供给量···············32

项目 4 能量···35
  任务 1 能量的来源与能量系数···························35
  任务 2 人体能量消耗···································37

目 录

项目 5　矿物质 ·· 40

　　任务 1　矿物质概述 ·· 40

　　任务 2　易缺乏的常量元素——钙 ·································· 42

　　任务 3　易缺乏的微量元素——铁 ·································· 46

　　任务 4　重要的微量元素——锌 ···································· 49

项目 6　维生素 ·· 52

　　任务 1　维生素概述 ·· 52

　　任务 2　脂溶性维生素 ·· 54

　　任务 3　水溶性维生素 ·· 58

模块 3　食物的营养价值

项目 1　食物营养价值的概念及评价方法 ·················· 66

　　任务 1　食物营养素种类的丰富程度 ····························· 66

　　任务 2　食物的营养质量指数 ··· 68

　　任务 3　营养素的质量：食物利用率和营养素的生物利用率 ···70

　　任务 4　食物中的非营养素成分 ····································· 72

项目 2　谷类和薯类食品的营养价值 ·························· 75

　　任务 1　谷类原料及制品的营养价值 ····························· 75

　　任务 2　薯类原料及制品的营养价值 ····························· 78

项目 3　豆类食品的营养价值 ···································· 81

　　任务 1　大豆的营养价值 ·· 81

　　任务 2　其他豆类的营养价值 ··· 83

　　任务 3　豆制品的营养价值 ··· 85

目 录

项目4 蔬菜和水果的营养价值 ········· 87

　任务1　蔬菜的营养价值 ········· 87

　任务2　水果的营养价值 ········· 89

　任务3　野菜、野果的营养价值 ········· 92

项目5 肉类和水产类食品的营养价值 ········· 94

　任务1　肉类原料的营养价值 ········· 94

　任务2　水产类原料的营养价值 ········· 100

项目6 乳类和蛋类食品的营养价值 ········· 105

　任务1　乳类的特性及营养价值 ········· 105

　任务2　乳制品的营养价值 ········· 107

　任务3　蛋类原料及制品的营养价值 ········· 110

项目7 调味品的营养价值 ········· 113

　任务1　酒类的营养价值 ········· 113

　任务2　食用油脂的营养价值 ········· 115

　任务3　常用调味品的营养价值 ········· 118

模块4　平衡膳食和合理营养基础

项目1 膳食结构与人体健康 ········· 122

　任务1　膳食结构的历史演变 ········· 122

　任务2　世界代表性膳食模式 ········· 125

　任务3　中国居民膳食结构 ········· 128

　任务4　中国居民膳食结构的改善与挑战 ········· 131

项目2 膳食平衡理论 ········· 136

　任务1　平衡膳食的基本要求 ········· 136

　任务2　营养素的相互作用 ········· 138

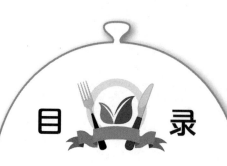

目 录

　　任务 3　中国居民膳食指南（2022）……………………………………………141

项目 3　中国居民膳食营养素参考摄入量 ………………………………………145
　　任务 1　膳食营养素参考摄入量相关概念 ………………………………………145
　　任务 2　能量需要量与能值 ………………………………………………………148

项目 4　中国食物成分表 ……………………………………………………………156
　　任务 1　中国食物成分表的构成 …………………………………………………156
　　任务 2　中国食物成分表的应用 …………………………………………………160
　　任务 3　营养菜点的设计原则与方法 ……………………………………………162

模块 5　营养调查与评价

项目 1　膳食调查与评价 ……………………………………………………………172
　　任务 1　称重法 ……………………………………………………………………172
　　任务 2　记账法 ……………………………………………………………………175
　　任务 3　食物频率法 ………………………………………………………………178
　　任务 4　24 小时回顾法 ……………………………………………………………181
　　任务 5　膳食调查结果分析与评价 ………………………………………………184

模块 6　食谱编制原则与方法

项目 1　食谱编制原则 ………………………………………………………………190
　　任务 1　营养食谱的定义及组成 …………………………………………………190
　　任务 2　食谱编制的基本原则 ……………………………………………………192
　　任务 3　正常成年人营养需要量的确定 …………………………………………194
　　任务 4　特殊生理阶段人群营养需要量的确定 …………………………………196
　　任务 5　患病人群营养需要量的确定 ……………………………………………203

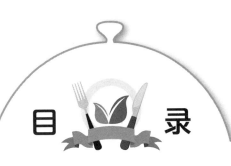

目 录

项目2 食谱编制方法与应用 ································· **207**

    任务1 计算法食谱编制 ································· 207

    任务2 食物交换份法食谱编制 ······················· 212

    任务3 膳食软件法食谱编制 ························· 218

    任务4 膳食宝塔法食谱编制 ························· 221

    任务5 膳食食谱评价与膳后总结 ····················· 226

模块7 科学配餐实践

项目1 特殊生理阶段人群的营养配餐与设计 ············· **234**

    任务1 孕妇营养配餐与设计 ························· 234

    任务2 乳母营养配餐与设计 ························· 242

    任务3 婴儿营养配餐与设计 ························· 245

    任务4 幼儿营养配餐与设计 ························· 250

    任务5 儿童营养配餐与设计 ························· 255

    任务6 青少年营养配餐与设计 ······················· 258

    任务7 老年人营养配餐与设计 ······················· 263

项目2 特殊环境与特殊职业人群的营养配餐与设计 ······· **271**

    任务1 高温环境人群营养配餐与设计 ················· 271

    任务2 低温环境人群营养配餐与设计 ················· 275

    任务3 高原环境人群营养配餐与设计 ················· 278

    任务4 接触化学物质人群营养配餐与设计 ··············· 281

    任务5 接触电离辐射人群营养配餐与设计 ··············· 289

    任务6 运动人群营养配餐与设计 ····················· 291

    任务7 素食人群营养配餐与设计 ····················· 295

    任务8 脑力劳动人群营养配餐与设计 ················· 299

    任务9 其他人群营养配餐与设计 ····················· 304

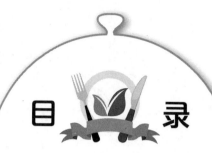

目　录

项目3　常见慢性疾病人群的营养配餐与设计 ················· **307**

　　任务1　高血压人群营养配餐与设计 ·················307

　　任务2　高脂血症人群营养配餐与设计 ·················311

　　任务3　冠心病人群营养配餐与设计 ·················314

　　任务4　糖尿病人群营养配餐与设计 ·················317

　　任务5　痛风病人群营养配餐与设计 ·················325

　　任务6　单纯性肥胖人群营养配餐与设计 ·················330

　　任务7　恶性肿瘤人群营养配餐与设计 ·················334

项目4　集体配餐与设计 ················· **343**

　　任务1　食物种类的选择 ·················343

　　任务2　食物的搭配原则 ·················345

　　任务3　设计食谱的原则 ·················347

　　任务4　集体配餐食谱设计方法 ·················356

参考文献 ················· **360**

模块 1

营养与营养学

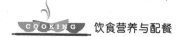

项目1 营养与人类健康

任务1 解读营养与人体健康的概念

学习目标

知识目标：了解人类生存、健康、饮食、营养之间的关系。

能力目标：学会理论联系实际进行相关营养状况分析。

任务导入

随着社会的发展，居民对生活质量的要求越来越高，市场上丰富多样的食物让人眼花缭乱，不知所措。我们为什么要注重营养？合理搭配营养素与健康之间有什么关系？

任务布置

人类生活中的哪些问题可能与膳食营养有关？

任务分析

通过学习了解营养、健康、饮食之间的关系，了解科学膳食对疾病的预防。

相关知识

1）人类生存、健康与饮食营养的关系

营养（Nutrition）是机体摄取、消化、吸收和利用食物中营养素，以维持生长发育、组织更新和良好的健康状况的过程。营养素（Nutrient）是指生物体维持正常的生命活动及保证生长和繁殖所需的外源性物质。根据其化学性质和生理作用分为六大类，即蛋白质、脂类、碳水化合物、无机盐、维生素及水。根据人体的需要量或体内含量的多少，营养素又分为宏量营养素和微量营养素。宏量营养素包括蛋白质、脂类、碳水化合物，因其在体内氧化分解，释放能量，也称产能营养素；微量营养素包括矿物质和维生素。

由于人们生活水平的提高，各种典型的营养素缺乏病已不多见，营养与人体和健康的关系更多体现在对体力、劳动生产率及疾病的发生、发展、病程、愈后等间接的关系上。例如，一个人的营养状况比较好，则精力充沛，劳动生产率高；当一个人营养状况不良，某种营养素的供给不足时，对疾病的抵抗力就会下降，易患各种疾病，如热能与营养素的

摄入过多，则体重过高、肥胖，并进一步引发各种心血管疾病和糖尿病，产生严重的后果。

今天的科学家已经不再把人体看作一台机器，把疾病看作必须用药物或手术进行清除的破坏因素，相反，他们把人体看作复杂的自适应系统。人体的健康状况是其先天遗传的适应能力和所处的环境相互作用的结果，如果人体所处的环境非常恶劣，例如，如果出现不平衡的营养供给、污染、病毒，内环境就会恶化，一旦超出身体自身调节的限度，就可能产生各种各样的不良后果。

2）膳食营养对疾病的预防

饮食的选择从长远看对身体健康会产生深远的影响，但我们必须明确饮食、基因、环境和疾病的关系。不良饮食自然是一系列慢性疾病的诱发因素，如心脏病、糖尿病、骨质疏松症等，但应该指出的是，尽管饮食对这些疾病的影响很大，但这些疾病并非单靠合适的饮食就能治愈和预防。这些疾病的治愈和预防在一定程度上也取决于一个人的遗传组成、环境因素和生活方式等综合因素。遗传和营养对不同的疾病和个体影响方式也不同。不同的疾病受饮食的影响是不同的，有些疾病纯粹是由遗传所致，如幼年型糖尿病；也有些则可能是纯饮食型，如维生素或矿物质缺乏引起的营养素缺乏症；还有些既是遗传的，也受饮食的影响，如成年型糖尿病。

扩展视野

任务实施

以小组为单位，通过学习列举生活中常见的疾病，根据所学知识以及资料调研，如何通过合理营养搭配预防疾病。

实战演练

锻炼对保持健康具有重要意义，它可以改善循环，提高身体代谢的整体效益。身体状态良好时，身体可以轻松地矫正饮食错误，消除其他导致衰老的不良生活方式因素影响。因此，饮食越不合理，越应重视体育锻炼。现代医学进一步证实，心理压力、情绪紧张对健康长寿的影响，在某种程度上比自然的老化更严重，人类健康的恶化与衰老，很多是受了精神心理压力的影响。适者生存的法则是根据心理力量来衡量的，心理力量则是由身体健康和生活哲学共同组成的。

思考讨论

膳食营养对疾病预防究竟有多大作用？

 认识营养与营养学

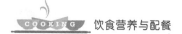

任务 2 健康、亚健康的概念

学习目标

知识目标：了解健康和亚健康的特征。

能力目标：了解自身身体情况，调整健康生活状态。

任务导入

随着生活节奏的加快，越来越多的人存在亚健康问题，亚健康和健康有什么区别？

任务布置

为什么当前中国人存在较为普遍的亚健康状态？

任务分析

通过学习了解健康、亚健康的概念，调整自身状态。

相关知识

1）健康人的特征

健康是指人体自然环境与社会环境的动态平衡，是一个人在物质上与精神上的完满状态，一个健康的人具有以下特征：

①生理方面。体重适当，身材匀称，反应灵敏，头发有光泽，能抵抗一般性感冒和传染病，有充沛的精力。

②心理健康方面。处事乐观、态度积极，能保持正常的人际关系，在自己所处的环境中有充分的安全感，能受到别人的欢迎和信任。

③社会适应方面。心理活动和行为能适应外在环境各种复杂的变化。

2）亚健康人的特征

亚健康状态是指机体虽无明显疾病，却呈现生理活性降低，适应能力呈现不同程度减退的一种状态，有疲惫无力、情绪低落、食欲不振等症状，是由于机体各系统的生理功能低下所致，使用各种医学仪器和临床生化检查却又不能诊断出生理疾病，但此后却有可能发展成某种疾病，称为灰色状态，医学上称为第三状态，是疾病和健康的中间状态、过渡状态或临界状态。

在现代社会里，部分人并未死于衰老，而是死于身体某器官或某些器官功能丧失而导致的退化。心脏病、中风、癌症、糖尿病等已经被证实为正常死亡的原因。

人类的健康问题不断增多。患有被称为现代文明病即肥胖、高血压、高脂血症、糖尿病、心脏病的人不断在增加。曾经被认为消灭了的疾病重新出现，原来罕见的疾病忽然流行起来，相当一部分疾病无法用药物治疗。当代科学家一致认为，人的寿命可以达到120

岁，但今天人的平均寿命其实只有 75 岁左右。

任务实施

以小组为单位，根据所学知识及掌握资料调研，了解预防亚健康的方法。

实战演练

现代人普遍处于亚健康状态，其原因有三个重要方面：普遍的营养不良、生活方式及环境与食品安全危机。营养不良是指营养素缺乏、过剩或不均衡，这里重点讨论营养素缺乏的原因。

1. 天然食物中的营养素正在减少

植物利用太阳的能量、空气中的气体以及土壤中的水分和矿物质来合成为动物和人生存所需的营养物质。因此，天然食物中的营养素含量与作物接受光照的时间及土壤的矿物质含量有关。在同一片土地年复一年地种植同一种作物会使土壤缺少某些矿物质，土壤贫瘠会使其生长的作物营养素含量减少。

2. 食物加工与烹饪加工的损失

在现代社会，人类食用的天然食物越来越少，食物在渐渐地失去自然属性。今天人类的很多营养问题来源于摄取了过多的精制碳水化合物，现代食品工业生产的食物往往具有可以快速释放能量的浓缩糖分，而天然食物不是这样，人体还不习惯于应付大量突如其来的快速释放能量的糖类。

早期人类虽然学会了使用火，但即使在那个时候，大多数食物还是生食的。而在那之前，所有食物都是生食的。烹饪破坏了很多有价值的营养物质和消化酶，这些消化酶可以将食物分解成能够被身体利用的成分。食品的烹饪方法可以改变其中营养物质和抗营养物质之间的平衡。例如，油煎炸食物会产生自由基，它是非常活泼的化学成分，可以破坏食物中的必需脂肪酸、维生素 A 及维生素 E。因此，自然的饮食应该包括大量生食的食物和少量轻微烹制的食物。

3. 人体需要量增加

最佳营养供应不仅仅是研究你吃什么，同样重要的是你不能吃什么。20 世纪 50 年代以来，已有 3 500 余种人造化学制品被应用于食品加工，包括杀虫剂、抗生素及动物饲养中的药物残留。这些化学制品中有很多是抗营养物质，它们会阻碍营养物质的吸收和利用，或者增加其排泄，导致营养物质的流失。目前，人类比从前需要更多营养素来保护身体不受被污染的食物、空气和水带来的有毒物质的影响。

思考讨论

膳食营养对亚健康有什么作用？

模块2

人体需要的营养和能量

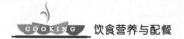

项目 1　蛋白质

任务 1　蛋白质的组成与结构

学习目标

知识目标：掌握蛋白质的组成与结构。

能力目标：了解氨基酸的种类和蛋白质各级结构特征。

任务导入

蛋白质是生物体细胞和组织的基本组成成分，是各种生命活动中起关键作用的物质，在遗传信息的控制、高等动物的记忆及识别等方面都具有十分重要的作用。在动物体内，蛋白质的分布比植物广泛得多，机体蛋白质是很多结构和防护组织〔如骨骼、韧带、头发、指甲、皮肤和软组织（包括器官和肌肉）〕的主要成分。除了细菌在反刍动物（牛、羊）的瘤胃中起作用外，其他动物，包括人类都缺乏植物那种从简单物质合成自身所需蛋白质的能力，而必须依靠植物和其他动物作为膳食蛋白质的来源，可以说没有蛋白质就没有生命。

任务布置

氨基酸可分为哪几类？蛋白质的各级结构有什么特点？

任务分析

通过学习了解蛋白质的组成及结构特点。

相关知识

1）蛋白质的构成单位——氨基酸

蛋白质是由氨基酸组成的高分子化合物。蛋白质的分子量很大，结构相当复杂，但无论是哪种蛋白质，经水解以后，其最终产物都是氨基酸。氨基酸是组成蛋白质的基本单元。构成蛋白质氨基酸的结构如图 2-1-1 所示。

氨基酸的分子中含有两种基团：氨基（—NH_2）和羧基（—COOH）。这两种基团一般都连接在被称作 α - 碳原子的同一原子上，其通式如图 2-1-1 所示。

$$\alpha\text{-碳原子}$$
$$\downarrow$$

氨基 → NH$_2$ — CH — COOH ← 羧基

$$\downarrow$$
$$\text{侧链}$$
$$\uparrow$$

每一种氨基酸都不同
（氨基酸的差别是由侧链决定的）

图 2-1-1　氨基酸的结构

有些机体所需氨基酸不一定非从食物直接摄取，这类氨基酸被称为非必需氨基酸，包括谷氨酸、丙氨酸、甘氨酸、天门冬氨酸、胱氨酸、脯氨酸、丝氨酸和酪氨酸等。有些非必需氨基酸（如胱氨酸和酪氨酸）如果供给充裕，还可以节省必需氨基酸中蛋氨酸和苯丙氨酸的需要量。

2）蛋白质的结构

蛋白质是具有特定构象的大分子，为研究方便，将蛋白质结构分为四个结构水平，包括一级结构、二级结构、三级结构和四级结构。一般将二级结构、三级结构和四级结构称为三维构象或高级结构。

蛋白质的一级结构是指蛋白质多肽链中氨基酸的排列顺序。肽键是蛋白质中氨基酸之间的主要连接方式，即由一个氨基酸的 α- 氨基和另一个氨基酸的 α- 羧基之间脱去 1 分子水相互连接。肽键具有部分双键的性质，故整个肽单位是一个刚性的平面结构。将多肽链含有游离氨基的一端称为肽链的氨基端或 N 端，而另一端——含有一个游离羧基的一端称为肽链的羧基端或 C 端。

蛋白质的一级结构是高级结构化学基础，也是认识蛋白质分子生物功能、结构与生物进化的关系，结构变异与分子病的关系等许多问题的有利条件。图 2-1-2 以血红蛋白分子的一条肽链（β 链）为例来说明蛋白质的一级结构。一级结构对蛋白质的性质具有决定性意义，一级结构的破坏就是蛋白质的分解过程。

缬	组	亮	苏	脯	谷	谷	赖	丝	丙	缬	苏	丙	亮	色	甘	赖	缬	天冬
1	2	3	4	5	6	7	8	9	10	11	12	13	14	15	16	17	18	19

缬—天冬—谷—缬—甘—甘—谷—丙—亮—甘—精—亮—亮—缬—缬—酪—脯—色—苏—
20　21　22　23　24　25　26　27　28　29　30　31　32　33　34　35　36　37　38

谷—精—苯丙—苯丙—谷—丝—苯丙—甘—天冬—亮—丝—苏—脯—天冬—丙—缬—蛋—
39　40　41　42　43　44　45　46　47　48　49　50　51　52　53　54　55

甘—天冬—脯—赖—缬—赖—丙—组—甘—赖—赖—缬—亮—甘—丙—苯丙—丝—天冬—
56　57　58　59　60　61　62　63　64　65　66　67　68　69　70　71　72　73

甘—亮—丙—组—亮—天冬—天冬—亮—赖—甘—苏—苯—丙—苏—亮—丝—谷—亮—组—
74　75　76　77　78　79　80　81　82　83　84　85　86　87　88　89　90　91　92

半胱—天冬—赖—亮—组—缬—天冬—脯—谷—天冬—苯丙—精—亮—亮—甘—天冬—缬—
93　94　95　96　97　98　99　100　101　102　103　104　105　106　107　108　109

亮—缬—半胱—缬—亮—丙—组—组—苯丙—甘—赖—谷—苯丙—苏—脯—脯—缬—谷—
110　111　112　113　114　115　116　117　118　119　120　121　122　123　124　125　126　127

丙—丙—酪—谷—赖—缬—缬—丙—甘—缬—丙—天冬—亮—丙—组—赖—酪—组—
128　129　130　131　132　133　134　135　136　137　138　139　140　141　142　143　144　145　146

图 2-1-2　血红蛋白分子的一条肽链（β 链）

虽然一级结构只是了解蛋白质结构的开始，但它决定着人体蛋白质的功能。在组成蛋白质分子的众多氨基酸中，如果有一个氨基酸发生了变化，就完全可能改变蛋白质的特性，影响它的生物学功能。例如，镰刀型贫血病就是由于红细胞的蛋白质（即血红蛋白）发生缺陷而引起的。

蛋白质的二级结构就是蛋白质分子的脊骨（主链部分）所采取的有规则的形状，是指多肽链骨架盘绕折叠所形成的有规律性结构。这种规则的形状是由氢键等次级键维系的。因此，蛋白质的二级结构是指多肽链借助氢键按螺旋状折叠卷曲成为较紧密的结构，包括α-螺旋、β-折叠、β-转角和自由回转。

蛋白质的三级结构是指多肽链借助于各种次级键缠绕成紧密的球状结构的构象，盘曲折叠形成特定的球状分子结构的构象，是天然折叠状态的三维构象，即螺旋的再螺旋，折叠的再折叠。

蛋白质的四级结构是指数条具有独立三级结构的多肽链通过非共价键相互连接而成的聚合体结构。在具有四级结构的蛋白质中，每一条具有三级结构的肽链称为亚基或亚单位，其中每个亚基有各自的一、二、三级结构，缺少一个亚基或者亚基单独存在的形式都不具有活性。

扩展视野

任务实施

第一步：布置任务，组织和引导学生思考并讨论日常饮食中富含蛋白质的食物。

第二步：学生分小组讨论，分工完成讨论内容。

第三步：教师结合学生的讨论结果，进行点评和知识总结。

实战演练

运动员和健美爱好者能够通过摄入更多的蛋白质来刺激肌肉发达吗？答案是否定的，更精确一点说应该是"或许"，这取决于锻炼的程度。促使肌肉发达应该是锻炼，而不是仅仅摄入蛋白质。体育锻炼能产生细胞信号，激发DNA产生肌肉纤维（肌肉纤维由蛋白质构成）。过量的氨基酸或其他营养素并不能产生这种信号。理论上说，运动员如果仅仅选择高糖类的饮食则有可能造成蛋白质营养不良。不过这种情况很容易避免，只要平衡饮食，注意增加牛奶、鸡蛋、大豆和鱼等食物的摄入量，并且保证总的食物能够满足体育锻炼所增加的能量需要即可。绝大多数人都不需要专门食用某种特殊的食物或补品来获得足够的蛋白质，甚至大多数素食主义者只要一般食物能够保证均衡也同样能获取进行体育锻炼所需的蛋白质。

当然，在特殊情况下，如一个年轻的男性健身运动员要以其最大的生理极限锻炼肌肉的话，作为营养干预需要推荐的蛋白质摄入量增加一倍才可能有用。这方面有个体差异，每个人都是独一无二的。其实这个运动员也没有必要专门补充蛋白质。只要采用合适的饮食能够满足其较高的能量需要，也可以充分满足其增加蛋白质的需要，而不需要服用任何补品。

思考讨论

多食用蛋白质能否使肌肉发达？怎样理解蛋白质与氨基酸补品？

任务 2 蛋白质的消化吸收与代谢

学习目标

知识目标：理解并掌握蛋白质消化吸收的方式，以及氨基酸的代谢流程。

能力目标：掌握蛋白质消化步骤，以及胃、小肠对蛋白质吸收的特点。

任务导入

蛋白质是生命活动的基本有机物质，通过饮食摄入后，蛋白质进入人体是如何被消化的？

任务布置

请同学们思考蛋白质摄入后在人体中如何被消化吸收？

任务分析

通过学习掌握蛋白质摄入后的消化流程，了解氨基酸进入人体后的代谢方式。

相关知识

1）食物蛋白质的消化与吸收

（1）胃内的消化

食物中的蛋白质进入人和动物的消化系统后，刺激胃分泌盐酸和胃蛋白酶原，酸性胃液（pH 值 1.5～2.5）可使食物蛋白变性和松散，使蛋白酶的水解位点暴露出来。同时，胃蛋白酶原经自催化（Autocatalysis）转变为具有水解活性的胃蛋白酶，催化肽键断裂，使蛋白质水解为小分子多肽，这些多肽随着胃液进入小肠。在胃酸的刺激下，小肠分泌肠促胰液素（Secretin）进入血液，刺激胰腺分泌碳酸氢盐进入小肠中和胃酸，同时，十二指肠分泌的多种酶原（胰蛋白酶原、胰凝乳蛋白酶原、羧肽酶原、氨肽酶原等）被激活释放出相应的蛋白酶，在这些酶的作用下，食物蛋白进一步变为短链的多肽和部分游离氨基酸。短肽经羧肽酶和氨肽酶的作用，分别从 C 端和 N 端将氨基酸水解释放出来。经过上述消化系统内各种酶的协同作用，食物蛋白最终转变为游离氨基酸。

（2）小肠内的消化

小肠是消化蛋白质最重要的场所。小肠内消化食物蛋白质的酶主要包括胰腺分泌的胰蛋白酶，如内肽酶和外肽酶，分别作用于食物蛋白质分子的内部和肽链末端的肽键，将食物蛋白质分解为寡肽、三肽、二肽和氨基酸；在小肠细胞表面还存在寡肽酶、二肽酶、三肽酶，分别将寡肽、二肽和三肽分解成氨基酸单体。

2）氨基酸的代谢

机体内的蛋白质不是静止不变的，而是处于分解、合成之中。不同蛋白质更新率相差很大，有些蛋白质为人体组织的结构蛋白质，如胶原蛋白和心肌纤维蛋白等，它们具有相对长的寿命，而一些作为信号因子的蛋白质，或新陈代谢旺盛的组织细胞蛋白质，如血红蛋白，半衰期比较短，更新率比较快。正常成年人蛋白质合成与分解总是处于平衡中。例如，体重 70 kg 的健康成年人，在正常情况下摄入的蛋白质与排出的蛋白质几乎相等。

扩展视野

任务实施

第一步：布置任务，组织和引导学生思考并讨论蛋白质的消化吸收。

第二步：学生分小组讨论，分工完成讨论内容。

第三步：教师结合学生的讨论结果，进行点评和知识总结。

实战演练

氮平衡除与机体蛋白质代谢状况有关外，以下因素也会影响氮平衡状态：

①能量供给可影响蛋白质的利用。当能量的供给低于需要时，摄入的部分蛋白质将作为能量的来源而消耗，必然影响氮平衡的结果。

②机体如果从原来的低蛋白质膳食进入高蛋白质膳食，或者从高蛋白质膳食突然进入低蛋白质膳食，氮平衡状态虽不会立即做出反应，但一段时间后会有所影响。

③机体处于病态、应激状态，甚至精神过度紧张均可增加氮的排出量。

思考讨论

影响氮平衡的因素有哪些？

任务 3　蛋白质对人体的生理功能

学习目标

知识目标：掌握蛋白质对人体的生理功能。

能力目标：通过学习理解蛋白质对人体健康的重要性。

任务导入

蛋白质是生命活动的主要承担者，约占人体体重的 18%，那么蛋白质对人体有哪些生理功能？

任务布置

请同学们思考蛋白质对人体的重要性。

任务分析

讲解蛋白质构成机体、修补组织，调节生理功能和提供能量三大生理功能。

相关知识

1）构成机体、修补组织

人体内的神经、肌肉、内脏、骨骼、指甲和头发，没有一处不含蛋白质。人体的生长发育、组织的新陈代谢都离不开蛋白质。人体内的蛋白质始终处于不断分解又不断合成的动态平衡之中，达到组织蛋白的不断更新和修复的目的。

2）调节生理功能

蛋白质通过构成人体多种生理活性物质来调节人体重要的生命活动。人体进行新陈代谢中的化学变化绝大多数都借助于酶的催化作用迅速进行，这些酶类的化学本质为蛋白质。调节机体生理活动并保持内环境稳定的激素，如胰岛素、促性腺激素等也属蛋白质。人体内抗体可以抵御外来微生物及其他有害物质的入侵，即发生免疫反应，抗体是一种糖和蛋白质的复合物。人体生物氧化和细胞代谢过程中所需要的氧和多种物质也是以蛋白质为载体进行运输的。机体的一切机械运动及各种脏器的重要生理功能是由肌动球蛋白来完成的。此外，体内酸碱平衡的维持、水分的正常分布、血液的凝固、视觉的形成等都与蛋白质有关。

3）提供能量

蛋白质作为三大产能营养素之一，当机体需要时，可以被分解释放能量。由于蛋白质的这种供给能量的功能在正常情况下往往被脂肪和碳水化合物所替代，因此，供给能量是蛋白质的次要功能。每克蛋白质在体内完全氧化，可放出 16.72 kJ 的热能。

扩展视野

任务实施

第一步：布置任务，组织和引导学生思考并讨论蛋白质的生理功能。

第二步：学生分小组讨论，分工完成讨论内容。

第三步：教师结合学生的讨论结果，进行点评和知识总结。

第四步：布置课后作业。根据你的了解，机体缺乏蛋白质后会有哪些问题？

实战演练

以骨骼为例，它是由蛋白质和矿物质构成的一种独特的结合物。骨骼的结构骨架是胶原蛋白，羟磷灰石在胶原蛋白内形成结晶体，构成一种高强度的复合体。胶原蛋白为骨骼提供韧性和弹性，是人体支持组织和结缔组织的主要成分。羟磷灰石则赋予骨骼刚性和硬度，可见蛋白质对机体构成有重要作用。

思考讨论

查阅资料，举例说明蛋白质构成机体实例。

任务4　如何评价食物中蛋白质的营养价值

学习目标

知识目标：掌握食物中蛋白质营养价值的评价方法。

能力目标：通过学习了解蛋白质在食物中的含量，理解氨基酸的消化率。

任务导入

蛋白质是生命活动的主要承担者，如何对蛋白质中的营养价值进行评价？

任务布置

探索什么是食物蛋白质氨基酸模式。

任务分析

通过介绍食物蛋白质的含量，引入蛋白质氨基酸模式的概念，进而介绍蛋白质的消化率。

相关知识

1）食物蛋白质的含量

只要得到蛋白质的消化率和生物价，即可评价蛋白质的营养价值。在食物中，蛋白质总是和其他成分共同存在，不同食品中蛋白质所占比例，即含量不同，因此评价食物的蛋白质营养价值，还应考虑该食物的蛋白质含量。以蛋白质含量乘以其净利用率，即可知道单位质量的食物能提供储留在体内的蛋白质的含量，即可供人体利用的蛋白质的含量。

不同食物蛋白质的含量不同，一般说来，动物性食品的蛋白质含量高于植物性食品。大豆是植物性食品中蛋白质含量较高的食品，从数字上看，大豆的蛋白质含量甚至高于动物性食品，但大豆的蛋白质含量是干重，而肉类的蛋白质含量则是湿重，两者没有可比性。

2）食物蛋白质氨基酸模式

食物中各种必需氨基酸间的相互比例被称为氨基酸模式。食物蛋白质被机体利用的程度取决于组成食物蛋白质的必需氨基酸含量及相互比例，这是因为，人体蛋白质的合成并不是一定数目的氨基酸合在一起的一个随机过程，而是有周详的预定程序，蛋白质的合成必须具备三个条件：一是合适的氨基酸种类；二是合适的氨基酸数量；三是氨基酸在形成的蛋白质链中的合适顺序。具备以上条件之后，才能合成人体独特组织具有专门功能特性的蛋白质。当膳食中蛋白质所提供的必需氨基酸的数量比例与人体组织蛋白的氨基酸构成比例相近时，食物蛋白质才能达到最高的利用率。如果食物蛋白质中一种或几种必需氨基酸含量偏低，则合成人体组织蛋白时，只能进行到这一氨基酸用完为止，其他氨基酸虽然含量丰富，其利用率也将受到限制。所以，一种食物蛋白质必须同时具备种类齐全、数量充足、比例适当的必需氨基酸，才具有较高的营养价值。

合成组织蛋白时，必需氨基酸必须存在的相对量十分重要，为了满足蛋白质合成的要求，各种必需氨基酸之间应有一个适宜的比例（图 2-1-3）。

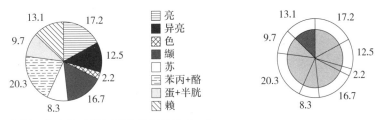

左图：数字为必需氨基酸的相对量（%）

右图：如果一氨基酸含量减少（黑色部分），则其他氨基酸相应变化，而使蛋白质营养价值降低（灰色部分显示其他必需氨基酸在体内的利用率）

图 2-1-3 合成组织蛋白质时必需氨基酸必须存在的相对量

如果一种或几种必需氨基酸缺乏，会使食物蛋白质合成为机体蛋白质的过程受到限制，这一种或几种氨基酸就叫作限制氨基酸。蛋白质的生物价是用食物蛋白质被人体吸收的氮与吸收后在体内储留氮的比值表示蛋白质被吸收后在体内被利用的程度。

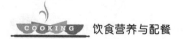

扩展视野

任务实施

第一步：布置任务，组织和引导学生思考并讨论如何评价蛋白质的营养价值。

第二步：学生分小组讨论，分工完成讨论内容。

第三步：教师结合学生的讨论结果，进行点评和知识总结。

实战演练

蛋白质的消化率是指消化道内被吸收的蛋白质占摄入蛋白质的比例。这一指标不仅反映了蛋白质在消化道内被分解的程度，同时还反映了消化后的氨基酸和肽被吸收的程度。测定食物蛋白质的消化率时，先对实验期内摄入的食物氮、排出体外的粪氮进行测定，然后用以下公式进行计算：

$$蛋白质的表观消化率 = \frac{食物氮 - 粪氮}{食物氮} \times 100\%$$

由于粪便中的氮不但是食物中未被消化吸收的食物蛋白质中的氮，也有一部分是人体脱落的肠道黏膜细胞和肠道内细菌所含的氮，这部分氮称粪内源性氮，如果在进行蛋白质消化率测定时将这部分氮去除，这时所计算的食物蛋白质的消化率为真消化率：

$$蛋白质真消化率 = \frac{食物氮 - (粪氮 - 粪内源性氮)}{食物氮} \times 100\%$$

由于粪内源性氮测定十分烦琐，且很难准确测定，因此在实际工作中常常不考虑粪内源性氮，特别是当膳食中膳食纤维的含量比较少时，可以忽略不计；当膳食中膳食纤维的含量比较高时，成年男性的粪内源性氮可按 12 mg/（kg·d）计算。

食物蛋白质的消化率受许多因素的影响，除与蛋白质的性质和受试人本身消化道的生理状况有关外，还与食物中其他因素有密切的关系，如膳食纤维的含量、多酚类物质的含量等。食物的加工与否及方法的不同，也会影响到蛋白质的消化率。

思考讨论

通过学习并调查资料，分析影响蛋白质消化吸收的因素有哪些?

项目 2　脂　肪

任务 1　脂类的组成和分类

学习目标

知识目标：掌握脂类的组成和分类。

能力目标：掌握合理挑选富含脂肪食物的能力。

任务导入

脂类（Lipid）也称脂质，是生物体内不溶或微溶于水，能溶于乙醚、氯仿、苯等非极性有机化合物溶剂的物质。其广泛存在于自然界中，一切生物从高级动植物到微生物，体内普遍存在脂质。脂类包括脂肪和类脂。脂肪也称中性脂肪，由一分子甘油和三分子脂肪酸构成。类脂包括磷脂、糖脂、胆固醇及其酯三大类。食物中的脂类 95% 是脂肪，5% 是类脂；人体内贮存的脂类中，脂肪高达 99%。脂肪通常按其在室温下所呈现的状态不同而分为油和脂，室温下呈液态为油，呈固态则为脂，两者统称为油脂。

任务布置

脂肪是由哪种物质组成的？脂肪酸可以分为哪几种？

任务分析

先对脂类物质进行分类，再对每种物质的组成进行详细介绍。

相关知识

1）脂肪

脂肪是指由甘油和脂肪酸组成的三酰甘油（Triacylglycerol，TAG），是甘油与三分子长链脂肪酸酯化生成的甘油酯，也称甘油三酯。贮存能量和供给能量是脂肪最重要的生理功能。三酰甘油结构式如图 2-2-1 所示。

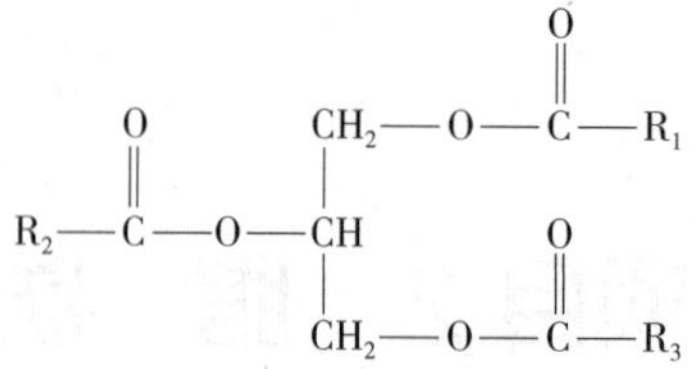

图 2-2-1　三酰甘油结构式

2）脂肪酸

脂肪的特性和功能与脂肪酸有着很大的关系，构成脂肪的脂肪酸的种类很多，脂肪酸的分类方法也不完全一样。脂肪酸按其碳链长短即链上所含碳原子数目，可分为长链脂肪酸（碳原子数在 14 个以上）、中链脂肪酸（碳原子数为 8 ～ 12 个）及短链脂肪酸（碳原子数为 2 ～ 6 个）。根据脂肪酸的化学结构，按其碳链中的双键将其分为饱和脂肪酸和不饱和脂肪酸。

饱和脂肪酸的特点是分子结构中碳与碳之间以单键的形式相连，按脂肪酸碳原子的数目多少可分为低级饱和脂肪酸和高级饱和脂肪酸。低级饱和脂肪酸分子中的碳原子数在 10 个以下，由于这类脂肪酸的分子量低，易于挥发，也称挥发性脂肪酸或低级脂肪酸。其常温下为液态，如丁酸、己酸、辛酸等。这些脂肪酸存在于奶油、椰子油中。

不饱和脂肪酸按 n 或 ω 编号系统分为四类（表 2-2-1），每一类都是由一系列脂肪酸组成。该系列的各个脂肪酸均能在生物体内从母体脂肪酸合成，例如花生四烯酸（$C_{20:4,\ n-6}$）由 n-6 类母体亚油酸（$C_{18:2,\ n-6}$）合成。但生物体不能把某一类脂肪酸转变为另一类脂肪酸。即油酸类（n-9）的脂肪酸不能转变为亚油酸或 n-6 类任何一种脂肪酸（表 2-2-2）。

表 2-2-1　不饱和脂肪酸类别

母体脂肪酸	类别
棕榈油	n-7（ω-7）
油酸	n-9（ω-9）
亚油酸	n-6（ω-6）
亚麻酸	n-3（ω-3）

表 2-2-2　常见的脂肪酸

名称	代号
丁酸（Butyric Acid）	$C_{4:0}$
己酸（Caproic Acid）	$C_{6:0}$
辛酸（Caprylic Acid）	$C_{8:0}$
癸酸（Capric Acid）	$C_{10:0}$
月桂酸（Lauric Acid）	$C_{12:0}$
肉豆蔻酸（Myristic Acid）	$C_{14:0}$

续表

名称	代号
棕榈酸（Palmitic Acid）	$C_{16:0}$
棕榈油酸（Palmitoleic Acid）	$C_{16:1,\ n-7\ cis}$
硬脂酸（Stearic Acid）	$C_{18:0}$
油酸（Oleic Acid）	$C_{18:1,\ n-9\ cis}$
反油酸（Elaidic Acid）	$C_{18:1,\ n-9\ trans}$
亚油酸（Linoleic Acid）	$C_{18:2,\ n-6,\ 9\ all\ cis}$
α-亚麻酸（α-Linolenic Acid）	$C_{18:3,\ n-3,\ 6,\ 9\ all\ cis}$
γ-亚麻酸（γ-Linolenic Acid）	$C_{18:3,\ n-6,\ 9,\ 12\ all\ cis}$
花生酸（Arachidic Acid）	$C_{20:0}$
花生四烯酸（Arachidonic Acid）	$C_{20:4,\ n-6,\ 9,\ 12,\ 15\ all\ cis}$
二十碳五烯酸（Eicosapentaenoic Acid, EPA）	$C_{20:5,\ n-3,\ 6,\ 9,\ 12,\ 15\ all\ cis}$
芥子酸（Erucic Acid）	$C_{22:1,\ n-9\ cis}$
二十二碳五烯酸（鲼鱼酸）（Docosapentaenoic Acid，DPA）	$C_{22:5,\ n-3,\ 6,\ 9,\ 12,\ 15\ all\ cis}$
二十二碳六烯酸（Docosahexaenoic Acid，DHA）	$C_{22:6,\ n-3,\ 6,\ 9,\ 12,\ 15\ all\ cis}$
二十四碳单烯酸（神经酸）（Nervonic Acid）	$C_{24:1,\ n-9\ cis}$

资料来源：杨月欣，中国疾病预防控制中心营养与健康所.中国食物成分表：标准版（第一册）[M].
6 版.北京：北京大学医学出版社，2018.

3）类脂

类脂是性质类似于油脂的物质，包括磷脂（Phosphatide）、固醇类（Sterols）。磷脂主要包括卵磷脂、脑磷脂、磷脂酰肌醇等。磷脂是指三酰甘油中一个或两个脂肪酸被含磷酸的其他基团所取代的脂类物质。磷脂按其组成结构可分为磷酸甘油酯和神经鞘脂。所有细胞都含有磷脂，它们是细胞膜和血液中的化合物，在脑、神经和肝中含量最高。其中，卵磷脂是膳食和体内最丰富的磷脂之一，由甘油、脂肪酸和胆碱组成。脑磷脂也是由甘油、脂肪酸组成的磷脂，与卵磷脂有密切关系。神经鞘脂主要存在于脑和神经组织中，不含甘油，由脂肪酸、磷酸、胆碱及神经氨基醇组成。磷脂含量丰富的食物有蛋黄、瘦肉、大豆、麦胚、花生及肝、肾等内脏。

固醇类为一些类固醇激素的前体，主要有胆固醇、麦角固醇、雄激素、雌激素等。固醇类是含有同样多个环状结构的脂类化合物，因其环外基团不同而不同。主要有动物固醇和植物固醇。动物固醇主要是指胆固醇，是人体中主要的固醇类化合物，存在于动物组织内。胆固醇含量丰富的食物有动物脑、蛋黄及肝、肾等内脏，肉类及奶油等食物也含有一定量的胆固醇。

扩展视野

任务实施

第一步：布置任务，组织并引导学生调研资料，了解脂类物质的分类。

第二步：学生小组讨论。

第三步：教师结合学生的讨论结果，进行点评和知识总结。

第四步：布置课后作业。根据课堂所学知识点及所讲知识绘制脂类物质的逻辑思维图。

实战演练

一类食物中脂肪组成相近，如猪油在不同食品中可能含量不同，但其组成是一样的。

动物性脂肪如猪油、奶油、牛油等含饱和脂肪酸40%～60%。植物性油脂则含丰富的不饱和脂肪酸，饱和脂肪酸仅占10%～20%，但椰子油含饱和脂肪酸较高。植物中脂肪酸比例常有较大差别，不同油脂中脂肪酸的含量如图2-2-2所示。

饱和脂肪酸　单不饱和脂肪酸　多不饱和脂肪酸,ω3亚油酸,ω6亚油酸

动物脂肪和热带椰子油和棕榈油大部分是饱和的。

椰子油	ω6
黄油	ω6 ω3
牛油	ω6 ω3
棕榈油	ω6
猪油	ω6 ω3

一些植物油,比如橄榄油和油菜籽油富含单不饱和脂肪酸。

橄榄油	ω6 ω3
油菜籽油	ω6 ω3
花生油	ω6

许多植物油富含多不饱和脂肪酸。

红花油	ω6 ω3
葵花籽油	ω6
玉米油	ω6 ω3
大豆油	ω6 ω3
棉籽油	ω6

图2-2-2　不同油脂中饱和脂肪酸与不饱和脂肪酸含量的比较

资料来源：塞泽尔，惠特尼.营养学：概念与争论（第8版）[M].王希成，主译.北京：清华大学出版社，2004.

思考讨论

类脂的分类是什么？各有什么生物学功能？

任务 2　脂类的消化、吸收、转运和代谢

学习目标

知识目标：掌握甘油三酯消化吸收方式。

能力目标：运用脂类物质相关知识解决实际生活中遇到的问题。

任务导入

食物中的脂类物质主要包括三酰甘油、磷脂和胆固醇，以三酰甘油为最多。人们常说的脂肪即连接着脂肪酸的三酰甘油，是脂类中含量最丰富的一大类，它是甘油上的 3 个羟基和 3 个游离的脂肪酸分子脱水、缩合后形成的酯，是植物和动物细胞脂类物质的主要组成成分。这些脂质不溶于水，必须乳化后才能被消化吸收，那么脂肪的吸收是如何进行的呢？

任务布置

通过学习了解不同脂类物质的消化吸收方式。

任务分析

先介绍脂肪的消化吸收，再介绍胆固醇的消化吸收方式。

相关知识

1）脂肪的消化吸收与转运代谢

食物摄入后，在食物脂类刺激下，胆汁及胰液被分别从胆囊和胰腺中分泌出来进入十二指肠。胆汁的成分很复杂，但胆汁中没有消化酶存在，主要靠胆汁酸盐参与消化和吸收。胆汁中的胆汁酸盐是一种较强的乳化剂，可充分乳化三酰甘油和胆固醇酯等疏水的脂质成分，并将它们分散成细小的微团颗粒在水中，从而增加消化酶与脂质成分接触的表面积，有利于脂类的消化与吸收。在人和动物的胰液中含有胰脂酶、辅脂酶、磷脂酶及胆固醇酯酶等多种脂类物质水解酶。

水解产生的单酰甘油、脂肪酸、胆固醇及溶血磷脂等这些脂质消化产物主要在十二指肠下端及空肠上部被吸收。最终包括主要脂类物质的消化产物经胆汁酸盐进一步乳化生成更小的混合微团。这种微团具有更大的极性，更容易穿过小肠黏膜细胞表面的水屏障而被吸收。

含有短链脂肪酸、中链脂肪酸和长链脂肪酸的三酰甘油的吸收方式各不相同。在肠腔内，短链脂肪酸及中链脂肪酸构成的三酰甘油，经胆汁酸盐乳化后，可以直接在肠黏膜细胞内被吸收，吸收后在肠黏膜细胞内再被脂肪酶水解，最后直接以中、短链脂肪酸及甘油的形式，经门静脉进入血循环。而长链脂肪酸及单酰甘油在肠黏膜细胞内被吸收后，在滑

面内质网上脂酰 CoA 转移酶的催化下，利用 ATP 提供的能量，转移 2 分子脂酰 CoA，重新合成三酰甘油。三酰甘油再与粗面内质网上合成的载脂蛋白以及磷脂、胆固醇结合形成乳糜微粒，最后经淋巴进入血循环，这种方式也称单酰甘油合成途径。

人体代谢最终也是通过生成脂肪酶的方式，将脂肪分解为甘油和脂肪酸，后者 β 氧化为乙酰辅酶 A，再经过呼吸作用，生物降解为代谢废物（二氧化碳和水）排出。

2）胆固醇的消化吸收与转运代谢

食物胆固醇主要来源于动物性食物。自由状态的胆固醇可以从小肠黏膜上皮细胞吸收，而结合状态的胆固醇则需经过胰胆固醇酯酶水解成自由胆固醇才能被吸收。胆固醇的吸收受很多因素的影响，包括食物中的因素、人体的生理因素等。胆固醇的吸收一般是不完全的，影响它的消化、吸收的因素包括食物中的饱和脂肪酸、胆固醇的含量、胆固醇的状态、与胆固醇相似的成分及膳食纤维。

在血液中，胆固醇可以通过一系列酶和代谢途径进行转化，参与机体内各种物质的代谢，包括糖、蛋白质、脂肪、水、电解质和矿物质等的代谢，包括转变为胆盐、维生素 D、类固醇激素以及胆固醇酯和载脂蛋白结合。

扩展视野

任务实施

第一步：布置任务，组织并引导学生按照脂类物质的组成形式，讨论脂类物质可能的消化吸收方式。

第二步：学生小组讨论。

第三步：教师结合学生的讨论结果，进行点评和知识总结。

第四步：布置课后作业。根据课堂所学知识点，总结脂类物质的消化吸收方式。

实战演练

动物油脂的可怕之处在于其饱和脂肪酸，过多摄入饱和脂肪酸可以使人体血脂增加，那么怎样做才是最适合的呢？中国营养学会建议，每日饱和脂肪酸的摄入量不超过总能量的 10%，不超过脂肪摄入量的 20% ～ 30%，也就是说每天不要摄入超过 12 ～ 18 g 的饱和脂肪酸。但其在生活实践中比较难实现，因此，对于普通消费者来说，要掌握的尺度是，每天可以有 150 ～ 200 g 的动物性食物（畜禽类最好是去皮的），而烹调用油就选用植物油，这样基本可以达到以上要求。但如果再用动物油烹调的话，那么饱和脂肪酸的摄入量就大大超过了。

思考讨论

食用过多动物脂肪有什么危害？

任务 3　脂类的生理功能

学习目标

知识目标：掌握脂类物质的生理功能。

能力目标：通过学习让学生学会在日常生活中合理选择富含脂类的食物。

任务导入

人体缺少脂类物质无法正常运转，它对人体生理功能有什么重要意义？

任务布置

脂类有哪些生理功能？每种功能具有什么样的特点？

任务分析

通过构成机体组织细胞、供给能量和贮存能量、提供必需脂肪酸、促进脂溶性维生素的吸收等方面介绍脂类物质的生理功能。

相关知识

1）构成机体组织细胞

磷脂是生物膜的主要成分。磷酸甘油酯简称磷脂，是一类含磷酸的复合脂类。它广泛存在于动、植物和微生物中，是一种重要的结构脂类。它具有降低细胞表面张力的特性。生物膜所特有的柔软性、半通透性及高电阻性都与其所含的磷脂有关。

2）供给能量和贮存能量

脂肪是机体的贮存燃料。脂类本身的生物学意义在于它是机体代谢所需燃料的贮存形式。如果摄取的营养物质超过了正常需要量，那么大部分要转变成脂肪并在适宜的组织中积累下来；而当营养不够时，又可以对其进行分解供给机体所需。

3）提供必需脂肪酸，促进脂溶性维生素的吸收

人体所需的必需脂肪酸及其他具有特殊营养学意义的多不饱和脂肪酸主要而且只靠膳食脂肪来提供。必需脂肪酸是组织细胞的主要成分，维持细胞膜的结构与功能；必需脂肪酸与胆固醇的代谢关系密切；亚油酸是合成前列腺素的前体，前列腺素在体内有着多种生理功能。机体重要脂溶性维生素 A、维生素 D、维生素 E、维生素 K 等只存在于脂肪中，同时脂溶性维生素也只有在脂肪存在的环境中才能被吸收。

4）保护机体，滋润皮肤

存积在体内的大量脂肪组织（皮下、肌纤维间）像软垫一样，有缓冲机械冲击的作用。

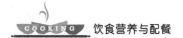

多分布于腹腔周围的脂肪组织，对内脏器官及组织、关节起着固定和保护作用，如肾脏周围脂肪组织太少，易发生肾下垂。因此，在患内脏下垂的人中，瘦人多于胖人。

扩展视野

任务实施

第一步：布置任务，组织并引导学生查阅资料，了解脂类物质的生理功能。

第二步：学生小组讨论。

第三步：教师结合学生的讨论结果，进行点评和知识总结。

第四步：布置课后作业。根据课堂所学知识点，总结脂类物质的生理功能。

实战演练

除了上述生理功能外，脂类物质还具有其他功能。膳食中的各种营养素在消化道内消化的速度不完全一样，碳水化合物在胃中迅速排空，蛋白质排空较慢，而脂类在胃中停留时间较长，因而使人具有较强的饱腹感；油脂烹调食物可以改善食物的口感，促进食欲，有利于营养素的消化吸收。

思考讨论

结合实际生活，举例说出脂类物质生理功能。

任务4　脂肪营养价值的评定

学习目标

知识目标：掌握脂肪营养价值评定方法。

能力目标：掌握日常生活中合理选择富含脂肪食物的能力。

任务导入

脂肪是人体所需重要营养素，故掌握脂肪营养价值的评价方法极其重要。食物脂肪的营养价值受很多因素的影响，通常取决于脂肪的消化率、食物脂肪中脂肪酸的种类与含量、脂溶性维生素的含量及油脂稳定性等方面。

任务布置

如何选择膳食脂肪？

任务分析

本任务先介绍脂肪的消化率，其次介绍必需脂肪酸的含量对脂肪品质的影响，再介绍脂溶性维生素含量对脂肪品质的影响。

相关知识

1）脂肪的消化率

食物脂肪的消化率与其熔点关系密切，熔点越低越容易被消化；熔点与食物中所含的不饱和脂肪酸的种类和含量有关，含不饱和脂肪酸和短链脂肪酸越多的脂肪，熔点越低，越容易被消化。一般来说，植物油中不饱和脂肪酸含量高，熔点较低，所以易于被消化，而动物油与此相反，其消化率较低。

2）必需脂肪酸的含量

脂肪的营养价值与脂肪酸的种类、含量和相互比例有关。不饱和脂肪酸特别是必需脂肪酸，只能从食物中得到，因此，含必需脂肪酸的脂肪，其营养价值较高。一般植物油中含有较多的不饱和脂肪酸（亚油酸），是人体必需脂肪酸的重要来源。植物脂肪中的必需脂肪酸含量高于动物脂肪，其营养价值优于动物脂肪，动物脂肪含饱和脂肪酸较多，饱和脂肪酸与胆固醇可形成酯，易在动脉内膜沉积，从而引起动脉硬化。但椰子油例外，亚油酸含量很低，其不饱和脂肪酸含量也少。

3）脂溶性维生素含量

天然食物中的脂溶性维生素往往存在于食物的脂肪中，因此食物脂肪是人体脂溶性维生素的重要来源。一般脂溶性维生素含量高的脂肪的营养价值也高。脂溶性维生素存在于多种食物脂肪中，动物的储存脂肪中几乎不含脂溶性维生素，器官脂肪组织中含有少量，其中肝脏含维生素 A、维生素 D 较丰富，以鲨鱼肝油中的含量最多，奶油次之，猪油中几乎不含维生素 A、维生素 D，海产鱼类肝脏脂肪中维生素 A、维生素 D 含量丰富，植物油中含有较多的维生素 E，特别是谷类种子的胚油，如麦胚油、花生油、菜籽油等维生素 E 含量更为突出。

扩展视野

任务实施

第一步：布置任务，组织和引导学生思考并讨论脂肪营养价值的评定因素。

第二步：学生分小组讨论，分工完成讨论内容。

第三步：教师结合学生的讨论结果，进行点评和知识总结。

实战演练

随着食品工业的发展壮大，我们吃的食物与天然食物间的差异越来越大了，不但营养素的种类和含量会产生变化，营养素的结构也有很大的改变，反式脂肪酸就是其中之一。

奶油是一种高饱和脂肪酸油脂，是医生和营养学家一再告诫少吃为妙的油脂，但人们的日常生活又离不开它，做各种点心、蛋糕、调味酱等都少不了它。因此，在食品工业发达的今天，人们就发明了一种"人造奶油"，也有人称其为"麦淇淋"或"植物脂末"，更专业的名称是"氢化植物油"。

制造"氢化植物油"的机理很简单，就是通过在植物油中加氢，让植物油中的不饱和双键成为饱和单键。一旦不饱和双键成为饱和状态，它就呈现出饱和脂肪酸的物理特性，即常温下成为固体状态。国外常用玉米油加氢制成人造奶油，故人造奶油究竟是动物油还是植物油，正确的回答是，它是用植物油加工而成的，但化学结构和营养学功能显现的却是动物油脂的特征。

思考讨论

"人造奶油"究竟是植物油还是动物油？"反式脂肪酸"对人体健康有什么影响？

项目 3　碳水化合物

任务 1　碳水化合物的分类

学习目标

知识目标：掌握碳水化合物的分类方式。

能力目标：掌握应用碳水化合物知识解决实际生活中问题的能力。

任务导入

碳水化合物也称糖类，是人类膳食能量的主要来源。近年来，随着营养科学的发展，人们对碳水化合物生理功能的认识已从"提供能量"扩展到对慢性病的预防，如调节血糖、血脂，改善肠道菌群等方面，且与慢性病关系的研究也有许多新的研究成果。

任务布置

碳水化合物如何分类？每种糖有何功能？

任务分析

本任务先介绍单糖，再介绍低聚糖，最后学习多糖。

相关知识

1）单糖

食物中的单糖（Monosaccharide）主要有葡萄糖、半乳糖和果糖，单糖是最简单的碳水化合物，是构成寡糖和多糖的基本组成单位；通常根据其所含碳元素的数量可分为三碳糖、四碳糖、五碳糖和六碳糖等，其中以六碳糖（己糖）在自然界中分布最广。单糖可直接被消化道吸收利用。

糖醇是单糖的衍生物，如山梨醇、甘露醇、木糖醇等，被广泛应用于食品工业及临床中。

2）低聚糖

低聚糖也称寡糖，是由 2～10 个单糖构成的小分子多糖，包括功能性低聚糖和普通低聚糖。最常见的低聚糖是双糖（Disaccharide）。食物中的双糖主要有蔗糖、麦芽糖和乳糖等，双糖是由两个单糖分子上的羟基脱水生成的糖苷，广泛存在于自然界中。由于低聚糖中的化学键不能被人体消化酶分解，因此不易被消化。常见的低聚糖主要有棉籽糖、水苏糖、低聚果糖、大豆低聚糖等。

3）多糖

多糖是由大于或等于 10 个葡萄糖分子脱水缩合而成，无甜味，一般不溶于水，在营养学上可分为淀粉和非淀粉多糖。

（1）淀粉

淀粉（Starch）由许多葡萄糖单体联结而成，在谷类、豆类、坚果类、薯类等块根类食物中含量丰富。

①直链淀粉（Amylose）。直链淀粉也称糖淀粉，由葡萄糖分子残基通过 α-1,4- 糖苷键相连而成。直链淀粉可溶解于热水中，与碘产生蓝色反应，天然食物中含量较少。

②支链淀粉（Amylopectin）。支链淀粉也称胶淀粉，由葡萄糖分子残基通过 α-1,4- 糖苷键和 α-1,6- 糖苷键相连而成。支链淀粉难溶于水，遇碘产生棕色反应，食物中支链淀粉含量较高。

③改性淀粉（Modified Starch）。改性淀粉也称变性淀粉，是指普通淀粉经过物理或化学方法处理后，使其某些性质改变的淀粉。食品工业中常将其用于增稠、稳定冷冻食品内部结构及改善食物风味等。

④抗性淀粉（Resistant Starch，RS）。抗性淀粉是对健康人小肠内剩余的不被消化吸收的淀粉及其降解产物的总称。广泛存在于一些水果及豆科作物中，其特性是在小肠内部分被消化，在结肠内发酵并完全被吸收。

⑤糖原（Glycogen）。糖原为淀粉在动物体内储存能量的一种形式，也称动物淀粉。它存在于肝脏、肌肉和其他组织中，人体中的淀粉约有 1/3 存在于肝脏中，称为肝糖原，可维持人体正常的血糖浓度；其余 2/3 存在于肌肉中，称为肌糖原，可提供肌肉运动所需的能量。

（2）非淀粉多糖

非淀粉多糖（Non-Starch Polysaccharides，NSP）主要由植物细胞壁成分组成，在人体内不能被消化吸收，营养学上称为膳食纤维，包括纤维素、半纤维素、果胶和木质素等。

扩展视野

任务实施

第一步：布置任务，组织和引导学生思考并讨论碳水化合物的分类方式。

第二步：学生分小组讨论，分工完成讨论内容。

第三步：教师结合学生的讨论结果，进行点评和知识总结。

实战演练

以下是如何估算一天膳食纤维摄入量的方法：每 100 g 蔬菜和水果中大约含膳食纤维 1.5 g，如果每天吃 500 g 蔬菜、水果就可获得 7.5 g 膳食纤维（注意水果不包括果汁）；每 50 g 谷类食物中大约含有膳食纤维 2.0 g，如果每天吃 250 g 谷类就可获得 10 g 膳食纤维；豆类、种子、全麦制品中的膳食纤维最好参考食物成分表，这样将每天通过食物获得的膳食纤维相加就可以得到一天膳食纤维摄入的总量。

思考讨论

根据你所了解，碳水化合物是否还有其他分类方式？

任务 2　碳水化合物的消化、吸收与代谢

学习目标

知识目标：掌握碳水化合物的代谢方式。

能力目标：运用碳水化合物相关知识解决实际生活中遇到的问题。

任务导入

葡萄糖是生命活动的能量来源，通过碳水化合物的摄入，人体是如何将多糖分解为单糖为机体提供能量的？

任务布置

空腹剧烈运动减肥是否科学？

任务分析

本任务以机体摄入淀粉为开端，介绍淀粉经分解消化最终成为葡萄糖的过程。

相关知识

淀粉的消化开始于口腔。口腔内的唾液腺（腮腺、颌下腺、舌下腺）及无数分散在口腔壁上的小唾液腺，分泌的唾液中含 α- 淀粉酶，口腔内的 α- 淀粉酶对 α-1，4 糖苷键具有专一性，使淀粉分解成麦芽糖、异麦芽糖、糊精等，因食物在口腔中停留的时间较短（15 ～ 20 s），淀粉的水解程度不大。当食物被吞咽进入胃后，因胃酸及胃蛋白酶的作用，淀粉酶很快失去活性。胃液中不含任何水解碳水化合物的酶，因此碳水化合物在胃中几乎不被消化。

淀粉的消化主要在小肠内进行。来自胰液的 α- 淀粉酶可以水解淀粉为带 1,6- 糖苷键支链的寡糖，即 α- 糊精和麦芽糖。小肠黏膜上皮含有丰富的 α- 糊精酶，可将 α- 糊精分子中的 1,6- 糖苷键、1,4- 糖苷键水解，使其生成葡萄糖，麦芽糖（在麦芽糖酶的作用下）

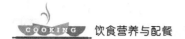
生成葡萄糖，蔗糖（在蔗糖酶的作用下）生成葡萄糖和果糖，乳糖（乳糖酶）生成半乳糖和果糖。生成的这些单糖分子均可被小肠黏膜细胞吸收。

碳水化合物的吸收主要是在小肠。单糖首先进入小肠黏膜上皮细胞，再进入小肠壁的门静脉毛细血管，汇合于门静脉进入肝脏，最后进入体循环，而被运送至全身各个组织器官。

葡萄糖在体内的运输是依靠血液完成的。餐后人体吸收了大量的葡萄糖进入血液，当血液中葡萄糖高于正常血糖水平时，健康的胰腺会分泌胰岛素，由血液运到全身各组织和器官中，促进上述这些组织和细胞吸收葡萄糖。葡萄糖进入细胞后，可直接被细胞"燃烧"产生能量，如果暂不需要，在肝脏和肌肉中合成糖原并储存。当餐后血液中的葡萄糖（即血糖）水平降到正常量以下时，肝脏就将糖原分解成葡萄糖释放到血液中运往身体各组织和器官，以维持血糖水平的稳定。

扩展视野

任务实施

少食多餐和多食少餐哪个更科学？

实战演练

从专业人员的角度，对减肥的膳食调整或控制，应该先从能量与营养素的角度来考虑，然后再考虑食物。减肥或控制体重的最大困难，就是要寻找到不同个体的能量摄入与能量消耗的平衡点。这个平衡点找对了，你就可以通过膳食调整和适当的活动，达到维持健康体重的目的。

思考讨论

减肥就应该少吃或不吃主食吗？

任务 3　碳水化合物的生理功能

学习目标

知识目标：掌握碳水化合物的生理功能。

能力目标：通过学习认识到碳水化合物的重要性。

任务导入

碳水化合物是人体生命细胞的重要组成成分及主要供能物质，并具有调节细胞活动的功能。

任务布置

碳水化合物有哪些生理功能?

任务分析

本任务依次从能量、机体组织、节约蛋白质、抗生酮作用、促进肠道蠕动等方面介绍碳水化合物的生理功能。

相关知识

1)提供能量及储存能量

碳水化合物是人体最主要、最经济的能量来源。每克碳水化合物在体内可供给 16.7 kJ（4 kcal）的能量。摄入的单糖几乎在小肠全部被吸收,摄入的双糖和多糖（如淀粉）在体内经过各种消化酶的消化,分解成单糖而被吸收利用。

2)构成机体的组织

碳水化合物是机体的重要组成成分,参与许多生命过程。如糖与蛋白质结合构成细胞膜的糖蛋白是抗体、酶、激素、核酸的组成部分,有着重要的生理功能;糖和脂肪构成的糖脂是细胞膜和神经组织的重要成分;对遗传信息起传递作用的核酸是由核糖和脱氧核糖参与构成的。

3)碳水化合物节约蛋白质作用

满足人体的热能需要是碳水化合物首要的功能。碳水化合物有利于机体的氮储留,膳食蛋白质摄入以后以氨基酸形式被吸收,并在体内合成所需要的蛋白质或其他代谢物,这一过程需要能量,如碳水化合物摄入不足,能量供应不能满足需要,将由蛋白质和脂肪产生能量来弥补,即有部分氨基酸分解用于供给能量。如果摄入充足的碳水化合物可以节省这一部分蛋白质的消耗,使氮在体内储留量增加而用于组织的构成,这种作用称为碳水化合物节约蛋白质作用（Protein Sparing Action）。

4)促进脂肪的代谢——抗生酮作用

脂肪的代谢需要碳水化合物参与。脂肪在体内代谢所产生的乙酰辅酶 A,要与葡萄糖代谢的中间产物草酰乙酸结合才能进入三羧酸循环被彻底氧化,如果碳水化合物摄入不足,脂肪则氧化不全即乙酰辅酶 A 的正常代谢途径受到限制,而导致产生过量的酮体积聚在体内引起酮血症。正常情况下,膳食中碳水化合物供应充足时,人体血液中酮体含量很小,碳水化合物起到抗生酮作用。

5)增强肠道功能,促进粪便排出

非淀粉多糖虽然不能被人体消化吸收,但由于其吸水性,增加了代谢产物的体积而以机械刺激使肠道蠕动增强;还可增加粪便的含水量,降低粪便的硬度而有利于排便。不同的膳食纤维吸收水分的作用不完全一样,谷类纤维比水果、蔬菜类纤维更能有效地增加粪便体积和防止便秘。同时,膳食纤维还可增加结肠的细菌发酵而产生短链脂肪酸,增强肠

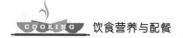

道菌群增殖，有助于正常的消化。

扩展视野

任务实施

第一步：布置任务，组织和引导学生思考并讨论碳水化合物的作用。

第二步：学生分小组讨论，分工完成讨论内容。

第三步：教师结合学生的讨论结果，进行点评和知识总结。

实战演练

碳水化合物还具有促进儿童生长发育的作用。由于儿童活泼好动，而其各组织、器官生长速度比较快，对营养素的供给也提出了更高的要求，在此期间食欲旺盛、能量摄入猛增，基本上与生长发育速度和活动量相适应，一般不会因为摄入能量过多而发胖。此外，碳水化合物在烹饪工艺中常被用来调味、增色。

思考讨论

通过学习总结碳水化合物的生理功能。

任务4 碳水化合物的食物选择与供给量

学习目标

知识目标：了解常见食物的血糖指数。

能力目标：利用所学知识，优化自己的饮食结构。

任务导入

膳食蛋白质、脂肪和碳水化合物三者都是提供能量的营养素，但用蛋白质提供能量极不经济，还会增加肝、肾的负担，碳水化合物应该摄入多少？有哪些注意事项？

任务布置

什么是血糖指数？选择主食时应该注意什么？

任务分析

本任务先介绍膳食纤维摄入的重要性，再引入常见食物的血糖指数。

相关知识

1）碳水化合物的食物选择

糖的食物选择问题涉及不同食物碳水化合物营养价值的问题。血糖指数（Glycemic Index, GI）是一个衡量碳水化合物对血糖反应的有效指标。血糖指数是指分别摄入含 50 g 碳水化合物的食物与 50 g 葡萄糖后，2 h 血浆葡萄糖糖耐量曲线下面积之比。血糖指数高的食物或膳食，表示进入胃肠道后消化快，吸收完全，葡萄糖迅速进入血液；反之血糖指数越小的食物，在胃肠道内停留的时间长，释放缓慢，葡萄糖进入血液后升高血糖的程度越小，因此，可利用血糖指数的概念指导糖尿病人的膳食。常见食物的血糖指数见表 2-3-1。

表 2-3-1 常见食物的血糖指数

食物名称	血糖指数（GI）	食物名称	血糖指数（GI）	食物名称	血糖指数（GI）
馒头	88	玉米饼	46	葡萄	43
熟甘薯	77	玉米片	79	柚子	25
熟土豆	66	大麦片	69	梨	36
面条	57	菠萝	66	苹果	36
大米粥	69	饼干	69	藕粉	33
烙饼	80	荞麦	54	鲜桃	28
苕粉	35	甘薯（生）	54	扁豆	38
豆奶	19	香蕉	52	绿豆	27
油条	75	猕猴桃	52	四季豆	27
荞麦面条	59	冰淇淋	51	面包	75
西瓜	72	酸奶	41	可乐	40
小米	71	牛奶	27.6	大豆	18
胡萝卜	39	柑	43	花生	14

资料来源：杨月欣，中国疾病预防控制中心营养与健康所.中国食物成分表：标准版（第一册）［M］.6 版.北京：北京大学医学出版社，2018.

可引起糖耐量改变的因素有很多，如食物中淀粉的结构、颗粒的大小及包裹淀粉的纤维状态等，食物内非淀粉多糖的种类、含量等，以及食物中蛋白质的含量和种类，食物的烹饪加工方法等。

膳食中碳水化合物的主要来源是谷类、根茎类食物，如各种粮食和薯类含有大量淀粉，因其来源丰富，价格经济，多用作主食，是世界性的重要热能物质。此外，蔬菜、水果和各种食糖也是碳水化合物的重要来源，蔗糖、麦芽糖等也可提供能量。蔬菜和水果除含少量单糖外，还是纤维素、果胶的主要来源。

在能量性的食物中，应尽量以粮食和薯类食物为主要来源，因为粮食和薯类，除富含淀粉可供给能量外，还含有其他一些营养素，如蛋白质、无机盐、维生素，特别是各种粗粮，不仅含 B 族维生素和无机盐较多，还含有纤维素，而蔗糖、麦芽糖等各种食糖，除供给能量外，基本上不含其他营养成分。近年来，蔗糖的消耗量在逐年增加，应引起足够的重视。

2）碳水化合物的供给量

中国营养学会在《中国居民膳食指南（2022）》中提出的《中国居民平衡膳食宝塔（2022）》列出了在 1 600 ～ 2 400 kcal 能量需要量水平时，一段时间内成年人每人每天各类食物摄入量的建议值范围。其中碳水化合物类食物包括：建议成年人每人每天摄入谷类 200 ～ 300 g，其中包含全谷物和杂豆类 50 ～ 150 g，另外，薯类 50 ～ 100 g；推荐成年人每天蔬菜摄入量至少 300 g，水果 200 ～ 350 g。

目前我国尚未提出膳食纤维的摄入量标准。根据《中国居民平衡膳食宝塔（2022）》推荐的各类食物摄入量及其所提供的膳食纤维含量，计算出中国居民可以摄入的膳食纤维的数量及范围，即按我国成年人不同的能量摄取水平，其总膳食纤维的适宜摄入量（AI）：低能量膳食 7 531 kJ（1 800 kcal）为每人每日 25 g，中等能量膳食 10 042 kJ（2 400 kcal）为每人每日 35 g，高能量膳食 11 715 kJ（2 800 kcal）为每人每日 40 g。

扩展视野

任务实施

第一步：布置任务，组织和引导学生思考并讨论选择碳水化合物时要注意的事项。

第二步：学生分小组讨论，分工完成讨论内容。

第三步：教师结合学生的讨论结果，进行点评和知识总结。

实战演练

血糖指数（GI）是指含有 50 g 有价值的碳水化合物的食物与相当量的葡萄糖相比，在一定时间内（一般为餐后 2 h）引起体内血糖应答水平的百分比值。GI 值影响食物的血糖生成曲线最早是在 1981 年，由加拿大临床内科医生詹金斯等学者首次提出以 GI 作为含糖类食物分类的生理学基础，经历近 20 年的实践才被学术界承认并运用于营养实践。将碳水化合物用不同的血糖指数进行区分，其魅力在于从表面上看，虽然是同样多的能量，但在人体内的代谢效果却有所不同。

思考讨论

血糖指数的营养学意义是什么？

项目 4　能　量

任务 1　能量的来源与能量系数

学习目标

知识目标：掌握能量的单位换算和能量来源。

能力目标：掌握宏量营养素的供能特点，合理搭配膳食。

任务导入

能量是营养学研究的重要内容，人体的一切活动都与能量代谢分不开。人体不仅在活动时需要能量，在安静时也需要能量以维持心跳、呼吸等各项基本生命活动。

任务布置

碳水化合物、脂肪、蛋白质这三种营养素在体内代谢后可产生能量，因此，将这三种营养素称为产热营养素或能源物质。每种物质在功能方面有哪些特点？

任务分析

本任务从能量单位入手，介绍碳水化合物、脂肪、蛋白质的供能量。

相关知识

1）能量的单位

过去营养学上以"千卡"（kcal）作为能量的单位，1 kcal 等于 1 kg 纯水在标准大气压下升高 1 ℃所需要的能量。后来，国际上确定 1 cal 能量相当于 4.184 J，以焦耳（J）作为能量单位。1 J 相当于 1 N 的力使物体移动 1 m 的距离所消耗的能量。营养学上常用千焦（kJ）、兆焦（MJ）或千卡（kcal）作为能量单位。

2）碳水化合物

碳水化合物是机体的重要能量来源。我国居民所摄取食物中的营养素，以碳水化合物所占的比重最大。一般说来，机体所需能量的 50% 以上是由食物中的碳水化合物提供的。

食物中的碳水化合物经消化产生的葡萄糖被吸收后，有一部分以糖原的形式贮存在肝

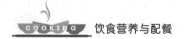
脏和肌肉中。肌糖原是骨骼肌中随时可动用的储备能源，用来满足骨骼肌在工作的情况下的能量需要。肝糖原也是一种储备能源，但储存量不大，主要用于维持血糖水平的相对稳定。

3）脂类

机体内的脂类分为组织脂质和储存脂质两部分。组织脂质主要包括胆固醇、磷脂等，是组织、细胞的组成成分，在人体饥饿时不减少，也不能成为能源。储存脂质主要是脂肪，即甘油三酯或中性脂肪。在全部储存脂质中，甘油三酯约占98%。其中一部分来自食物的外源性脂肪，另一部分来自体内碳水化合物和氨基酸转化成的内源性脂肪。脂肪是人体内各种能源物质的主要储存形式。

4）蛋白质

人体在一般情况下主要利用碳水化合物和脂肪氧化供能。但在某些特殊情况下，机体所需能源物质供能不足，如长期不能进食或消耗量过大时，体内的糖原和储存脂肪已大量消耗之后，将依靠组织蛋白质分解产生氨基酸，氨基酸在体内经过脱氨基作用或氨基转换作用，分解为非氮成分和氨基。

扩展视野

任务实施

第一步：布置任务，组织和引导学生思考并讨论宏量营养素的供能关系。

第二步：学生分小组讨论，分工完成讨论内容。

第三步：教师结合学生的讨论结果，进行点评和知识总结。

实战演练

什么是供能系数？每克碳水化合物、蛋白质、脂肪在体内氧化产生的能量值称为能量系数。每克碳水化合物、蛋白质和脂肪在体外燃烧时分别释放 17.15 kJ（4.10 kcal）、23.64 kJ（5.65 kcal）和 39.54 kJ（9.45 kcal）的能量。碳水化合物和脂肪在体内完全氧化成 H_2O 和 CO_2，所产生的能量与体外燃烧放出的能量相近；而 1 g 蛋白质在体内氧化释放的能量只有 18.2 kJ（4.35 kcal），为体外燃烧释放能量的 77%。这是因为体内蛋白质不能完全氧化，除 H_2O 和 CO_2 等产物外，还有尿素、尿酸等含氮有机物。

思考讨论

除了碳水化合物、脂肪、蛋白质供能外，是否还有其他供能物质？

任务 2　人体能量消耗

学习目标

知识目标：掌握基础代谢和基础代谢率的定义。

能力目标：学会计算基础代谢率，根据实际情况合理安排膳食。

任务导入

正常成人每日的能量消耗主要由基础代谢、机体活动以及食物特殊动力作用三方面构成。处于生长发育期的婴儿、儿童、青少年，需要额外的能量用于机体生长发育，孕妇需要更多的能量供胎儿、子宫、乳房等生长发育和母体脂肪的储备，哺乳期的女性也需要额外的能量供给以保证乳汁的分泌。如何判断人体的能量消耗高低？

任务布置

什么是基础代谢？什么是体力活动能量消耗？

任务分析

通过介绍基础代谢，引入体力活动能量消耗相关知识，再介绍食物特殊动力作用相关内容。

相关知识

1）基础代谢

基础代谢（Basal Metabolism，BM）是维持生命活动最基本的能量消耗，即人体在清醒、静卧、空腹（进食后 12～14 h）、思想放松、室温适宜（18～25 ℃）时用于维持呼吸、心跳、体温、循环等生理活动所消耗的能量。

基础代谢率（Basal Metabolism Rate，BMR）是指单位时间内人体每平方米体表面积所消耗的基础代谢能量，表示单位为 kJ/（m² · h）或 kcal/（m² · h），是表示基础代谢水平的常用指标。基础代谢率受很多因素的影响，主要表现在以下几个方面：

①年龄。年龄越小，基础代谢率越高。婴幼儿的基础代谢率非常高，青春期又出现一个代谢活跃的阶段。成年以后，随着年龄的增加代谢缓慢下降，当然其中也有一定个体差异。老年基础代谢率明显下降，与老年人体内去脂组织或代谢活性组织减少、体脂增加有关。此外，受内分泌的改变和更年期等的影响，能量消耗有下降趋势。

②性别。实测结果表明，在同一年龄、同一体表面积的情况下，女性的基础代谢率低于男性；尽管年龄和体表面积相同，但女性体内的脂肪组织的比例高于男性，是导致基础代谢水平比较低的主要原因。

③体型和机体构成。动物实验表明身高和体重是影响基础代谢率的重要因素。身高和

体重与体表面积之间存在线性回归关系,根据身高和体重可以计算体表面积,从而计算基础代谢消耗的能量。

④内分泌。体内许多腺体所分泌的激素,对细胞的代谢及调节具有重要影响,如甲状腺素可使细胞内的氧化过程加快,当甲状腺功能亢进时,基础代谢率明显增高;而甲状腺功能低下时,基础代谢低于正常状态。垂体激素能调节其他腺体的分泌,因此也可间接影响到基础代谢率。

2)体力活动能量消耗

体力活动能量消耗也称运动热效应(Thermic Effect of Exercise,TEE)。人们每天都从事着各种各样的体力活动,活动强度的大小、时间的长短、动作的熟练程度都影响能量的消耗。影响体力活动能量消耗的因素主要有:肌肉越发达者,活动能量消耗越多;体重越重,消耗越大;劳动强度越大、持续越久,消耗越多;此外还与劳动熟练程度有关,越不熟练者耗能越大。

职业劳动强度是主要的影响因素。WHO将职业劳动强度分为三个等级以估算不同等级劳动强度的体力活动水平(Physical Activity Level,PAL),见表2-4-1。

表2-4-1 不同劳动强度的体力活动水平(PAL)

活动强度	职业工作时间分配	工作内容举例	PAL值	
			男	女
轻	75%的时间坐着或站立,25%的时间站立活动	办公室工作、修理电器或钟表、售货员和酒店服务员的工作、化学实验室操作、讲课	1.55	1.56
中	40%的时间坐着或站立,60%的时间从事特殊职业劳动	学生日常活动、机动车驾驶、电工安装、车床操作、金工切割	1.78	1.64
重	25%的时间坐着或站立,75%的时间从事特殊职业劳动	非机械化农业劳动、炼钢、舞蹈、体育运动、装卸、采矿等	2.10	1.82

资料来源:中国营养学会.中国居民膳食营养素参考摄入量:2013版[M].北京:科学出版社,2014.

将BMR乘以PAL就可以计算出人体的能量消耗量或需要量,这种方法也称要因计算法(Factional Approach)。

应注意的是,人们在工作中消耗的能量不能代替一整天的能量消耗,因工作之余的业余生活不同,能量消耗也会有很大的差别。

扩展视野

任务实施

第一步:布置任务,组织和引导学生思考并讨论如何计算基础代谢率,并查阅资料分析自己的基础代谢率是否在正常范围内。

　　第二步：学生分小组讨论，分工完成讨论内容。

　　第三步：教师结合学生的讨论结果，进行点评和知识总结。

实战演练

　　婴幼儿、儿童、青少年的生长发育需要的能量，还包括机体生长发育中形成新的组织所需要的能量，以及新生组织新陈代谢所需要的能量。3～6个月的婴儿，有15%～23%的摄入能量是用于机体生长发育的能量消耗。孕妇在怀孕过程中，胎儿的生长，自身子宫、乳房、胎盘的发育，体脂的储备等，乳母乳汁的合成与分泌，以及疾病恢复期的病人都需要有额外的能量消耗，以增加体重。每增加1 g体重所需要的能量个体差异比较大，在4.9～8.2 kcal，详见表2-4-2。

表 2-4-2　体重增长所需要能量的估计值

人群	能量值（kcal/g）	能量值（kJ/g）
早产儿	4.9	20.5
	5.7	23.8
正常婴儿	5.6	23.4
婴儿、营养不良恢复期	5.5	23.2
	4.6	19.2
	3.5	14.6
	4.4	18.4
	7.1	29.7
成人、神经性厌食恢复期	6.4	26.7
成人、多食者	8.2	34.3
孕妇	6.4	26.7

资料来源：葛可佑.中国营养科学全书：上、下册［M］.北京：人民卫生出版社，2004.

思考讨论

怎样设计饮食能既保证营养供应又不摄入过多的能量？

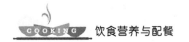

项目5 矿物质

任务1 矿物质概述

学习目标

知识目标：理解并掌握矿物质的基本概念和生理功能。

能力目标：能够根据要求区分矿物质的分类并掌握由矿物质导致的营养问题。

任务导入

人类从地壳矿物中冶炼金属以供使用已有几千年的历史，但直到近现代才将这些金属元素和人类健康联系到一起。地壳中存在90多种天然的化学元素，其中已有70多种在人体中被检出。这是因为人类生命的进化是人与自然平衡的结果。在人体进化与生命过程中，人体不断地与环境中的各种物质进行着以化学元素为基础的交换。在人体的新陈代谢过程中，化学元素以各种途径，如尿、粪、汗液、皮肤黏膜细胞的脱落等方式排出体外，同时通过摄取食物的方式再获得。这些化学元素在体内分布不均匀，功能也大不相同。那么，我们是如何利用化学元素来调节人体健康的呢？

任务布置

请同学们思考，人类饮食中矿物质的营养问题主要有什么？

任务分析

本任务首先应该理解矿物质的概念和分类，并能够对矿物质的生理功能进行概括，从而总结出人类饮食中矿物质的营养问题。

相关知识

1) 矿物质的概念

矿物质也称无机盐，通常指食物中除了碳、氢、氧、氮以外的其他元素。在人体的元素组成中，碳、氢、氧、氮以有机化合物和水的形式出现，相对含量较高，虽然矿物质含量相对较低，但它对人体生长发育及正常生理功能起着非常重要的作用。

2）矿物质的分类

根据矿物质在人体内的含量将其分为常量元素和微量元素。

（1）常量元素

人体所含矿物质，其含量大于体重的 0.01%，每日人体从膳食中补充量在 100 mg 以上的元素，称为常量元素（Macroelement）。主要有钙、磷、钾、钠、硫、氯、镁 7 种。

（2）微量元素

人体内有一些矿物质，其含量小于体重的 0.01%，每人每日膳食需要微克至毫克，称为微量元素（Trace Element）。根据微量元素对人体是否有作用将其分为必需的微量元素、可能必需的微量元素、潜在毒性的微量元素。

①必需的微量元素。人体必需的微量元素，包括碘（I）、锌（Zn）、硒（Se）、铜（Cu）、钼（Mo）、铬（Cr）、钴（Co）、铁（Fe）、锰（Mn）、氟（F）等元素。

②可能必需的微量元素。人体可能必需的微量元素，包括硅（Si）、镍（Ni）、硼（B）、钒（V）等元素。

③潜在毒性的微量元素。具有潜在毒性但在低剂量时对人体可能具有必需功能的微量元素，包括铅（Pb）、镉（Cd）、汞（Hg）、砷（As）、铝（Al）、锂（Li）、锡（Sn）等元素。

3）矿物质的生理功能

（1）构成人体组织的重要成分

钙、磷、镁等元素是人体骨骼和牙齿最主要的组成成分，磷、硫、氯等参与蛋白质的合成。

（2）维持体液的稳定

体液由多种元素组成，如钾离子是细胞内液的主要成分，钠离子与氯离子主要存在于细胞外液。矿物质在调节细胞内、外液的渗透压，控制水分分布，维持体液的稳定等方面起着重要作用。

（3）维持酸碱平衡

磷、氯等酸性离子与钠、钾、镁等碱性离子的配合，加上碳酸盐和蛋白质的缓冲作用，共同维持着机体的酸碱平衡。

（4）保证细胞正常功能

适宜浓度和比例的钾、钠、钙、镁等矿物质离子，是维持神经和肌肉的兴奋性、细胞膜的通透性，以及细胞正常功能的必要条件。

（5）参与物质代谢和生理生化反应

矿物质元素也是酶的辅基、激素、维生素、蛋白质和核酸等的构成成分或激活剂，参与体内的多种物质代谢和生理生化活动。如碘是合成甲状腺素的重要原料，锌是体内多种酶的辅酶或活性中心，钴是维生素 B_{12} 的核心元素等。

各种元素在人体内对人体发挥生理功能时，相互之间有着十分密切的联系，它们在消化、吸收、转运、代谢、分布、排泄等过程中，既相互协同，也可能相互拮抗。因此，在学习这一项目时要注意各元素间的相互影响，保持它们之间的平衡。

扩展视野

任务实施

第一步：布置任务，组织和引导学生思考并讨论人类饮食中矿物质的营养问题。

第二步：学生分小组讨论，分工完成讨论内容。

第三步：教师结合学生的讨论结果，进行点评和知识总结。

第四步：布置课后作业。根据你所了解的由矿物质缺乏导致的疾病，制订一份适合该疾病患者的膳食食谱。挑选一部分学生在课堂上展示成果，教师分析存在的问题并进行总结评价。

实战演练

当今人类饮食中矿物质的营养问题很多，但较为普遍又需要重视的营养问题有以下三个方面：

1. 人类整体的矿物质缺乏

由于集约化农业实践，天然食物中矿物质匮乏，导致人类整体的矿物质缺乏。矿物质的重要生理功能是由负责人体代谢的酶系统组成的，人类诸多慢性病与此有关。

2. 钠钾比值问题

钠、钾、氯是体内的主要电解质，分别存在于细胞内和细胞外，相互保持平衡，维持正常的渗透压。钾可以促进尿钠的排泄，有利于降低高钠引起的高血压的危险性。经研究，原始食草人类钠的摄入量很低，为 $0.2 \sim 0.3$ g/d，狩猎期间的食肉人类钠的摄入量为 1.4 g/d。而现代温饱时代，人类形成嗜盐口味，每日钠的摄入量大大提高。而在长期进化过程中，人体肾脏对钠的保留是高效的，人类在 200 万年的进化过程中身体并没有适应钠的快速增加。

3. 酸碱平衡问题

如上所述，天然食物中矿物质匮乏，导致人类整体的矿物质缺乏，加之人类的饮食生活中动物性食物比例增加，导致饮食酸碱失衡问题。

思考讨论

以上实战演练的案例中，让你印象深刻的矿物质的营养问题是哪一个？为什么？

任务 2　易缺乏的常量元素——钙

学习目标

知识目标：理解并掌握钙的生理功能及钙的消化与吸收。

能力目标：能够根据要求设计改善人体对钙元素缺乏的膳食结构。

任务导入

人体内的元素，除碳、氢、氧、氮外，钙居第五位，而作为无机元素，钙是人体内含量最多的一种。新生儿体内含钙总量约为 28 g，经生长发育过程的积累，成年时达 1 000 ~ 1 200 g，相当于体重的 1.5% ~ 2.0%，30 岁前后骨密度达到最大值（骨峰值）。

人体内 99% 的钙以羟磷灰石 $[Ca_{10}(PO_4)_6(OH)_2]$ 形式存在于骨骼和牙齿中，少量为无定形钙 $[Ca_3(PO_4)_2]$，后者是羟磷灰石的前体，在婴儿期占较大比例，以后随年龄增长而逐渐减少。其余 1% 的钙，有一半与柠檬酸螯合或与蛋白质结合，另一半则以离子状态存在于软组织、细胞外液及血液中，统称为混溶钙池。混溶钙池的钙、镁、钾、钠等离子保持一定的比例，以维持细胞的生理状态。

那么，钙摄入的多与少会对人体造成哪些危害？

任务布置

请同学们思考，摄入过少钙会对老年人造成哪些影响？我们如何通过膳食干预来预防该现象？

任务分析

本任务首先应该理解钙的生理功能，并对钙的吸收和代谢及钙缺乏和钙过量造成的疾病进行概括。

相关知识

1）钙的生理功能

（1）形成并维持骨骼和牙齿的结构和功能

人体内含钙总量为 1 000 ~ 1 200 g，其中 99% 与磷形成羟磷灰石，构成骨骼的主要成分，另外还有少量分布于牙齿中。

（2）维持神经与肌肉活动

Ca^{2+} 能与细胞膜表面的各种阴离子亚单位结合，调节受体结合和离子通透性，Ca^{2+} 是细胞对刺激发生反应的媒介。神经、红细胞和心肌等的细胞膜上都有钙结合部位，当 Ca^{2+} 从这些部位释放时，膜的结构和功能发生变化，触发细胞内信号，改变细胞膜对钾、钠等阳离子的通透性；并介导和调节肌肉以及细胞内微丝、微管等的收缩，从而调节神经肌肉的兴奋性。

（3）参与多种酶活性的调节

Ca^{2+} 能直接参与脂肪酶、ATP 酶等的活性调节，还能激活腺苷酸环化酶及钙调蛋白（Calmodulin）等调节代谢过程，参与细胞内一系列生命活动。

（4）维持细胞膜的完整性和通透性

Ca^{2+} 调节质膜的通透性及其转换过程，维持毛细血管的正常通透性，防止炎症渗出和水肿。

2）钙的消化吸收与代谢

（1）钙的消化吸收

钙的消化吸收主要在十二指肠和空肠上段，是一个需要能量的主动吸收过程。在小肠下段存在钙离子通过被动扩散吸收的过程。膳食中钙的消化吸收率波动较大，在20%～60%不等。

（2）钙的转运

血浆和体液中的钙以蛋白结合钙、扩散钙和离子钙三种形式存在，正常人血浆或血清总钙浓度比较稳定，平均为2.5 mmol/L，血浆总钙量常不能反映钙的水平，但血清离子钙的含量可以反映体内的状况。血清离子钙的正常值为1.14 mmol/L。受甲状旁腺素、降钙素等多种激素调节，加上血钙与骨钙之间的动态平衡，使血钙在较狭窄的范围内波动。保持血钙浓度的正常是维持体内细胞、神经及肌肉正常功能状态所必需的。

（3）钙的排泄

钙的排泄主要通过肠道和泌尿系统。体内肠黏膜上皮细胞脱落和消化液分泌至肠道的钙，一部分被重吸收，其余由粪便排出。正常人由粪排出的钙为100～150 mg/d，从尿中排出的钙为160～200 mg/d。钙也从汗液中排出，尤其是高温作业者每日从汗中丢失钙可高达1 g左右。乳母通过乳汁排出钙150～300 mg/d。长期卧床可使钙排出增多。

3）钙的缺乏与过量

（1）钙缺乏

①佝偻病（Rickets）。佝偻病是常见的婴儿营养素缺乏病。儿童时期生长发育旺盛，对钙需要量较多，如长期摄钙不足，加上蛋白质和维生素D缺乏，可引起生长迟缓，新骨结构异常，骨钙化不良，骨骼变形，发生佝偻病。常见于两岁以下的婴幼儿。

②骨质疏松症（Osteoporosis）。骨质疏松症表现为骨矿物质含量和骨密度降低，骨脆性和骨折危险性增加。老年人骨密度的高低主要由两个因素决定：一是骨成熟期所能达到的峰值骨密度；二是达到峰值后骨质丢失的速度。尽管引起更年期骨质疏松症的直接因素是雌激素水平降低，但众多的研究显示，平时膳食钙摄入量高的妇女，其峰值骨密度较高，而骨骼成熟时所达到的骨密度峰值与降低骨质疏松风险、推迟发病、延缓病程密切相关。因此，对青春发育期到40岁前后的妇女，对膳食钙营养应特别关注。

（2）钙过量

钙过量增加肾结石的危险性。高钙尿是肾结石的重要危险因素。草酸、蛋白质和膳食纤维摄入量高，是易于与钙结合成结石的相关因子。过量钙干扰其他矿物质的吸收和利用。高钙与铁、锌、镁及磷等元素在消化吸收及代谢转运过程中相互作用，高钙摄入能影响这些必需矿物质的消化吸收率。例如，钙可明显抑制铁的吸收，并存在剂量 - 反应关系；高钙膳食可降低锌的生物利用率。

扩展视野

任务实施

第一步：布置任务，组织和引导学生思考并讨论患有骨质疏松症的老年人应如何补钙？

第二步：学生分小组讨论，分工完成以下讨论内容。

①从人体整体的角度，如年龄、特殊生理时期对钙的需要量（包括维生素D的摄入情况）。

②食物钙的含量，选择钙含量高的食物。

③注意膳食结构中利于钙吸收的影响因素，如乳糖、蛋白质等；不利于钙消化吸收的影响因素，如草酸、植酸、膳食纤维等。

④钙供给量与吸收量之间的关系。

第三步：教师结合学生的讨论结果，进行点评和知识总结。

第四步：布置课后作业。根据课上讨论内容，制订一份适合骨质疏松症患者的膳食食谱。挑选一部分同学在课堂上展示成果，教师分析存在的问题并进行总结评价。

实战演练

预防钙缺乏的措施

钙缺乏症的产生有许多原因，特别是中老年人，与衰老、内分泌激素的变化、户外活动减少等因素有关。从我国居民营养调查的结果分析，膳食中钙的供给量不足、钙吸收率低是一个重要的原因。因此，从烹饪营养学的角度，钙缺乏症的预防可以从以下几个方面进行。

1. 选择钙含量高的食物

常见蔬菜中钙的含量见表 2-5-1。乳类及乳制品是幼儿及其他人群钙的最好来源，不但钙含量高，而且含有许多促进人体钙消化吸收的微量元素。我国政府非常重视在儿童青少年中推广"学生奶"，调整农业产业结构，发展畜牧业，增加乳类及乳制品的生产，以适应对乳制品需求量不断增大的需要。从烹饪工艺学的角度，也应该将乳类及乳制品作为烹饪原料的一种，进行这类菜肴的研制。

表 2-5-1　常见蔬菜中钙的含量（以 100 g 可食部计）

食物名称	含钙量（mg）	食物名称	含钙量（mg）
海带（浸）	241	芹菜茎	80
油菜	148	黄花菜（鲜）	301
荠菜（鲜）	230	姜（干）	62
杏鲍菇	13	西兰花	50
花椰菜	31	白萝卜（圆）	25
菠菜	66	豆角	29

资料来源：杨月欣，中国疾病预防控制中心营养与健康所．中国食物成分表：标准版（第一册）［M］.6 版．北京：北京大学医学出版社，2018.

作为钙的食物来源，要考虑钙的含量与吸收率两个因素。乳类和乳制品钙含量高，而且含有乳糖、氨基酸、维生素D等有利于钙消化吸收的物质，因而是人类钙的最佳食物来源。水产品中小虾皮含钙量特别高。海带、芝麻酱等食物中也含有较多的钙。许多绿色蔬

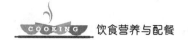

菜中钙的含量虽然高，但其利用率并不高。

2. 调整膳食结构，增加食物中钙的吸收

从中国居民的食物结构分析，钙的缺乏与膳食结构有一定的关系。主要是一部分人群膳食中植物性食物所占的比例过多，造成一些不利于钙吸收的因素，例如草酸、植酸、膳食纤维等过多，不利于食物中钙的消化吸收。因而，平衡膳食对钙缺乏症的预防非常重要。

3. 采用适当的烹调方法，增加食物中钙的吸收

合理的烹调方法可以从两个方面增加钙的吸收：一是减少不利于钙吸收的因素。焯水是一种常用的原料加工处理方法，能减少蔬菜中草酸、植酸的含量，使钙的吸收率增加。为防止焯水时对其他营养素含量的影响，要注意焯水的用水量、温度及时间；酵母发酵也会减少粮食中植酸的含量。二是改变食物中钙的存在状态，即通过一定的烹调方法，使畜禽类骨骼和鱼刺、虾壳中结合状态的钙游离，增加钙的吸收。在烹调带骨的猪肉时，用加醋的方法可以明显增加钙的溶出，使汤液中钙的含量明显增加。

另外，增加户外活动，减缓骨骼的衰老；多晒太阳，增加皮肤中维生素 D 的转化，也是预防钙缺乏症的有效措施。

思考讨论

患有佝偻症的青少年应如何补钙？

任务 3　易缺乏的微量元素——铁

学习目标

知识目标：理解并掌握铁的生理功能及铁的消化与吸收。

能力目标：能够根据要求设计改善人体对铁元素缺乏与过量的膳食结构。

任务导入

铁是人体的必需微量元素之一，在体内总量为 4～5 g。铁缺乏是我国居民常见的一种营养性缺乏病。那么，铁在我们体内起到什么生理功能？我们如何预防缺铁性贫血呢？

任务布置

请同学们思考，我们体内的铁起到了哪些生理功能？我们通过哪些食物摄取铁，又是如何代谢的？

任务分析

本任务首先应该理解铁的生理功能，并对铁的吸收和代谢及铁缺乏造成的疾病进行概括，其次掌握富含铁的食物。

相关知识

1）铁的生理功能

铁对人体的生理功能与其在体内的存在形式有关。铁在人体内的存在形式有两种：功能铁和储存铁。功能铁主要是指存在于血红蛋白、肌红蛋白、细胞色素酶及呼吸酶等的铁。储存铁主要有两种形式，即铁蛋白和含铁血黄素。铁蛋白是人体内铁的储存和运输形式，含铁血黄素主要是不能利用铁在脾脏的储存形式。此外，铁还有许多重要的生理功能，如促进 β-胡萝卜素转化为维生素 A、脂类在血液中的转运及药物代谢等。

铁与人体的免疫功能也有关系。铁与抗体的产生有关，可以提高机体的免疫力，使抗感染能力增强。

2）铁的消化吸收

膳食中铁的吸收率平均约为 10%，与铁在食物中的存在形式有很大的关系。食物中的铁以两种基本形式存在：血红素铁和非血红素铁，它们以不同的机制被吸收。各种食物间铁的吸收率有很大的差异。

3）人体对铁的利用

膳食中被吸收的非血红素铁与铁储存蛋白结合后，储存在肠黏膜下。铁储存蛋白只能结合二价状态的铁，故植物性食物中三价状态的铁需要被还原成二价铁之后被吸收。但人体需要铁时，如合成红细胞等，铁储存蛋白便将铁释放，此时铁需要结合在铁传递蛋白上进行转运。而铁传递蛋白却只能结合三价状态的铁，因此，铁被人体利用，需要在血浆铜蓝蛋白（铁的氧化酶）的催化下，氧化成三价铁，然后与铁传递蛋白结合，通过铁传递蛋白有鉴别的分布，将铁输送到需要铁的组织。常见食物中铁的含量见表 2-5-2。

表 2-5-2　常见食物中的铁含量（以 100 g 可食部计）

食物名称	含铁量（mg）	食物名称	含铁量（mg）
猪肉	1.3	白菜（脱水）	13.8
羊肉（前腿）	2.4	黄瓜	0.5
驴肉	4.3	荷兰豆	0.9
草鱼	0.8	南瓜粉	27.8
牛里脊	4.4	干木耳	97.4
鸡肉	1.8	酸枣	6.6

资料来源：杨月欣，中国疾病预防控制中心营养与健康所.中国食物成分表：标准版（第一册）[M].6 版.北京：北京大学医学出版社，2018.

扩展视野

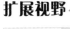

任务实施

第一步：布置任务，组织和引导学生思考并讨论铁的生理功能，并讨论如何补铁。

第二步：学生分小组讨论，分工完成讨论内容。

第三步：教师结合学生的讨论结果，进行点评和知识总结。

第四步：布置课后作业。根据你所了解的由铁缺乏导致的疾病，制订一份适合缺铁性贫血患者的膳食食谱。挑选一部分同学在课堂上展示成果，教师分析存在的问题并进行总结评价。

实战演练

人体每日都会从一定的途径失去铁，但只要从膳食中供给，就可以满足需要。中国营养学会在《中国居民膳食指南（2022）》中指出，铁的膳食推荐摄入量（RNI）为成年男性 12 mg/d，成年女性因为月经的流失，适宜摄入量为 20 mg/d，乳母为 25 mg/d。预防缺铁性贫血，健康教育十分重要。通过健康教育，指导人们保持科学、合理的膳食，是最有效最经济的预防措施。

1. 铁强化食品

近年来，不少国家在高危人群中采用铁强化食品来预防缺铁的发生。我国从 1997 年开始由卫生部组织中国疾病预防控制中心的专家开展了通过酱油铁强化来改善铁营养状况的项目研究并取得成功，从 2002 年开始，铁强化酱油走向市场。

2. 铁补充

对高危人群如婴幼儿、早产儿、孪生儿、妊娠妇女、胃切除者及反复献血者应预防铁缺乏，可使用口服铁剂。

3. 提高食物铁的利用率

改进膳食习惯和生活方式，以增加铁的摄入和生物利用率，足量摄入参与红细胞生成的营养素，如维生素 A、维生素 B_2、叶酸、维生素 B_{12} 等。摄入富含血红素铁的食物，如动物血、肝脏、鸡胗、牛肾、瘦肉等。

思考讨论

哪种铁缺乏症让你印象深刻，为什么？

 微量元素—铁

任务 4 重要的微量元素——锌

学习目标

知识目标：理解并掌握锌的生理功能及锌的消化与吸收。

能力目标：能够根据要求设计改善人体对锌元素缺乏的膳食结构。

任务导入

锌是人体必需的微量元素，参与人体内 300 余种酶和功能蛋白的组成，对代谢活动起着重要的调节作用，与人体的生长发育、免疫功能、脂质的代谢等有密切的关系。随着认识的深入，锌越来越受到人们的重视。

锌在人体内的含量仅次于铁，人体含锌量为 2.0 ～ 2.5 g。广泛存在于人体组织，以肝、肾、肌肉、视网膜、前列腺等组织中含量最高。

那么，锌在我们体内起到什么生理功能？不同人群如何补锌呢？

任务布置

请同学们思考，我们体内的锌起到了哪些生理功能？我们通过哪些食物摄取锌，又是如何代谢的？

任务分析

本任务首先应该理解锌的生理功能，并对锌的吸收和代谢及由锌缺乏造成的疾病进行概括，其次掌握富含锌的食物。

相关知识

1）生理作用

（1）酶和酶的激活剂

锌参与人体内多种酶的组成。金属酶、碳酸酶、碱性磷酸酶、乳酸脱氢酶、羧肽酶、胸腺嘧啶激酶等都有锌作为其组成部分，特别是 DNA 和 RNA 聚合酶的活性都依赖锌的存在。

（2）促进生长发育和组织再生

锌在 DNA 合成、蛋白质代谢、细胞增殖、酶活性及激素的生物学作用等方面都发挥着重要作用。锌与儿童骨骼发育有关，影响儿童的身高；对胎儿的生长发育非常重要；锌还是大脑中含量最多的微量元素，参与许多酶的活性，特别是为 DNA 修复和转录的酶所必需，因此与学习和记忆有关。

（3）维持人体食欲

维持正常味觉的味觉素是一种含锌的多肽；锌参与味蕾细胞的转化，唾液中的磷酸酶的活性、唾液的分泌等都与锌有关。因此，锌与人体的味觉关系密切。

（4）免疫功能

锌通过影响胸腺细胞的成熟和胸腺上皮细胞的功能，从而影响人体的免疫功能；此外，锌对外周免疫器官如脾脏重量和脾脏细胞指数也有影响。锌通过作用于免疫器官，进而影响外周 T 细胞的成熟。

2）消化吸收与代谢

小肠是锌吸收的主要器官。锌进入小肠黏膜细胞后与黏膜内低分子量的金属硫蛋白结合。小肠黏膜内的金属硫蛋白既是一种锌的临时储存蛋白，又是锌的调节器，在维持体内锌的"稳态"中起重要作用。血液中白蛋白将锌通过血循环运输到身体的各个部位。在正常膳食锌水平时，粪是锌排泄的主要途径。因此，当体内锌处于平衡状态时，约90%摄入的锌由粪便排出，其余部分由尿、汗、头发中排出或丢失。常见食物中锌的含量见表2-5-3。

表 2-5-3　常见食物中的锌含量（以 100 g 可食部计）

食物名称	含锌量（mg）	食物名称	含锌量（mg）
猪肉	1.78	库尔勒香梨	2.61
羊肉	3.52	杏鲍菇	0.39
驴肉	4.26	芸豆	1.04
香蕉	0.18	胡萝卜	0.22
牛肉	4.70	茄子	0.23
豆油	1.09	黄花菜	3.99
牡蛎	9.39	鱿鱼（鲜）	2.38

资料来源：杨月欣，中国疾病预防控制中心营养与健康所.中国食物成分表：标准版（第一册）［M］.6 版.北京：北京大学医学出版社，2018.

扩展视野

任务实施

第一步：布置任务，组织和引导学生思考并讨论锌的生理功能，同时讨论如何补锌。

第二步：学生分小组讨论，分工完成讨论内容。

第三步：教师结合学生的讨论结果，进行点评和知识总结。

第四步：布置课后作业。根据你所了解的因锌缺乏导致的疾病，制订一份适合生长发育不良患者的膳食食谱。挑选一部分同学在课堂上展示成果，教师分析存在的问题并进行总结评价。

实战演练

　　食物中锌的含量相差比较大，存在形式不同，人体的消化吸收率也有比较大的差异。红色瘦肉和贝类是人体食物中锌的最佳来源。植物性食物中的锌含量相对较低，且消化吸收率也比较低。

　　根据表 2-5-3 的信息，对于缺锌不严重的人群，我们尽量避免长期吃精制食品，饮食注意粗细搭配。多吃含锌丰富的食物，如牡蛎、鱿鱼、红色肉类、动物肝脏等。已经缺锌人群必须选择服用补锌制剂，这样补锌才更全面及时。但也应注意不要盲目过度补锌，以免造成锌过量。

思考讨论

　　缺锌疾病的患者的膳食食谱应该怎么制订？

项目 6 维生素

任务 1 维生素概述

学习目标

知识目标：理解并掌握维生素的基本概念和生理功能。

能力目标：能够根据要求区分维生素的种类并总结人体缺乏维生素的原因。

任务导入

维生素是维持机体生命活动所必需的一类微量的低分子有机化合物。维生素的种类很多，化学结构各异，与其他营养素不同的是，维生素既不是构成人体组织成分的原料，也不供给能量，却在机体的组织和能量代谢中起着重要作用。

维生素以本体形式或以能发挥生理功能的前体形式存在于天然食物中，大多数维生素人体不能合成，需要从食物中获得；只有少数几种维生素可以由机体合成或由肠道微生物合成，但合成的数量往往也不能满足人体的需要。因此，如果不注意合理膳食，维生素的不足症或缺乏症会比较常见。那么，我们是如何利用维生素来调节人体健康的呢？

任务布置

请同学们思考，引起维生素缺乏的原因有哪些？

任务分析

本任务首先应该理解维生素的概念和分类，并能够对维生素的生理功能进行概括，进而分析可能引起维生素缺乏的原因。

相关知识

1）维生素的命名

维生素的命名系统有三种：第一种是根据其发现的次序，以英文字母命名，如维生素 A、B 族维生素、维生素 C、维生素 D 等；第二种是按其生理功能或缺乏症命名，如抗坏血酸、抗佝偻病维生素等，这在我们营养宣传和咨询中最为常用；第三种是根据其化学结构命名，如核黄素、视黄醇等，这在专业研究中使用更为频繁。维生素的命名见表 2-6-1。

表 2-6-1　维生素的命名

按发现顺序命名	按化学结构命名	按功能命名
维生素 A	视黄醇	抗干眼病维生素
维生素 D	钙化醇	抗佝偻病维生素
维生素 E	生育酚	
维生素 K	叶绿醌	抗出血维生素
维生素 B_1	硫胺素	抗脚气病维生素
维生素 B_2	核黄素	
维生素 PP	尼克酸、尼克酰胺	抗癞皮病维生素
维生素 B_5	泛酸	
维生素 B_6	吡哆醇（醛、胺）	
维生素 M	叶酸、维生素 B_{11}	
维生素 H	生物素	
维生素 B_{12}	钴胺素	抗恶性贫血维生素
维生素 C	抗坏血酸	抗坏血病维生素

2）维生素的分类

营养学通常按维生素的溶解性不同将其分为脂溶性维生素和水溶性维生素两大类。脂溶性维生素主要有维生素 A、维生素 D、维生素 E 和维生素 K；水溶性维生素主要是 B 族维生素和维生素 C。B 族维生素包括维生素 B_1、维生素 B_2、维生素 B_6、维生素 B_{12}、烟酸、泛酸、叶酸、胆碱等。两类维生素的溶解性不同，其吸收、排泄、体内的积存、缺乏症出现的快慢及毒性有很大的差异。

3）维生素的缺乏与过多

食物中某种维生素长期缺乏或不足可引起人体代谢紊乱和出现病理状态，形成维生素缺乏症（Avitaminosis）。维生素缺乏在体内是一个渐进过程，初始储备量降低，则引起生化代谢异常、生理功能改变，然后才是组织病理变化，出现临床症状和体征。因此，轻度缺乏不出现临床症状，但一般常有如劳动效率下降、对疾病抵抗力降低等表现，称为亚临床缺乏或不足（Hypovitaminosis）。当缺乏达到一定严重程度时，则出现所缺乏的相应维生素的独特症状和体征。不过，由于维生素对人体发挥生理功能的相互影响及膳食等原因，临床所见常是多种维生素混合缺乏的症状和体征。

扩展视野..

任务实施

第一步：布置任务，组织和引导学生思考并讨论生活中维生素缺乏症的身体表现及引起维生素缺乏的原因。

第二步：学生分小组讨论，分工完成讨论内容。

第三步：教师结合学生的讨论结果，进行点评和知识总结。

实战演练

引起维生素不足与缺乏的因素有很多，常见的有：

①供给机体的维生素不足。

②人体吸收利用率降低。

③维生素需要相对增高。

思考讨论

通过以上实战演练的原因分析，让你印象深刻的维生素的营养问题是哪一个？为什么？

任务2　脂溶性维生素

学习目标

知识目标：理解并掌握脂溶性维生素的生理功能。

能力目标：能够总结不同脂溶性维生素缺乏与过量导致的健康问题。

任务导入

溶于有机溶剂而不溶于水的一类维生素称为脂溶性维生素，包括维生素 A、维生素 D、维生素 E 及维生素 K，这四种维生素都具有重要作用。脂溶性维生素缺乏会造成不同的健康问题，接下来我们就来了解一下脂溶性维生素缺乏会造成哪些问题。

任务布置

请同学们思考，我们身边的哪些疾病是由于脂溶性维生素缺乏造成的？哪些疾病是由于脂溶性维生素摄入过多导致的？

任务分析

本任务首先应该理解脂溶性维生素的分类，并能够对脂溶性维生素的生理功能进行概括，从而总结出脂溶性维生素的营养问题。

相关知识

1）维生素 A

（1）理化性质

维生素 A 也称视黄醇（Retinol）或抗干眼病维生素，实际上包括所有具有视黄醇生物活性的一类物质，即动物性食物来源的维生素 A_1 与维生素 A_2，前者主要存在于海产；植物性食物中含有的很多属于 β - 胡萝卜素及其他类胡萝卜素（已知至少有 10 种以上），在体内可转化为维生素 A，故称为维生素 A 原。

维生素 A 与胡萝卜素不溶于水，均溶于脂肪及大多数有机溶剂中，通常存在于食物中的维生素 A 是以视黄基酯的形式存在，在高温和碱性环境中比较稳定，一般的烹调加工不易破坏。

（2）吸收与代谢

食物中存在的维生素 A、视黄基酯、胡萝卜素在小肠中与胆盐和脂肪消化产物一起被乳化后，由肠黏膜吸收，因此，足够数量的脂肪可促进维生素 A 的吸收。抗氧化剂如维生素 E、维生素 C 有利于维生素 A 的吸收，维生素 A 的吸收率明显高于 β - 胡萝卜素。

维生素 A 原如胡萝卜素可被完整地吸收，在小肠黏膜细胞中经胡萝卜素双加氧酶的作用，胡萝卜素被分解为视黄醛或视黄醇（在肠黏膜视黄醛很容易被还原成视黄醇）。胡萝卜素的吸收也必须由胆盐协助乳化，吸收后大部分在小肠黏膜内转变成维生素 A，在肝脏和其他组织也可以进行少量转变，然后参与维生素 A 的代谢。

在体内维生素 A 可氧化成一系列的代谢产物，后者与葡萄糖醛苷结合，由胆汁排入肠道。大约 70% 的维生素 A 经此途径排泄，其中一部分维生素 A 葡萄糖醛酸化物经肝肠循环再吸收入肝脏，但肠腔里的葡萄糖醛酸化物大部分由 β - 葡萄糖醛酸酶水解，胆汁维生素 A 肝肠循环的作用甚微，但对于维生素 A 缺乏的动物来说有重要意义。大约 30% 的代谢产物由肾脏排泄。

（3）生理功能

维生素 A 是健康机体必需的一种营养素，它以不同方式几乎影响机体内的一切组织细胞。维生素 A 在体内主要是参与生物膜的结构与功能。因此，维生素 A 与正常生长发育、生殖、视觉及抗感染等有关。

①维持正常的视觉。

②维持上皮细胞的正常生长与分化。

③促进生长发育和维护生殖功能。

④调节机体免疫功能。

（4）供给量与食物来源

中国营养学会 2022 年制订的维生素 A 的 RNI 为成年男性 800 μg RAE/d，成年女性 700 μg RAE/d。

维生素 A 主要存在于动物性食物中，多数以酯的形式存在于动物的肝脏、奶油和乳制品及禽蛋等中。胡萝卜素主要来源于植物性食物，如绿叶蔬菜、黄色蔬菜及水果类，含量较丰富的有菠菜、苜蓿、豌豆苗、胡萝卜、青椒、韭菜等。

2）维生素 D

（1）理化性质

维生素 D 是具有胆钙化醇生物活性的一类化合物，含有环戊氢烯菲环结构，以维生素 D_2（麦角钙化醇）与维生素 D_3（胆钙化醇）最重要。维生素 D_3 系人体皮肤下存在的 7- 脱氢胆固醇，在紫外线照射下转化而成，主要是类固醇 B 环中的 5 ～ 7 位这个特定位置的共轭双键能吸收紫外线中某些波长的光亮子，光照启动了一系列复杂的转化过程即生成维生

素 D_3。维生素 D_2 由酵母菌或麦角中的麦角固醇经紫外线照射转化而成，但麦角固醇并不能被人体直接吸收。

维生素 D 溶于脂肪与脂溶剂，化学性质比较稳定，在中性及碱性溶液中能耐高温和氧化，130 ℃加热90 min，生理活性仍能保存；但光及在酸性溶液中能够促进其异构化。通常的烹调加工不会引起维生素 D 的损失，但脂肪的酸败可引起维生素 D 的破坏。维生素 D 油溶液中加入抗氧化剂后稳定。过量辐射线照射，可形成少量具有毒性的化合物，且无抗佝偻病活性。

（2）吸收与代谢

人类以及动物从两个途径获得维生素 D，即食物的摄入与皮肤内形成。维生素 D_3 在体内并不能直接对人体发挥其生理功能，必须先经过转化才具有生理活性。由食物摄入的维生素 D 在小肠内胆汁的协助下，乳化形成胶团与脂肪一起被吸收。人体从这两条途径获得的维生素 D_3 大部分（约占吸收总量的90%）与乳糜微粒结合进入淋巴系统，其少部分与血浆 α-球蛋白结合并被转送至肝脏。

维生素 D 与蛋白质结合后在血浆中转运，该蛋白质称为维生素 D 结合蛋白（Vitamin D-Binding Protein，DBP），为一种 α-球蛋白，由肝脏合成，在肝脏疾病的病人中合成下降，它可以结合维生素 D 及其羟化代谢产物，与 25-（OH）D_3 有着较高的亲和力，因而 25-（OH）D_3 都存在于血浆中而其他的组织中很少。25-（OH）D_3 的循环水平是测试维生素 D 营养状况的指标。维生素 D 主要储存于脂肪组织中，其次还有肝脏，其分解代谢主要在肝脏，转化为极性较强的代谢产物与葡萄糖苷酸结合后随胆汁被排入小肠，由粪便排出（从尿中排出 2%～4%）。

（3）生理功能

维生素 D 主要以 1,25-（OH）$_2$-D_3 的形式作用于小肠、肾、骨骼等靶器官，维持细胞内外钙浓度，调节钙磷代谢。

①促进肠道对钙、磷的吸收。

②对骨骼钙的动员。

③促进肾脏对钙、磷的重吸收。

（4）供给量与食物来源

中国营养学会在《中国居民膳食指南（2022）》中指出，成人维生素 D 的 RNI 为 10 μg/d，65 岁以上人群维生素 D 的 RNI 为 15 μg/d。

天然食物中维生素 D 含量较低，其中以海水鱼的肝脏中含量最为丰富。禽畜肝脏及蛋黄、奶油相对较多，瘦肉、坚果、母乳和牛乳中维生素 D 含量较低，而蔬菜、谷物中几乎不含维生素 D。鱼肝油中维生素 D 含量极多，虽非日常饮食部分，但可供婴幼儿作补充维生素 D 使用，在防治佝偻病上有重要意义。目前，多采用在牛乳和婴幼儿食品中强化维生素 D，作为预防维生素 D 缺乏的措施之一。此外，适当的日光浴对婴幼儿、特殊工种人群及老年人非常重要。

3）维生素 E

（1）理化性质

维生素 E 也称生育酚（Tocopherol），为 6-羟基苯并二氢吡喃环的异戊二烯衍生物。天然存在维生素 E 有 α-、β-、γ- 和 δ-生育酚及 α-、β-、γ- 和 δ-三烯生育酚，两类共八种化合物，都具有维生素 E 的生理活性。结构上支链无双键的为生育酚，在疏水侧链中含有不饱和双键的为三烯生育酚。按苯环上甲基数量及位置的不同，分别有 α-、β-、γ- 和 δ- 等不同存在形式。在维生素 E 中，以 α- 生育酚自然界分布最广且生理活性最高，β- 生育酚活性为 25%～50%，γ- 生育酚活性为 10%～35%，所有三烯生育酚活性为 35% 左右。

维生素 E 溶于乙醇与脂溶剂，对热及酸稳定，但对碱不稳定，暴露在氧、紫外线的环境中，可以被氧化破坏，在酸败的脂肪中维生素 E 容易被破坏，可氧化为氧化生育酚、生育酚氢醌及生育酚醌，这种氧化可由于光的照射，热、碱及一些金属元素如铁、铜的存在而加速。在一般的烹调加工过程中食物的维生素 E 的损失不大，但长时间高温加热，如油炸时常使其活性降低。

（2）吸收与代谢

维生素 E 为脂溶性的维生素，必须借助于胆汁才能从油脂溶液或含水乳浊液中吸收，故胆汁的分泌与正常的胰腺功能对生育酚的吸收极为重要。而维生素 E 的相对吸收率在 40% 左右，个体间差异较大，尤其与摄入水平有关。当摄入量增大时，其吸收率则降低。维生素 E 的吸收发生在小肠中，游离的 α- 生育酚、γ- 生育酚与膳食脂肪及由肠细胞产生的载脂蛋白掺入乳糜微粒，多数是通过淋巴系统到达肝脏。在肝脏合成脂蛋白的过程中，维生素 E 被整合组装到极低密度脂蛋白中并分泌进入血液循环。

维生素 E 在血浆和红细胞中的主要形式是 α- 生育酚，占生育酚总量的 80%～85%，其余的大多是 γ- 生育酚。α- 生育酚的主要氧化产物是 α- 生育醌，在脱去含氢的醛基后生成葡萄糖醛酸。葡萄糖醛酸可通过胆汁通过粪便排泄，或进一步在肾脏中被降解产生 α- 生育酸随尿液排出。

（3）生理功能

①抗氧化作用。

②预防衰老。

③对胚胎发育和生殖的作用。

④对免疫功能的作用。

⑤调节血小板的黏附力和聚集作用。

（4）供给量与食物来源

在《中国居民膳食营养素参考摄入量（2023 版）》中，成年人维生素 E 的适宜摄入量（AI）为 14 mg α- 生育酚当量（α-TE）/d。当膳食中多不饱和脂肪酸摄入量增加时，需相应提高维生素 E 的摄入量，建议每摄入 1 g 多不饱和脂肪酸，需补充 0.6 mg α-TE 的维生素 E。维生素 E 主要存在于各种动植物原料中，特别是油料种子（如麦胚油、棉籽油、玉米油），某些谷物和各种坚果类食物如核桃、葵花籽、松子等，其他食物如麦胚、豆类含量也较多，蛋类、鸡（鸭）胙、绿叶蔬菜含有一定量，肉、鱼、水果、其他蔬菜含量很少。

扩展视野

任务实施

第一步：布置任务，组织和引导学生思考并讨论脂溶性维生素缺乏与过量的营养问题。

第二步：学生分小组讨论，分工完成讨论内容。

第三步：教师结合学生的讨论结果，进行点评和知识总结。

第四步：布置课后作业。根据你所了解的由脂溶性维生素缺乏导致的疾病，制订一份适合痤疮患者的膳食食谱。挑选一部分学生在课堂上展示成果，教师分析存在的问题并进行总结评价。

实战演练

维生素 A 对人体有广泛而重要的生理功能，膳食中维生素 A、维生素 A 原的不足或过多，吸收、储存和利用受影响时，都可能引起相关的疾病。由于维生素 A 缺乏而引起的眼病有夜盲症（Night Blindness）和干眼病（Xerophthalmia）。长期过量摄入维生素 A 可引起急性、慢性及致畸毒性损害。

同样，维生素 D 对人体有广泛而重要的生理功能，膳食中维生素 D 摄入不足或过多，吸收、贮存和利用受影响时，都可能引起相关的疾病。由于维生素 D 缺乏而引起的疾病有佝偻病、骨质软化症（Osteomalacia）、骨质疏松症。长期大剂量维生素 D 的摄入则会引起维生素 D 过多症，表现为恶心、呕吐、食欲不振、体重减轻、烦躁、头痛、口渴、多尿、便秘或腹泻交替出现等。

思考讨论

我们怎么能做到合理正确地摄入脂溶性维生素？

任务 3 水溶性维生素

学习目标

知识目标：理解并掌握水溶性维生素的生理功能。

能力目标：能够总结不同水溶性维生素缺乏或过量导致的健康问题。

任务导入

溶于水而不溶于有机溶剂的一类维生素称为水溶性维生素，包括 B 族维生素及一些其他维生素（如维生素 C 和维生素 P）。这些水溶性维生素都具有重要作用，一旦缺乏，会造成不同的健康问题，接下来我们就了解一下水溶性维生素缺乏会造成哪些问题。

任务布置

请同学们思考，我们身边的哪些疾病是由于水溶性维生素缺乏造成的？哪些疾病是由于水溶性维生素摄入过多导致的？

任务分析

本任务首先应该理解水溶性维生素的分类，并能够对水溶性维生素的生理功能进行概括，从而总结出水溶性维生素的营养问题。

相关知识

1）维生素 B₁

（1）理化性质

维生素 B₁ 也称硫胺素（Thiamine），是由一个含氨基的嘧啶环和一个含硫的噻唑环组成的。常见的硫胺素以盐酸盐的形式存在，即盐酸硫胺素。它溶于水，微溶于乙醇，气味似酵母，在酸性溶液中稳定，对温度也较稳定，在酸性溶液中加热到 120 ℃也不会被破坏。硫胺素在碱性环境中极不稳定，室温下也能被破坏，如果继续加热，就会全部被破坏。氧化剂及还原剂均可使其失去作用，亚硫酸盐在中性和碱性环境下能加速硫胺素的分解，因而保存富含维生素 B₁ 的食物如谷类、豆类时不宜用亚硫酸盐作为防腐剂或以二氧化硫熏蒸谷仓。有些鱼及软体动物体内含有硫胺素酶，能分解破坏硫胺素，使食物中的硫胺素失去活性，故不要生吃鱼类和软体动物。

（2）生理功能

硫胺素在体内主要是以辅酶的形式参与能量及常量营养素的代谢，与维持正常食欲、胃肠道蠕动和消化液分泌都有一定的关系。

①构成辅酶参与机体的代谢。

②促进胃肠蠕动，增强消化功能。

（3）供给量与食物来源

《中国居民膳食指南（2022）》中建议硫胺素的 RNI 为成年男性 1.4 mg/d，女性 1.2 mg/d，乳母 1.5 mg/d。

硫胺素广泛存在于天然食物中，其含量随食物的种类而不同，且受收获、加工贮存、烹调工艺等条件的影响。含量较为丰富的有动物内脏（肝、肾、心等）、瘦猪肉等；未加工精细的粮食、豆类、酵母、干果及坚果。果蔬、蛋、奶等含量较低，不是主要来源。有些调味品及干菜中虽然含量也很高，但因食用量少，对供给维生素 B₁ 意义不大。谷类食物中，全粒谷含维生素 B₁ 较多，因而吃粗制的糙米和带麸皮的面粉，能摄入较多的维生素 B₁。在根茎类中，甘薯和马铃薯含量虽然不太高，但作为主食，也是供给维生素 B₁ 的一个良好的来源。

2）维生素 B₂

（1）理化性质

维生素 B₂ 分子是由一个核糖醇与一个异咯嗪侧链组成的，其纯品为针状结晶，呈黄色，故也称核黄素（Riboflavin）。维生素 B₂ 溶于水中，在中性或酸性溶液中比较稳定，对热也稳定，短时间高压加热不会被破坏。游离型核黄素在碱性环境和受光照射，尤其是紫外线照射下，可以引起不可逆的分解。如将牛奶（其中 40%～80% 为游离型核黄素）放入瓶中，在日光下照射 2 h，维生素 B₂ 可以被破坏一半以上，其破坏程度随温度及 pH 值增高而增加，故宜在避光条件下存放。一般食物中的核黄素多与磷酸和蛋白质呈结合型复合物的形式存在，在烹饪加工与蒸煮过程中损失较少。

（2）生理功能

①参与体内生物氧化与能量的形成。

②参与生理生化过程。

③核黄素还具有较强的抗氧化活性。

（3）供给量与食物来源

《中国居民膳食指南（2022）》中建议核黄素的 RNI 为成年男性 1.4 mg/d，成年女性 1.2 mg/d，乳母 1.5 mg/d。

维生素 B_2 广泛存在于动植物食物中，尤以动物的内脏（如肝、肾、心等）、蛋类、牛奶及其制品、各种肉类含量丰富，鱼类以鳝鱼含量最高。植物性食物中，豆类和绿叶蔬菜也有一定含量，天然存在于谷类食物的含量与碾磨程度和烹饪方法有关，一般蔬菜中的核黄素含量相对较低，但某些野菜中含有丰富的维生素 B_2。

3）维生素 C

（1）结构与理化性质

维生素 C 是含有内酯结构的多元醇类，其分子中第二、第三位碳原子上两个相邻的烯醇式羟基极易解离而释放出 H^+ 而显酸性，又因能防治坏血病，也称抗坏血酸（L-Ascorbic Acid）。维生素 C 在水中溶解度极大，微溶于乙醇，几乎不溶于脂肪及脂溶剂。在酸性环境中相当稳定，但在中性及碱性溶液中易被破坏。维生素 C 的特殊结构决定了它本身性质的不稳定性。它对氧很敏感，极易被氧化，特别是有某些重金属离子（铜、铁等）存在时，可加速其氧化破坏。氧化酶及某些含铜酶，如抗坏血酸氧化酶、多酚氧化酶、细胞色素氧化酶及过氧化物酶等都能催化维生素 C 的氧化破坏。遇到空气、光、热、碱性物质等可加快其氧化破坏的速度。因此，维生素 C 是在外界环境中最易受到破坏和损失的一种营养素。

（2）生理功能

①促进生物氧化还原过程，维持细胞膜完整性。

②参与羟化反应。

③改善对铁、叶酸的吸收利用。

④增强机体对外界环境的应激能力。

（3）供给量与食物来源

我国目前建议成年人维生素 C 的 RNI 为 100 mg/d，妊娠中晚期和哺乳期妇女可增加至 115 mg/d。维生素 C 的主要食物来源是植物性食物，特别是新鲜的蔬菜和水果，如青菜、韭菜、菠菜、青椒等深色蔬菜和花菜以及新枣、柑橘、山楂、柠檬等水果是优质天然维生素 C 的来源。植物组织中维生素 C 的含量受气候、日光照量、成熟程度、植物部位、加工与烹调方法以及贮存时间等众多因素影响。

4）叶酸

（1）结构与理化性质

叶酸也称蝶酰谷氨酸（Pteroyl-glutamic Acid，PGA），属于 B 族维生素。叶酸微溶于水，不溶于乙醇、其他有机溶剂。对热、光线敏感，在酸性溶液中不稳定，但在中性、碱性溶液中对热稳定。食物在烹饪加工中叶酸的损失率可达 50% ～ 90%。

（2）生理功能

叶酸在肠壁、肝脏、骨髓等组织中，经叶酸还原酶作用，还原为具有生理活性的四氢叶酸。此外，叶酸还影响脑内维生素 B_{12}、蛋氨酸、L- 酪氨酸及乙酰胆碱的代谢反应，引起脑内神经递质合成异常等。

（3）供给量与食物来源

成年人每日叶酸摄入量维持在 400 μg DFE 的水平，可满足正常的生理需要，并保证体内有适量的储存。叶酸广泛存在于各种动植物性食物中。动物内脏（如肝、肾）、鸡蛋、豆类、酵母、绿叶蔬菜、水果及坚果中含有丰富的叶酸（表 2-6-2）。

表 2-6-2　部分食物中叶酸的含量（以 100 g 可食部计）

食物名称	含量（μg）	食物名称	含量（μg）
大米	23.7	猪肉	10.9
青稞	61.0	牛肉	3.6
马铃薯	15.7	羊肉	3.7
茄子	12.2	鸡肉	6.5
白菜	18.5	牛奶	3.5
樱桃	9.9	三文鱼	4.8
芝麻	163.5	啤酒	8.3
油菜	107.6	核桃	102.6
韭菜	61.2	黑芝麻	163.5

资料来源：杨月欣，中国疾病预防控制中心营养与健康所 . 中国食物成分表：标准版（第一册）［M］.6 版 . 北京：北京大学医学出版社，2018.

5）泛酸

（1）结构与理化性质

泛酸也称遍多酸，即维生素 B_5。呈黄色黏稠油状，在干热、酸、碱溶液中易被破坏，对氧化剂和还原剂极为稳定。

（2）生理功能

泛酸在组织中与巯乙胺、焦磷酸、3′- 磷酸腺苷结合成为辅酶 A，辅酶 A 是蛋白质、脂肪、碳水化合物代谢供能所必需的辅酶。辅酶 A 和酰基载体蛋白是体内重要的乙酰基或脂酰基的载体，对脂肪酸的合成与降解、氨基酸的氧化降解起着重要的作用，与皮肤、黏膜的正常功能及对疾病的抵抗能力有着很大的关系。

（3）供给量与食物来源

我国目前建议膳食适宜摄入量，14 岁至成年人为 5.0 mg/d，孕妇、乳母分别为 6.0 mg/d 和 7.0 mg/d。泛酸在动植物性食物中分布广，动物内脏如肾、心、肝中含量特别丰富，鱼肉、鸡蛋黄、坚果、蘑菇也是泛酸的主要食物来源，其次为大豆粉、小麦粉、菜花、鸡肉等，谷类食物的含量受加工程度的影响。蔬菜、水果中含量相对较少（表 2-6-3）。

表 2-6-3　食物中泛酸的含量（以 100 g 可食部计）

食物名称	含量（mg）
仙人掌果实	0.97
辣木碎叶	4.16
儿童配方奶粉（美赞臣）	2.5
孕妇配方奶粉（惠氏）	5.3
中老年配方奶粉（雀巢）	1.85

资料来源：杨月欣.中国疾病预防控制中心营养与健康所.中国食物成分表：标准版（第一册）［M］.6 版.北京：北京大学医学出版社，2018.

扩展视野

任务实施

第一步：布置任务，组织和引导学生思考并讨论水溶性维生素缺乏与过量的营养问题。

第二步：学生分小组讨论，分工完成讨论内容。

第三步：教师结合学生的讨论结果，进行点评和知识总结。

第四步：布置课后作业。根据你所了解的由水溶性维生素缺乏导致的疾病，制订一份适合压力大人群的膳食食谱。挑选一部分学生在课堂上展示成果，教师分析存在的问题并进行总结评价。

实战演练

1. 硫胺素的营养问题

硫胺素的缺乏会导致干性脚气病、湿性脚气病、婴儿脚气病。硫胺素摄入过多会有头痛、抽搐、衰弱、麻痹、心率失常和过敏反应等症状。

2. 核黄素的营养问题

核黄素的缺乏会导致胃肠道功能紊乱如腹泻、感染性肠炎等。当严重缺乏时，主要表现在眼睛、皮肤、口腔等部位发生病变。

3. 维生素 C 的营养问题

维生素 C 的缺乏导致全身无力，食欲减退，牙龈疼痛出血，皮肤干燥粗糙，伤口愈合不良，容易出血。由于血管脆性增加，全身可出现出血点，缺乏严重，皮下组织、肌肉、关节等处出血，甚至血肿和瘀斑，体内大量出血导致死亡。维生素 C 摄入过多时人体可出现恶心、腹部痉挛、铁吸收过度、红细胞破坏及泌尿道结石等副作用。

4. 叶酸的营养问题

由于叶酸在体内参与多种物质的代谢过程，因此叶酸缺乏引起的损害是广泛的，对巨幼红细胞贫血、对孕妇及胎儿高同型半胱氨酸血症均会造成影响。

思考讨论 ....

对于水溶性维生素的缺乏与过多的营养问题，你印象最深的是哪一个？为什么？

模块3

食物的营养价值

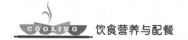

项目1 食物营养价值的概念及评价方法

任务1 食物营养素种类的丰富程度

学习目标

知识目标：了解不同营养素含量的食物种类。

能力目标：基于对不同营养素含量的食物的了解，初步合理评价食物营养价值。

任务导入

人类需要从食物中获取营养物质以供给身体生长代谢，食物中的营养素含量丰富程度各有不同，过量或过少摄入人体必需营养物质可能会导致人体生理机能紊乱，从而引起一系列疾病，因此在饮食选择上需要对不同营养素含量的食物有一定的了解，合理膳食至关重要。

任务布置

选择自己喜欢的几种食物，分析其营养素含量的丰富程度。

任务分析

本任务需要对我们常见的食物营养素含量的丰富程度有直观的理解，并在此基础上初步评价自身的饮食健康程度。

相关知识

营养素是指食物中可给人体提供能量、机体构成成分和组织修复及生理调节功能的化学成分。凡是能维持人体健康及提供生长、发育和劳动所需要的各种物质都称为营养素。人体所必需的营养素有蛋白质、脂肪、糖类、矿物质、维生素、水六类。

食物的营养价值是指食物中的营养素和热能可以满足人体需要的程度。当一种食物中的营养素和能量满足人体需要的程度高，其营养价值自然就高。作为食物营养价值的评价体系，包含以下四个方面：第一，食物营养素种类的丰富程度；第二，食物的营养质量指数；第三，食物营养素的质量；第四，食物中植物化学物质的种类与含量。

1）含有或几乎含有人体需要的全部营养素的食物

除母乳外，没有一种天然食物包含人体需要的全部营养素。牛奶和鸡蛋被看成"最接近理想的食物"，因为它们所含有营养素种类远比其他食物多，容易满足人体的需要，所以牛奶和鸡蛋的营养价值处于最高的档次。对于人类而言，作为食物它们并非完美：牛奶缺乏维生素 E 和维生素 C，铁的含量接近于零；鸡蛋不含碳水化合物，几乎没有维生素 C。

2）含营养素较为丰富的食物

有一些天然食物含有种类丰富的营养素，例如，菌类被西方人称为"上帝的食品"，含有较高的蛋白质、较低的脂肪、真菌多糖、多种矿物质和维生素；动物的肌肉组织，含有较高的蛋白质、较高的脂肪、多种矿物质、部分维生素；粮食和杂粮，含有蛋白质、糖、部分矿物质和部分维生素；蔬菜和水果，含有多种矿物质、维生素、膳食纤维，都属于营养价值较高的食品。在安排膳食时，注意搭配这些食物，就能使它们各自所含的营养素种类互通有无，实现互补，全面满足人体的需要。因此，食物多样化是合理膳食的首要原则。

3）营养素种类单调的食物

有一些含热量较高的食物，诸如精制糖含量高的点心、动物油脂、冰淇淋、巧克力、休闲小食品、方便面等，在提供较高热量的同时提供的矿物质和维生素相对较少，对膳食结构正常的个体，热能的获得不成问题，我们关心的是在得到热能的同时，也能使人体需要的多种矿物质和维生素实现同步供给。除具有丰富的热能外，不含有任何必需营养素，在营养学上被称为纯热能食物，显然营养价值就比较低。

在判断食物营养素的丰富程度方面，植物性食物可以通过颜色判断，多数有颜色的食物营养素种类多于无颜色的食物，深颜色食物营养素种类和植物化学物质含量均高于浅颜色食物，例如，深绿色的食物通常 β - 胡萝卜素和维生素 C 含量高。而对于动物性原料来说，其营养价值与动物的饮食有密切关系，例如，当鸡不摄入绿色蔬菜，其蛋黄中几乎不含有维生素 A；见不到阳光的牛，其牛奶中自然也就没有维生素 D。蔬菜主要向人体提供维生素，如果我们将胡萝卜素和维生素 A 一起讨论，那么深绿色的叶菜，含有维生素 C、维生素 A、叶酸和维生素 B_2，如菠菜、荠菜、豆苗。而白色的蔬菜如冬瓜、竹笋，仅含少量的维生素 C，故前者的营养价值远远高于后者。

扩展视野

任务实施

第一步：布置任务，组织和引导学生讨论并研究喜欢的几种食物营养素含量的丰富程度。

第二步：学生小组讨论，分析每位成员饮食特点，提出合理饮食建议。

第三步：教师结合学生的讨论结果，进行点评和知识总结。

第四步：布置课后作业。设计一份合理膳食的食谱，可针对特殊群体（孕妇、儿童、老年人、青少年等），解释设计的理由。

实战演练

结合知识要点分析小组成员饮食的健康程度，根据分析结果为每位成员设计一套健康食谱。

COOKING

思考讨论

营养素丰富程度各不相同，过量或较少摄入某一类营养素会造成什么后果？合理膳食的理念传播我们可以做什么？

平衡膳食的实践——《中国居民膳食指南》

任务2 食物的营养质量指数

学习目标

知识目标：了解食物营养质量指数的定义。

能力目标：基于对营养质量指数的了解，初步合理评价合格食物标准。

任务导入

构成食物营养价值的第二因素是食材的营养质量指数（INQ），即营养素密度与热能密度之比。营养素密度是指某营养素质量分数与该营养素参考摄入量标准之比，热能密度是指食品含热量与热能参考摄入量标准之比。

任务布置

选择自己喜欢的几种食物，分析其营养质量指数是否合格。

任务分析

本任务需要对我们常见的食物营养质量指数有直观的理解，并在此基础上初步评价一些食物的营养质量指数。

相关知识

1）食物的营养质量指数（INQ）公式

$$INQ = \frac{某营养素密度}{热能密度} \times 100\%$$

$$= \frac{\dfrac{某营养素质量分数}{该营养素参考摄入量标准}}{\dfrac{食品含热量}{热能参考摄入量标准}} \times 100\%$$

2）营养质量合格食物标准

当 INQ＝1 时，该食物提供营养素能力与提供能量能力相当，为"营养质量合格食物"；

当 INQ＞1 时，该食物提供营养素能力大于提供能量能力，为"营养质量合格食物"，并特别适合超重和肥胖者；

当 INQ＜1 时，该食物提供营养素能力小于提供能量能力，为"营养质量不合格食物"。

不同人有不同的营养摄入量标准，同一种食物对不同人的营养学意义不同，即达到的营养效果不同。

INQ 的最大优点是消费者能主动选择营养合理的食物，对于没有营养学基础知识的人来说，利用 INQ 能合理地选择食品，安排家庭或公共膳食。INQ 的第二个优点是促进食品生产者提高食品的营养质量，INQ 是反映食品营养质量的一个客观指标。只要规定食品生产者必须标出其生产的食品的 INQ，那么 INQ 值也同食品的感官、价格一样，成为消费者购买食品时必须考虑的问题。INQ 的第三个优点是，它是国家机关、商业生产部门和卫生管理人员审查和评价强化食品的客观指标。

扩展视野

任务实施

第一步：布置任务，组织和引导学生讨论并研究喜欢的几种食物的营养质量指数。

第二步：学生列出日常喜好食物清单，并对其营养质量指数进行评价。

第三步：教师结合学生自身的评价结果，进行点评和知识总结。

第四步：布置课后作业。选出一些营养质量指数合格和不合格的食物，分析讨论其对不同人群的营养效果。

实战演练

对身边的人进行饮食习惯调查，分析涉及食物的营养质量指数，结合所学知识给出具体指导意见。

思考讨论

通过对食物营养质量指数的了解，如何调整饮食习惯？食物的营养指数对人身体健康有哪些影响？

 人类膳食结构的历史演变

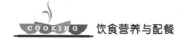

任务 3　营养素的质量：食物利用率和营养素的生物利用率

学习目标

知识目标：了解如何定义食物营养素的质量。

能力目标：基于对不同营养素质量的了解，初步合理评价食物营养价值。

任务导入

构成食物营养价值的第三因素是食材营养素的质量，是指食物营养素的吸收率和生物利用率，不同食物中营养素质量是不一样的，决定了食物之间在营养价值上的差异。

任务布置

选择自己家乡常见的几种动物性和植物性食物，分析其营养价值差异。

任务分析

本任务需要对我们常见的食物营养素的质量有直观的了解，并在此基础上初步评价一些食物营养素的质量。

相关知识

1）蛋白质的质量主要取决于其消化率和生物价

食物之间蛋白质的质量差异是氨基酸模式，以氨基酸评分为依据，食物可以分为三大类：完全蛋白质、半完全蛋白质、不完全蛋白质。完全蛋白质是指构成食物蛋白质的必需氨基酸种类齐全、数量充足、比例适当，包括蛋、奶、动物性食物、大豆等食物的蛋白质。半完全蛋白质是指构成食物蛋白质的必需氨基酸种类齐全、数量不足、比例不好，包括粮食、杂粮、薯类等食物的蛋白质。不完全蛋白质是指构成食物蛋白质的必需氨基酸种类不全，包括动物蹄筋、玉米等食物的蛋白质。需要特别指出的是，这并不意味着我们膳食中的蛋白质一定要全部来自完全蛋白质，利用蛋白质互补原理，将半完全蛋白质和不完全蛋白质的食材混合食用，可以提高粮食和杂粮的蛋白质质量。按照来源可分为动物性来源和植物性来源。

2）食物中糖的质量取决于血糖指数和糖的功能性

食物之间碳水化合物的质量差异包括血糖指数和糖的功能性两部分。

血糖指数是衡量餐后引起血糖波动情况的指标，精制的碳水化合物（如白糖），由于缺少纤维素，餐后引起血糖升高速度较快，血糖波动幅度大；而薏米、玉米等纤维素含量较高的谷物在餐后引起血糖升高速度较慢，血糖波动幅度相对较小，这类食物的碳水化合物质量相对较高。

糖的功能性是指糖改善人体肠道菌群、抗癌、降血糖的效能，例如，香菇多糖、金针菇多糖、银耳多糖、灵芝多糖、灰树花多糖、虫草多糖等属于具有抗肿瘤功效的多糖，昆布多糖、紫草多糖、薏米多糖和紫菜多糖等具有降血糖功效，大豆低聚糖属于功能性低聚糖，含有以上多糖的食物碳水化合物营养质量较高。

3）无机盐的质量取决于其为人体吸收和利用的程度

由于天然食物中存在着诸如植酸、纤维素、草酸等矿物质的拮抗因素，使得不同食物中矿物质的吸收率不同。例如，人体对钙的消化、吸收、利用与磷的存在有关，当食物中钙磷含量比例为 2:1 时，钙的利用最好，豆类食物中磷的含量偏高，影响到钙的利用，经过发酵处理后钙磷的比例趋向合理。牛奶作为重要的乳糖来源，由于乳糖对钙的络合作用，使得奶中钙的吸收率高于其他食物，这是牛奶营养价值高的因素之一。

另一个典型的例子是微量元素铁，不同食物中铁的人体吸收率相差很大，肝脏和肉类为 22%，牛奶为 10%，蛋类只有 3%，而大米中仅有 1%，因此肝脏中铁的营养价值远远高于其他食物。

扩展视野

任务实施

第一步：布置任务，组织和引导学生设计一个补充蛋白菜单、一款健康食用油，找出更多碳水化合物质量高的食物。

第二步：学生小组讨论，对各种食物营养素的质量进行分析并合理搭配食物。

第三步：教师结合学生的讨论结果，进行点评和知识总结。

第四步：布置课后作业。选择自己喜欢的几种食物，分析其食物营养素的质量差异，为自己设计一款合理菜单，课后教师进行点评。

实战演练

结合知识要点完成设计，并对其营养素价值、搭配思路进行详细解说。

思考讨论

在食物中，是不是营养素的含量越高，该食物的营养价值就越好？食物营养素的质量各不相同，通过对食物营养素质量的了解，如何调整不良饮食习惯？

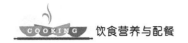

任务4　食物中的非营养素成分

学习目标

　　知识目标：了解不同食物中的非营养素成分。

　　能力目标：基于对不同食物中非营养素成分的了解，初步合理评价食物营养价值。

任务导入

　　大量的流行病学研究结果表明，大量食用蔬菜和水果可以预防人类多种疾病，如预防癌症。判定食物营养价值的第四方面因素是食物中的非营养素成分，食物不仅含有营养素，还含有非营养素成分，即植物化学物质。

任务布置

　　选择自己喜欢的几种食物，分析其非营养素成分的丰富程度。

任务分析

　　本任务需要对我们常见的食物中非营养素成分有直观的理解，并在此基础上初步评价一些食物中非营养素成分的丰富程度。

相关知识

1）植物化学物质

　　这些物质赋予了植物性食物不同的味道、香味、颜色和其他特征，其中有一些植物化学物质能够预防疾病，具有保健功能，如南瓜中的葡萄糖耐量因子，对糖尿病有疗效作用；山楂中的黄酮类物质，对心脑血管疾病有疗效；大黑米、草莓、蓝莓、紫甘蓝等中的花青素，有抗氧化功效；蒜中的大蒜素，有"地里的青霉素"的美誉。当一种食材含有具有保健功能的植物化学物质时，其营养价值较高。

2）植物化学物质的分类、作用及食物来源

　　植物化学物质是指只存在于植物中的，除传统营养素以外的低分子量的生物活性物质，也称植物中的次级代谢产物。这些次级代谢产物是生物进化过程中，植物维持其与周围环境相互作用的生物活性物质。这些生物活性物质对于植物而言，具有许多重要的功能，如保护自身不受环境中昆虫、微生物及杂草的侵害；作为植物生长调节剂或形成植物色素等。每种植物中含有不同的植物化学物质，不同的植物化学物质其生物活性也各不相同。

　　过去一直以为，植物中的次级代谢产物是一些天然毒素，对人体的健康也存在不同程度的危害。如十字花科植物中的芥子油苷、豆科植物中的皂苷等。但随着对植物化学物质的不断研究，人们发现许多植物化学物质对人体的健康具有有益和有害的双重作用。

例如，过去认为豆类植物存在蛋白酶抑制因子对人体蛋白质的消化吸收具有干扰作用，但现在却发现它具有明显的抗氧化作用和抑制肿瘤的作用。表 3-1-1 是一些典型的植物化学物质的分类、作用及食物来源。注意：食物不仅含有营养素，还含有植物化学物质，这些物质赋予了植物不同的味道、香味、颜色和其他特征，其中有一些植物化学物质据说能够预防疾病。

表 3-1-1　典型的植物化学物质的分类、可能的作用及食物来源

分类或命名	可能的作用	食物来源
辣椒素	调节血液凝聚，可以降低心脏和血管中产生致命血凝的危险	尖胡椒
类胡萝卜素（包括 β - 胡萝卜素、番茄红素及相关化合物）	可作为抗氧化剂，可能减少癌症及其他疾病的危险	深色水果和蔬菜（杏、菠菜、甜菜、马铃薯、番茄）
姜黄素	抑制致癌物活化酶的活性	姜黄（即郁金，一种黄色佐料）
类黄酮（包括黄酮、黄酮醇、异黄酮、儿茶素等）	多数可作为抗氧化剂；清除致癌物质；在胃中能与硝酸盐结合，避免其形成亚硝胺，抑制细胞增殖	浆果、红茶、芹菜、柑橘、绿茶、橄榄、洋葱、牛排、紫葡萄、紫葡萄汁、大豆及豆制品、菠菜、全麦、葡萄酒
吲哚	引发产生一些阻止致癌物破坏 DNA 的酶，抑制雌激素活性	甘蓝和其他十字花科植物、辣根、芥菜叶
异硫氰酸盐	抑制致癌物活化酶；引发形成去除致癌物毒性的酶	甘蓝和其他十字花科植物、辣根、芥菜叶
木脂体	封闭细胞内雌激素活性，减少乳腺癌、结肠癌、卵巢癌及前列腺癌的发生危险	蓖麻籽及油、五谷杂粮
单萜类（包括柠檬烯）	引发产生祛除致癌物毒性的酶，抑制癌症发展和细胞增殖	柠檬皮和油
有机硫化合物	帮助产生破坏致癌物的酶，减缓致癌物活化酶的产生	香葱、蒜、韭菜和洋葱
酚酸	引发产生可使致癌物溶于水以便于排泄的酶	咖啡豆、水果（苹果、蓝莓、樱桃、葡萄、橘子、梨、李子干）、燕麦、马铃薯、大豆
植酸	与矿物质结合，防止自由基形成，减少癌症危险	五谷杂粮
植物甾醇（燃料木碱和黄豆苷原）	抑制雌激素，减少患乳腺癌、结肠癌、卵巢癌、前列腺癌及其他雌激素敏感癌症的风险，降低癌细胞存活率，模拟雌激素防止骨质疏松	大豆、豆粉、豆奶、豆腐、植物蛋白及其他豆类
蛋白水解酶抑制剂	抑制肿瘤细胞中酶的形成，减缓肿瘤细胞生长；抑制激素结合；抑制细胞癌变	芽甘蓝、马铃薯、大豆及其他豆类、豆制品

续表

分类或命名	可能的作用	食物来源
皂苷	干扰 DNA 复制，抑制癌细胞增殖；刺激免疫反应	紫花苜蓿芽、其他芽类、绿色蔬菜、马铃薯、番茄
鞣酸	抑制致癌物活化和肿瘤生长；有抗氧化剂活性	黑眼豌豆、葡萄、扁豆、红葡萄酒、白葡萄酒、茶

扩展视野

任务实施

第一步：布置任务，组织和引导学生讨论并研究喜欢的几种食物的非营养素成分。

第二步：学生小组讨论，分析每位成员选出食物非营养素成分的丰富程度。

第三步：教师结合学生的讨论结果，进行点评和知识总结。

第四步：布置课后作业。选出非营养素成分比较丰富的常见食物，分析其非营养素成分的丰富程度，挑选一部分同学在课堂上分享，教师分析存在的问题并进行总结评价。

实战演练

对身边的人进行饮食习惯调查，分析涉及食物的非营养素成分，结合所学知识给出具体指导意见。

思考讨论

如何理解食物中植物化学物质的营养意义？不同食物具有不同的非营养素成分，通过对食物非营养素成分的了解，如何调整饮食习惯？

项目 2　谷类和薯类食品的营养价值

任务 1　谷类原料及制品的营养价值

学习目标

知识目标：了解不同谷类及其制品的营养价值。

能力目标：基于对不同谷类及其制品的了解，初步合理评价谷类食物营养价值。

任务导入

谷类是我国人民的主食，在膳食中具有重要的地位，是能量和蛋白质的主要来源，也是一些无机盐与 B 族维生素的重要来源。谷类主要包括小麦、稻谷及一些杂粮，如高粱、玉米、大麦、燕麦、小米、荞麦等，在一些地区还以高粱、玉米作为主食。

任务布置

选择自己喜欢的几种谷类，分析其营养价值的丰富程度。

任务分析

本任务需要对我们常见的谷类营养价值有直观的理解，并在此基础上初步评价一些谷类食品的营养价值。

相关知识

1）谷类的结构

谷类（Grain）的结构因品种不同而有一定的差异，但基本结构大致相似（图 3-2-1），以小麦和稻谷为主，都是由谷皮、胚乳和胚芽三部分组成，在谷皮与胚芽之间有一层由厚壁方形细胞组成的糊粉层，胚芽与胚乳交接处有一吸收层。

谷皮为谷类的外壳，占谷粒质量的 13%～15%，主要成分为纤维素、半纤维素和木质素，并含有少量的蛋白质、脂肪和 B 族维生素。糊粉层中含有比较多的维生素和无机盐，但这些成分在加工过程中多被丢弃。

胚乳是粮谷的主要部分，约占谷粒重量的 83.5%，含有大量的淀粉和比较多的蛋白质。蛋白质主要分布在胚乳的外周部分，越到谷粒的中心蛋白质的含量越少。胚乳中的其他营

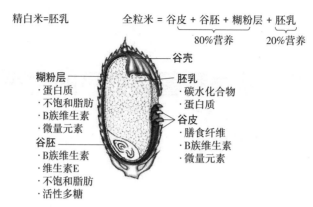

精白米=胚乳　　　全粒米 = 谷皮 + 谷胚 + 糊粉层 + 胚乳

80%营养　　　20%营养

谷壳

糊粉层
·蛋白质
·不饱和脂肪
·B族维生素
·微量元素

谷胚
·B族维生素
·维生素E
·不饱和脂肪
·活性多糖

胚乳
·碳水化合物
·蛋白质

谷皮
·膳食纤维
·B族维生素
·微量元素

图 3-2-1　谷类基本结构及营养分布

养素含量比较少。

胚芽只占谷粒质量的 2% ～ 3%，但含有丰富的脂肪、蛋白质、无机盐和一些维生素。谷粒不同部位营养素的分布见表 3-2-1。

表 3-2-1　谷粒不同部位营养素的分布

单位：%

部位	蛋白质	维生素 B_1	维生素 B_2	烟酸	泛酸	吡哆醇
谷皮	19	33	42	86	50	73
胚乳	70 ～ 75	3.0	32	12	43	4
胚芽	8	64	26	2	7	21

2）谷类的营养价值

（1）蛋白质

谷类的蛋白质随谷类的品种、种植的土壤、结构、气候及栽培的条件等不同而有一定的差异。谷类蛋白质的含量一般在 7% ～ 15%。根据其溶解性的不同，谷类的蛋白质可分为四种：谷蛋白、醇溶蛋白、白蛋白和球蛋白。

禾谷类种子中的蛋白质主要为醇溶蛋白和谷蛋白。其中，以稻米中的谷蛋白和玉米中的醇溶蛋白最为突出。小麦中的醇溶蛋白和谷蛋白几乎相等，因此能加工成面筋。

醇溶蛋白和谷蛋白中含有大量的谷氨酸，脯氨酸和亮氨酸也比较多，但缺乏赖氨酸，因此，赖氨酸是谷类的限制性氨基酸；而玉米醇溶蛋白中缺乏赖氨酸与色氨酸最为突出；谷蛋白中赖氨酸的含量稍高于醇溶蛋白；麦胚和米胚中的蛋白质主要是球蛋白，也有一定量的清蛋白，而无醇溶蛋白和谷蛋白，含有比较丰富的赖氨酸，所以，胚芽的蛋白质营养价值比较高，但由于在加工的过程中大多被除去，因而加工的成品粮中赖氨酸的含量很低，为第一限制氨基酸。

（2）碳水化合物

谷类籽粒中含碳水化合物约 70%，其中含量最多的是淀粉，约占 90%，主要集中在胚乳（Blastopore）内，糊粉层深入胚乳细胞间也存在少量淀粉，其他部分一般不含淀粉。禾谷类淀粉中含有两种形式的淀粉：直链淀粉与支链淀粉，一般谷类中直链淀粉占 20%～25%，糯米中的淀粉几乎全部是支链淀粉。但在同一种谷类中，这两种淀粉的比例也与品种和成熟的程度有关，可以通过现代育种技术进行调整。

除含有淀粉外，还有约 10% 的碳水化合物，主要有糊精（Dextrin）、戊聚糖（Pentosan）、葡萄糖（Glucose）、果糖（Fructose）、膳食纤维（Dietary Fiber）等。谷类淀粉是人类最理想、最经济的能量来源，占人体能量来源的 55%～65%。

（3）维生素

人体 B 族维生素的来源主要在谷类，在 B 族维生素中，维生素 B_1、维生素 B_2、烟酸、泛酸和吡哆醇等的含量都高于其他烹饪原料。这些维生素主要集中在谷类的糊粉层和胚芽部分，因而加工的方法和加工的精制程度会影响谷类原料中 B 族维生素的含量，详见表 3-2-2。黄色玉米中还含有一些胡萝卜素。

表 3-2-2　加工程度对常用粮食中维生素含量的影响（以 100 g 可食部计）

品种	维生素 B_1（mg）	维生素 B_2（mg）	烟酸（mg）	维生素 E（mg）
小麦粉（标准粉）	0.28	0.08	2.0	1.80
小麦粉（特一粉）	0.17	0.06	2.0	0.73
小麦粉（特二粉）	0.15	0.11	2.0	1.25
小麦胚芽	3.50	0.79	3.7	23.20
麸皮	0.30	0.30	12.5	4.47
粳米（标一）	0.16	0.08	1.3	1.01
粳米（标二）	0.22	0.05	2.6	0.53
粳米（标三）	0.33	0.03	3.6	0.30
玉米（白，干）	0.16	0.11	1.8	16
玉米（黄，干）	0.27	0.07	2.5	3.89
小米	0.33	0.10	1.5	3.63
高粱米	0.29	0.10	1.6	1.88
荞麦（带皮）	0.24	0.06	1.3	—
荞麦	0.28	0.16	2.2	4.40
莜麦面	0.39	0.04	3.9	7.96

注：—代表未测定。

（4）脂类

脂类在谷类中的含量不高，只占 1%～2%，主要分布在糊粉层和胚芽，以甘油三酯为主，还含有少量的植物固醇和卵磷脂。小麦和玉米胚芽中的甘油三酯以不饱和脂肪酸为主，可达 80% 以上，其中亚油酸占 60%，具有比较高的营养价值。

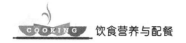

（5）无机盐

粮谷类含有丰富的磷，此外钙、铁、锌、镁、铜、钼等元素的含量也比较高。所有无机盐的分布都与膳食纤维的分布相平行，主要存在于谷皮与糊粉层，因而在加工的过程中大多被丢弃。此外，粮谷类含有一定量的植酸，能与无机盐形成不溶性的植酸盐，一般不能被人体消化吸收，因此，粮谷类的无机盐营养价值相对比较低。

扩展视野

任务实施

第一步：布置任务，组织和引导学生讨论并研究喜欢的几种谷类的营养价值。

第二步：学生小组讨论，分析每位成员选出谷类营养价值的丰富程度。

第三步：教师结合学生的讨论结果，进行点评和知识总结。

第四步：布置课后作业。选出某类营养价值较高的谷类食物，分析其营养价值的丰富程度。

实战演练

结合知识要点分析小组成员喜欢的谷类食物的营养价值。

思考讨论

谷类的营养价值各不相同，通过对谷类的营养价值的了解，如何调整饮食习惯？谷类的制品都有什么，其制品的营养价值如何？

任务 2　薯类原料及制品的营养价值

学习目标

知识目标：了解不同薯类及其制品的营养价值。

能力目标：基于对不同薯类及其制品的了解，初步合理评价薯类食物的营养价值。

任务导入

薯类主要指马铃薯、甘薯、木薯、山药等，是我国居民既作主食又当蔬菜的传统食物，其中占比最大的马铃薯是仅次于水稻、玉米、小麦的重要粮食作物。

任务布置

选择自己喜欢的几种薯类，分析其营养价值的丰富程度。

任务分析

本任务需要对我们常见的薯类营养价值有直观的理解，并在此基础上初步评价一些薯类食品的营养价值。

相关知识

1）薯类原料

薯类作物也称根茎类作物，薯类作物的产品器官是块根和块茎，生长在土壤中，具有生长前期和块根（茎）膨大期两个生理分期。

甘薯是一种营养齐全而丰富的天然滋补食品，含有蛋白质、脂肪、多糖、磷、钙、钾、胡萝卜素、维生素 A、维生素 C、维生素 E、维生素 B_1、维生素 B_2 和 8 种氨基酸。据科学家分析，其蛋白质的含量超过大米的 7 倍；胡萝卜素的含量是胡萝卜的 3.5 倍；维生素 A 的含量是马铃薯的 100 倍；糖、钙和维生素 B_1、维生素 B_2 的含量皆高出大米和面粉。每 100 g 鲜薯块可食部含碳水化合物 29.5 g、脂肪 0.2 g、磷 20 mg、钙 18 mg、铁 0.4 g。这些物质对促进人的脑细胞和分泌激素的活性，增强人体抗病能力，提高免疫功能，延缓智力衰退和机体衰老起着重要作用。

马铃薯的营养成分丰富而齐全，其丰富的维生素 C（抗坏血酸）含量远远超过粮食作物；其较高的蛋白质、糖类含量又大大超过一般蔬菜。马铃薯营养齐全，结构合理，尤其是蛋白质分子结构与人体的基本一致，极易被人体吸收利用，其吸收利用率几乎高达 100%。富含碳水化合物、植物蛋白、维生素 C、类胡萝卜素和膳食纤维，每 100 g 土豆含钾 502 mg，是少有的高钾食物，有助于降血压；类胡萝卜素是一种天然抗氧化剂，能保护心脏并清除自由基。

2）薯类制品的营养价值

在食品加工业中，薯类作物作为原料已遍及食品、化工、医疗、造纸等十余个工业门类。马铃薯淀粉在世界市场上比玉米淀粉更有竞争力，马铃薯高产国家将大约总产量的 40% 用于淀粉加工，全世界淀粉产量的 25% 来自马铃薯。与其他作物的淀粉相比，马铃薯淀粉糊化度高、糊化温度低、透明度好、黏结力强、拉伸性大。马铃薯变性淀粉在许多领域都有应用，如衍生物的加工、生产果葡糖浆、制取柠檬酸、生产可生物降解的塑料等。以马铃薯为原料，可加工成各种速冻方便食品和休闲食品，如脱水制品、油炸薯片、速冻薯条、膨化食品等，同时还可深加工成果葡糖浆、柠檬酸、可生物降解塑料、黏合剂、增强剂及医药上的多种添加剂等。

（1）蛋白质

薯类蛋白质含量极低，约 1% ～ 2%。马铃薯蛋白属于完全蛋白，马铃薯蛋白质的氨基酸评分（AAS）、化学评分（CS）、必需氨基酸指数（EAAI）、生物价（BV）、营养指数（NI）和氨基酸比值系数分（SRCAA）分别为 88.0、52.7、87.8、84.0、36.9、76.9。马铃薯蛋白质的必需氨基酸含量占氨基酸总量的 47.9%，而大豆分离蛋白中必需氨基酸含量占氨基酸总量的 38.5%，高于大豆蛋白。其必需氨基酸含量与鸡蛋蛋白（49.7%）相当，明显高于 FAO/WHO 的标准蛋白（36.0%）。

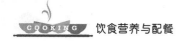

（2）碳水化合物

薯类碳水化合物含量为 15%～30%，淀粉含量达鲜重的 8%～30%，其中甘薯碳水化合物含量高达 25%，马铃薯碳水化合物含量为 16.8%。虽然薯类淀粉含量高，但多为抗性淀粉，适量食用不仅不会使人发胖，反而有利于控制体重。

（3）脂类

薯类中的脂肪含量通常低于 0.2%，按干重计算也低于糙米和全麦。薯类脂肪主要由不饱和脂肪酸组成。

（4）微量元素

薯类富含铁、锌、镁、钙等人体所需的营养素。薯类中钾的含量也很丰富，马铃薯每 100 g 含钾 342 mg，甘薯每 100 g 含钾 337 mg，而同等量的香蕉含钾只有 256 mg。

（5）维生素

薯类富含维生素 C、叶酸、大部分 B 族维生素，但不含 B_{12}、维生素 A、维生素 D，维生素 K、维生素 E 的含量也很低。其中，马铃薯中维生素 B_1、维生素 B_2、维生素 B_5、维生素 B_6、维生素 C 含量丰富，维生素 C 的含量是苹果的 10 倍。甘薯中维生素 B_2、维生素 C、烟酸（维生素 B_3）含量比谷类高。

（6）膳食纤维

薯类食物膳食纤维丰富，是谷类的 1～2 倍，主要含有纤维素、半纤维素、果胶等膳食纤维，有利于肠道健康，也是帮助控制餐后血糖升高的良好选择。甘薯中膳食纤维的含量较高，可促进胃肠蠕动，预防便秘。马铃薯中含有大量的优质纤维素。

（7）其他

薯类的胡萝卜素含量较高。胡萝卜素是一种天然抗氧化剂，能保护心脏清除自由基，是多种蔬菜不可比拟的。

扩展视野

任务实施

第一步：布置任务，组织和引导学生讨论并研究喜欢的几种薯类的营养价值。

第二步：学生小组讨论，分析每位成员选出薯类营养价值的丰富程度。

第三步：教师结合学生的讨论结果，进行点评和知识总结。

第四步：布置课后作业。选出某类营养价值较高的薯类食物，分析其营养价值的丰富程度。

实战演练

对特殊人群进行饮食习惯调查，分析涉及的薯类食物的营养价值，结合所学知识给出具体指导意见。

思考讨论

常见的薯类都有哪些？薯类对人体有哪些影响？

项目 3　豆类食品的营养价值

任务 1　大豆的营养价值

学习目标

知识目标：了解不同大豆的营养价值。

能力目标：基于对不同大豆的了解，初步合理评价大豆食物营养价值。

任务导入

豆类包括大豆（Soy Bean）和其他豆类，为人类的重要食物之一。大豆单位质量所提供的能量虽然与粮谷类相近，但其提供的蛋白质和脂类要比粮谷类高得多。20世纪60年代以来，发达国家为解决营养素过剩问题，发展中国家为改善膳食蛋白质的营养状况，均致力于大豆的生产和豆制品的开发。充分利用、开发豆类食品，对改善我国人民的膳食与营养状况，补充蛋白质的来源，增强人民体质均具有重要的意义。

任务布置

选择自己喜欢的几种大豆，分析其营养价值的丰富程度。

任务分析

本任务需要对我们常见的大豆营养价值有直观的理解，并在此基础上初步评价一些大豆食品的营养价值。

相关知识

大豆具有一定的食用功效。黄豆含有丰富的蛋白质、脂肪，还有卵磷脂及多种维生素。与其他食品比较，仅蛋白质一项黄豆比瘦肉多1倍，比鸡蛋多2倍，比牛乳多1倍。黄豆中的皂草苷可延缓人体衰老；黄豆中磷含量可观，对大脑神经非常有益，神经衰弱及体质虚弱者，常食有益；黄豆对缺铁性贫血患者大有裨益。黑豆味甘性平，有补肾强身、活血利水、解毒的功效，特别适合肾虚者食用。

豆类中含有一些抗营养因子和过敏物质，如蛋白酶抑制剂、植物血球凝集素、植酸和抗维生素等。豆类中的抗营养因子在加热处理之后被破坏、失活。因此，豆类不可生食，必须彻底煮熟。豆类中还含有较多的低聚糖类物质，它们不能被人体所吸收，在肠道内被微生物发酵产气，使人感到腹胀，曾被称为"胀气因子"。近年来研究认为，豆类中所含低聚糖类物质不会对健康造成严重影响，而且是肠内有益菌双歧杆菌的生长促进因子。

1）蛋白质

大豆的蛋白质含量平均为 30%～50%，是一般粮谷类的 3～5 倍，多于牛肉中的含量，八种必需氨基酸的组成与模式也符合人体的需要，除蛋氨酸含量略低以外，其余与动物性蛋白质相似，是最好的植物性优质蛋白质，并含有丰富的赖氨酸，是粮谷类蛋白质互补的理想食物来源。

由表 3-3-1 可以看出，每 100 g 大豆蛋白质中八种必需氨基酸的含量与人体蛋白及全蛋蛋白质氨基酸组成相比，只有蛋氨酸含量稍低，为大豆的第一限制氨基酸，其余都十分相近。

表 3-3-1　人体蛋白质、全蛋蛋白质及大豆蛋白质氨基酸模式比较

不同蛋白	异亮氨酸	亮氨酸	赖氨酸	蛋氨酸+半胱氨酸	苯丙氨酸+酪氨酸	苏氨酸	色氨酸	缬氨酸
人体蛋白	4.0	7.0	5.5	2.3	3.8	2.9	1.0	4.8
全蛋蛋白	3.2	5.1	4.1	3.4	5.5	2.8	1.0	3.9
大豆蛋白	4.3	5.7	4.9	1.2	3.2	2.8	1.0	3.2

资料来源：杨月欣，中国疾病预防控制中心营养与健康所.中国食物成分表：标准版（第一册）[M].6版.北京：北京大学医学出版社，2018.

大豆蛋白消化率因烹调加工方式不同而有明显差异。整粒大豆的蛋白质消化率为 65%，加工成豆浆后上升为 85%，豆腐的蛋白质消化率为 92%～96%，这与大豆加工过程中去除了大豆中过多的膳食纤维有一定的关系。

2）脂类

大豆脂类的平均含量约为 18%，其中约 85% 为不饱和脂肪酸，饱和脂肪酸只约占 15%。脂肪酸中亚油酸占 55%，此外约有 21% 为油酸，9% 为棕榈酸（Palmitic Acid），6% 为硬脂酸及少量的其他脂肪酸，磷脂约为 1.5%，主要为大豆磷脂，其含量高于鸡蛋。

3）碳水化合物

大豆中的碳水化合物含量不高，只占约 25%。其中，一半为淀粉、阿拉伯糖、半乳聚糖、蔗糖等；另一半则为棉籽糖、水苏糖等，后者存在于大豆细胞壁，不能被人体消化吸收，在肠道中经细菌作用可发酵产生二氧化碳和氨，引起腹部胀气，因而在计算大豆的碳水化合物的含量时，应折半计算。

4）无机盐与维生素

大豆含有丰富的磷、铁、钙，明显多于粮谷类，但由于膳食纤维的存在，钙与铁的消化吸收率并不高。大豆中维生素 B_1、维生素 B_2 和烟酸等 B 族维生素的含量也比粮谷类多数倍，并含有一定量的胡萝卜素和维生素 E。

扩展视野

任务实施

第一步：布置任务，组织和引导学生讨论并研究喜欢的几种大豆的营养价值。

第二步：学生小组讨论，分析每位成员选出的大豆营养价值的丰富程度。

第三步：教师结合学生的讨论结果，进行点评和知识总结。

第四步：布置课后作业。选出某类营养价值较高的大豆食物，分析其营养价值的丰富程度。

实战演练

对身边的人进行饮食习惯调查，分析涉及的大豆营养价值，结合所学知识给出具体指导意见。

思考讨论

大豆的营养价值各不相同，通过对大豆营养价值的了解，如何调整饮食习惯？

任务 2　其他豆类的营养价值

学习目标

知识目标：了解不同其他豆类的营养价值。

能力目标：基于对其他豆类的了解，初步合理评价其他豆类食物的营养价值。

任务导入

豌豆、蚕豆、绿豆、赤小豆、芸豆、刀豆等豆类，其营养素的组成和含量与大豆有很大的区别，碳水化合物含量比较高，为 50%～60%；蛋白质的含量低于大豆，但高于粮谷类，约为 25%；脂类的含量比较低，约为 1%。我国上述豆类的种植比较广，品种比较多。

任务布置

选择自己喜欢的几种其他豆类，分析其营养价值的丰富程度。

任务分析

本任务需要对我们常见的其他豆类营养价值有直观的理解，并在此基础上初步评价其他豆类食品的营养价值。

相关知识

1）豌豆

豌豆（Pea）中蛋白质含量为20%～25%，以球蛋白为主，氨基酸组成中色氨酸的含量较多，蛋氨酸相对比较缺乏；脂类含量低，只有1%左右；碳水化合物的含量高，为57%～60%，B族维生素的含量比较丰富，钙、铁的含量也比较多，但其消化吸收率并不一定高。

未成熟的豌豆含有一定量的蔗糖，因而有一定的甜味，并含有一定量的维生素C。豌豆有补中益气、利小便的功效，是脱肛、慢性腹泻、子宫脱垂等中气不足症状的食疗佳品。豌豆含有丰富的β-胡萝卜素，食用后可在体内转化为维生素A，有润肤的作用，皮肤干燥者应该多吃。但要注意豌豆吃多了容易腹胀，消化不良者不宜大量食用。

2）赤小豆

赤小豆（Rice Bean）蛋白质含量为19%～23%，以球蛋白为主，胱氨酸与蛋氨酸为限制氨基酸；脂类含量也远远低于大豆，为1%～2%；碳水化合物的含量为55%～60%，其中一半为淀粉，其余为戊糖、半乳糖、蔗糖、糊精等。磷、铁、B族维生素的含量与豌豆相似。

3）绿豆

绿豆（Mung Bean）营养素的组成和含量与赤小豆相似，含丰富的维生素A、维生素B、维生素C，有降血压的作用，同时对疲劳、肿胀、小便不畅有很好的功效。

但绿豆中的碳水化合物主要为戊聚糖、糊精和半纤维素，用它制成的粉丝韧性特别强，久煮不烂，因而常用于粉丝的制作。

扩展视野

任务实施

第一步：布置任务，组织和引导学生讨论并研究喜欢的其他豆类的营养价值。

第二步：学生小组讨论，分析每位成员选出的其他豆类营养价值的丰富程度。

第三步：教师结合学生的讨论结果，进行点评和知识总结。

第四步：布置课后作业。选出某类营养价值较高的其他豆类，分析其营养价值的丰富程度。

实战演练

结合知识要点分析小组成员喜欢的其他豆类的营养价值。

思考讨论

如何烹饪使豆类营养价值更好发挥？怎样拓宽豆类食用渠道？

任务 3　豆制品的营养价值

学习目标

知识目标：了解不同豆制品的营养价值。

能力目标：基于对不同豆制品的了解，初步合理评价豆制品营养价值。

任务导入

大豆优质蛋白含量高，脂肪的营养价值也比较高，对蛋白质来源不足的人群可以起到改善膳食营养结构的作用。由于大豆中存在一些干扰营养素消化与吸收的因子，使蛋白质的消化吸收率、生物价降低，钙、铁、锌等矿物质的吸收受到很大的影响。而大豆在加工过程中经过浸泡、加热、脱皮、碾磨等多道工序，减少了大豆中这些因子的含量，使大豆中各种营养素的利用率得到很大的提高，因此豆制品很受消费者欢迎，种类很多。

任务布置

选择自己喜欢的几种豆制品，分析其营养价值的丰富程度。

任务分析

本任务需要对我们常见的豆制品营养价值有直观的理解，并在此基础上初步评价豆制品的营养价值。

相关知识

1）豆腐

根据加工方法的不同，豆腐（Tofu）可分为南豆腐与北豆腐。南豆腐的原料为大豆，制成的成品含水量约为 90%，质地细嫩，蛋白质含量在 4.7% ～ 7%，脂肪含量约为 1%，另外还含有一些碳水化合物。北豆腐的原料一般是用提取脂肪后的大豆原料，北豆腐含水量不高，约为 85%，蛋白质含量增加，一般在 7% ～ 10%，脂肪的含量明显低于南豆腐，不到 1%，质地比南豆腐硬。

豆腐在加工过程中除去了大量的膳食纤维，各种营养素的利用率都有所增加，以蛋白质为例，整粒大豆蛋白质的消化率为 65% 左右，加工为豆腐后，蛋白质的消化率提高至 92% ～ 96%。此外，钙、铁、锌等矿物质的消化率也有所提高。

2）豆浆

豆浆（Soybean Milk）是人们常饮的一种豆制品，蛋白质含量为 2.5% ～ 5%，主要与原料使用的量和加水量有关；脂肪含量不高，为 0.5% ～ 2.5%；碳水化合物的含量为 1.5% ～ 3.7%；豆浆中铁的含量超过鲜乳很多倍；豆浆中的维生素 E 和维生素 K 较牛奶高。豆浆的营养素种类与含量比较适合于老年人及高血脂患者饮用，因为豆浆中脂肪含量和糖

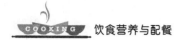

含量比鲜奶低，可避免牛奶中高含量的饱和脂肪酸对老年人及心血管系统疾病患者的不利影响。

3）豆腐干

与豆腐相比，豆腐干（Dried Bean Curd）中水分的含量明显降低，只有65%～78%，因而各种营养素的含量都有所增加。千张也称百叶，水分含量更低，蛋白质含量可达20%～35%，其他各种营养素含量也有不同的增加。

4）发酵豆制品

发酵豆制品包括豆豉、豆瓣酱、豆腐乳、臭豆腐等。大豆经过发酵工艺后，蛋白质部分分解，较易消化吸收，某些营养素的含量增加，特别是维生素B_2。由于微生物在发酵过程中可以合成，以湖南豆豉为例，每100 g中维生素B_2的含量约为0.61 mg，明显高于其他豆制品。

5）豆芽

大豆与绿豆都可以制作豆芽（Bean Sprouts）。豆芽除含有豆类的营养素外，其显著的特点是豆类在发芽的过程中能产生维生素C，虽然其含量受发芽情况的影响而有很大的不同，但在一些特殊气候与环境条件下，却是一种良好的维生素C的来源。

扩展视野

任务实施

第一步：布置任务，组织和引导学生讨论并研究喜欢的几种豆制品的营养价值。
第二步：学生小组讨论，分析每位成员选出的豆制品营养价值的丰富程度。
第三步：教师结合学生的讨论结果，进行点评和知识总结。
第四步：布置课后作业。选出某类营养价值较高的豆制品，分析其营养价值的丰富程度。

实战演练

结合知识要点分析小组成员喜欢的豆制品的营养价值。

思考讨论

大豆与其豆制品营养价值的比较是怎样的？你还了解哪些豆制品？豆制品长时间贮藏对其品质有哪些影响，如何减少其影响？

项目 4　蔬菜和水果的营养价值

任务 1　蔬菜的营养价值

学习目标

知识目标：了解不同蔬菜的种类。

能力目标：基于对不同蔬菜的了解，初步合理评价蔬菜营养价值。

任务导入

新鲜蔬菜和水果已被公认是最佳的防癌食物。世界癌症研究基金会和美国癌症研究所总结世界各国的研究材料，认为有充分证据表明蔬菜和水果能降低口腔、咽、食管、肺、结肠、直肠癌的危险性，对预防其他癌症也有一定的功效。蔬菜和水果的防癌作用与它们所含的植物化学物质有一定关系，这些物质能使细胞免受损伤，促进其修复，减少突变。另外，蔬菜、水果富含膳食纤维，能缩短食物残渣在肠道通过的时间，并可与潜在致癌物、次级胆汁酸、短链脂肪酸结合，促进其排出。

任务布置

选择自己家乡的特色蔬菜，分析其营养价值的丰富程度。

任务分析

本任务需要对我们常见的蔬菜营养价值有直观的理解，并在此基础上初步评价一些蔬菜的营养价值。

相关知识

1）碳水化合物

蔬菜中所含的碳水化合物包括淀粉、糖、纤维素和果胶。根茎类蔬菜中含有比较多的淀粉，如马铃薯、山药、茨菇、藕、红薯等，碳水化合物的含量可达 10% ～ 25%，薯类在一些地区人们的膳食中占有一定的比例，成为人体能量的重要来源；而一般蔬菜中淀粉的含量只有 2%～3%；一些有甜味的蔬菜含有少量的糖，如胡萝卜、番茄、甜薯等。

蔬菜是人体膳食纤维（纤维素、半纤维素、果胶）的重要来源。叶类和茎类蔬菜中含有比较多的纤维素（Cellulose）与半纤维素（Hemicellulose），而南瓜、胡萝卜、番茄等则含有一定量的果胶（Pectin）。

2）无机盐

蔬菜中含有人体需要的一些无机盐，特别是钠、钾、钙、镁、铁、磷、氟等，不但可以补充人体的需要，对机体的酸碱平衡也起着很重要的作用。蔬菜中还含有一定量的微量元素，如铜、锌、碘、钼等。其中，含常量元素钙比较多的蔬菜主要有豇豆、菠菜、蕹菜、马铃薯等；含铁量比较高的蔬菜主要有黄花菜、荠菜、芹菜等绿叶蔬菜；含钠比较多的蔬菜主要有片菜、马兰头、鲜榨菜、茼蒿等；含钾比较多的蔬菜主要有鲜豆类蔬菜、辣椒、香菇等；含铜比较多的蔬菜主要有芋头、菠菜、茄子、茴香等；含锌相对比较多的蔬菜主要有大白菜、萝卜、茄子、南瓜、马铃薯等。

虽然大多数蔬菜中含有比较多的无机盐和微量元素，却由于这些蔬菜中也含有很高的草酸及膳食纤维，影响了无机盐特别是一些微量元素的消化吸收，如影响铁、锌等的消化吸收，因此其营养价值不高。草酸含量高的蔬菜主要有菠菜、蕹菜、鲜竹笋等。

3）维生素

蔬菜中含有丰富的维生素，其中最重要的是维生素 C、胡萝卜素等。维生素 A 和维生素 D 在蔬菜中的含量不高。维生素 C 主要分布在代谢旺盛的叶、花、茎等组织器官中，与叶绿素的分布相平行，以 100 g 可食部的蔬菜为例，红辣椒为 144 mg，柿子椒为 72 mg，菜花为 61 mg，雪里蕻为 52 mg，油菜为 36 mg 等。与叶菜类相比，大多数瓜类和根茎类蔬菜中的维生素 C 含量并不高，如黄瓜为 9 mg，番茄为 19 mg，冬瓜为 18 mg。但由于黄瓜、西红柿等可以生食，不会因烹饪过程而破坏维生素 C，因而其利用率比较高。

4）蛋白质、脂肪

除鲜豆类蔬菜外，其他蔬菜蛋白质的含量很低，为 1%～3%，而且氨基酸的组成不符合人体的需要，因此，不是人体食物蛋白质的主要来源；脂肪的含量更低，除鲜豆外，一般不超过 1%～2%。

5）芳香物质、色素及酶类

蔬菜中含有多种芳香物质，其油状挥发性化合物称为精油，主要成分为醇、酯、醛、酮、烃等，有些芳香物质是以醣或氨基酸状态存在的，需要经过酶的作用，分解成精油（如蒜油）。芳香物质赋予食物香味，能刺激食欲，有利于人体的消化吸收。

蔬菜中含有许多种色素，如胡萝卜素、叶绿素、花青素、番茄红素等，使得蔬菜的色泽五彩缤纷，对人体的食欲具有一定的调节作用，在烹饪过程中还用于配菜。

另外，蔬菜中还含有酶类、杀菌物质和一些具有特殊功能的物质。例如，萝卜中含有淀粉酶，生食萝卜能助消化；大蒜中含有植物杀菌素和含硫的香精油，生食大蒜可以预防肠道传染病，并有刺激食欲的作用。

扩展视野

任务实施

第一步：布置任务，组织和引导学生讨论并研究喜欢的几种蔬菜的营养价值。

第二步：学生小组讨论，分析每位成员选出的蔬菜营养价值的丰富程度。

第三步：教师结合学生的讨论结果，进行点评和知识总结。

第四步：布置课后作业。选出某类营养价值较高的蔬菜，分析其营养价值的丰富程度，教师分析存在的问题并进行总结评价。

实战演练

对身边的人进行饮食习惯调查，分析涉及的蔬菜的营养价值，结合所学知识给出具体指导意见。

思考讨论

为什么说补充维生素要多吃蔬菜，补充不同维生素应该吃哪些蔬菜？如何在蔬菜运输储存过程中保障营养价值？

任务 2　水果的营养价值

学习目标

知识目标：了解不同水果的营养价值。

能力目标：基于对不同水果的了解，初步合理评价不同水果的营养价值。

任务导入

水果是指多汁且主要味觉为甜味和酸味，可食用的植物果实。水果不但含有丰富的维生素，而且能够促进消化。水果的营养价值与蔬菜有许多相似之处，但也有许多不同的特点。水果一般食用前不需加热，其营养成分不受烹调因素的影响。

任务布置

选择不同地区的特色水果，分析其营养价值的丰富程度。

任务分析

本任务需要对我们常见的水果营养价值有直观的理解，并在此基础上初步评价一些水果的营养价值。

相关知识

1）碳水化合物

水果中的碳水化合物以糖、淀粉为主，纤维素和果胶的含量也很高。但水果的品种很多，不同品种的水果中碳水化合物的种类和含量有一定的区别。苹果、梨等仁果类水果的碳水化合物以单糖为主，因而口感比较甜，葡萄糖和蔗糖的含量相对比较少；浆果类水果如葡萄、草莓、猕猴桃等以葡萄糖和果糖为主；桃、杏等核果类水果及柑橘类水果蔗糖含量较高。由于单糖和双糖的甜味不同，因而水果中单糖和双糖的含量和比例直接影响到水果的甜度及风味，使水果各具特色。

未成熟的水果中含有一定量的淀粉，随着水果的成熟，淀粉逐步转化为单糖或双糖，例如香蕉未成熟时淀粉的含量为26%，成熟的香蕉淀粉含量只有1%，而糖的含量则从1%上升到20%。因此，水果的风味与成熟度有一定的关系。

水果中的膳食纤维主要以果胶类物质为主，是由原果胶、果胶和果酸组成。山楂、苹果、柑橘含果胶类物质比较多，具有很强的凝胶性，加适量的糖和酸就可以加工制成果冻、果浆和果酱产品。

2）维生素

水果中含有丰富的维生素，特别是维生素C，在鲜枣中的含量特别高，每100 g可食部达300～900 mg；其他水果如山楂、柑橘中含量也比较高；但水果中维生素C的含量并非很高，仁果类水果中的含量就不高，苹果、梨、桃、李、杏等水果中的含量并不高，见表3-4-1。

表3-4-1　不同水果中维生素C和胡萝卜素的含量（以100 g可食部计）

食物名称	胡萝卜素（μg）	维生素C（mg）	食物名称	胡萝卜素（μg）	维生素C（mg）
红富士苹果	60	2	枣（鲜）	240	243
莱阳梨	—	3	枣	10	14
酸梨	—	14	酸枣	—	900
蜜桃	10	4	红玫瑰葡萄	—	25
黄桃	90	9	紫葡萄	60	3
李子	150	5	沙棘	3 840	204
杏	450	4	草莓	30	47
芦柑	520	19	菠萝	20	18
蜜橘	1 660	19	椰子	—	6
柠檬	…	22	白兰瓜	40	17
哈密瓜	920	12	西瓜	450	6

注：…代表未检出，—代表未测定。

水果特别是枣类中含有比较多的生物类黄酮，对维生素C具有保护作用，这也是枣类中维生素C含量高的一个重要因素；黄色的水果中胡萝卜素的含量很高；此外，水果中也含有丰富的无机盐，特别是钙、钾、钠、镁等，属于理想的碱性食物。

3）色素

富含色素是水果的一大特色，它赋予了水果各种不同的颜色。花青素使水果呈紫红色，是水果中的重要色素，这种色素能溶解于水，在果皮中的含量高，果肉中也含有一定的量。花青素的化学性质比较活泼，对光、热敏感，加热可被破坏，在酸性环境中稳定，遇碱成紫蓝色，而遇铁、铝则成为灰紫色。使水果呈黄色的色素主要是胡萝卜素，其中β-胡萝卜素可部分转化为对人体具有生理活性的视黄醇。一些研究表明，水果的许多色素成分对人体具有一定的生理功能，如抗氧化功能等。

4）有机酸

水果中酸味与富含有机酸有关，主要的有机酸有苹果酸、柠檬酸、酒石酸等，此外还含有微量的琥珀酸、苯甲酸、醋酸等。柑橘类、浆果类水果中柠檬酸的含量最多，常常与苹果酸共存；仁果类水果中苹果酸的含量最高；葡萄中含有酒石酸；而琥珀酸、延胡索酸有明显的涩味，主要存在于未成熟的水果中，特别是葡萄、柿子、香蕉中。

由于有丰富的有机酸的存在，水果多具有酸味，具有增加食欲的作用，同时还具有保护维生素C的作用。

扩展视野

任务实施

第一步：布置任务，组织和引导学生讨论并研究喜欢的几种水果的营养价值。

第二步：学生小组讨论，分析每位成员选出的水果营养价值的丰富程度。

第三步：教师结合学生的讨论结果，进行点评和知识总结。

第四步：布置课后作业。选出某类营养价值较高的水果，分析其营养价值的丰富程度，挑选一部分同学在课堂上分享，教师分析存在的问题并进行总结评价。

实战演练

对不同人群进行饮食习惯调查，分析涉及的水果的营养价值，结合所学知识给出具体指导意见。

思考讨论

为什么说补充维生素C首先想到的就是水果？水果受到广泛喜爱的原因是什么？

任务 3　野菜、野果的营养价值

学习目标

知识目标：了解不同野菜、野果的营养价值。

能力目标：基于对不同野菜、野果的了解，初步合理评价野菜、野果的营养价值。

任务导入

人类早期主要依靠采集自然生长的野生植物如野菜、果实、根茎等为生，同时伴以渔猎活动。在长期的采集活动中，先民发现了植物从种子生长到发芽、开花、结果的自然奥秘，便尝试在居住地周围人工种植，原始农业由此产生，但野菜依然是人类生活中常见的食品。我国蕴藏着十分丰富的野菜、野果资源，亟待开发利用，因为野菜、野果中含有十分丰富的胡萝卜素、维生素 C、有机酸与生物类黄酮。

任务布置

选择自己喜欢的几种野菜、野果，分析其营养价值的丰富程度。

任务分析

本任务需要对我们常见的野菜、野果营养价值有直观的理解，并在此基础上初步评价一些野菜、野果的营养价值。

相关知识

苜蓿也称草头、金花菜，胡萝卜素的含量十分丰富，每 100 g 中维生素 C 的含量可达 102 mg，蛋白质含量可达 5 g，高于其他人工培植的蔬菜。

苦苣菜也称苦菜，含有较多的维生素 C，100 g 鲜菜中，叶含维生素 C 11～68.2 mg，茎中含维生素 C 11 mg、含胡萝卜素 14.5 mg。秋季，维生素 C、胡萝卜素含量比春、夏季高。钙的含量很高，每 100 g 中钙含量为 230 mg。

沙棘也称醋柳，果实含油脂 6.8%，种子含脂肪 12%，同时含有比较多的维生素 C、β-胡萝卜素和维生素 E。

野玫瑰果也称刺玫果，学名刺玫蔷薇，是吉林山区和半山区的特产浆果，年产果约 500 吨，花 10 吨。果实可制果汁、果酱，色泽风味俱佳。花可提取香精，花瓣用于窨茶。野玫瑰果每 1 kg 鲜果中含 580 mg 维生素 C，为柑橘含量的 60 倍，是提取天然维生素 C 的主要原料之一。此外，还含有葡萄糖、果糖等多种糖类，以及柠檬酸、苹果酸、奎宁等各种有机酸和多种色素。其花含有挥发油 0.03%，香气浓郁，是调味佳品。

扩展视野

任务实施

第一步：布置任务，组织和引导学生讨论并研究喜欢的几种野菜、野果的营养价值。

第二步：学生小组讨论，分析每位成员选出的野菜、野果营养价值的丰富程度。

第三步：教师结合学生的讨论结果，进行点评和知识总结。

第四步：布置课后作业。选出某类营养价值较高的野菜、野果，分析其营养价值的丰富程度，挑选一部分同学在课堂上分享，教师分析存在的问题并进行总结评价。

实战演练

对不同人群进行饮食习惯调查，分析涉及的野菜、野果的营养价值，结合所学知识给出具体指导意见。

思考讨论

你还认识哪些野菜和野果？为什么近年来市面上野菜和野果的销售种类逐渐增多？野菜和野果对人体的益处有哪些？

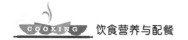
项目5　肉类和水产类食品的营养价值

任务1　肉类原料的营养价值

学习目标

知识目标：了解不同肉类的营养价值。

能力目标：基于对不同肉类的了解，初步合理评价不同肉类的营养价值。

任务导入

畜类原料含有丰富的蛋白质、脂肪、无机盐及脂溶性维生素；但不同的畜类品种，或同一品种的畜类，也会因为生长环境的不同，在营养素的含量和组成上存在比较大的差异；畜类内脏的营养素在组成与含量上与畜类肌肉有一定的区别。

禽类原料主要有鸡、鸭、鹅、鸽、鹌鹑等，品种比较多，营养素的种类分布相差不大，但含量的差别比较明显。

任务布置

选择几种肉类并分析其营养价值的丰富程度。

任务分析

本任务需要对我们常见的肉类营养价值有直观的理解，并在此基础上初步评价一些肉类食品的营养价值。

相关知识

1）畜类原料的营养价值

（1）蛋白质

畜类的肌肉和部分内脏组织如肝脏、肾脏、心脏等含有丰富的蛋白质，其含量可达10%～20%，甚至更高。肌肉组织的蛋白质主要以肌球蛋白、肌红蛋白和球蛋白等形式出现，属于完全蛋白质。生物学价值在80%左右，氨基酸评分在90%以上。

存在于结缔组织中的蛋白质（如胶原蛋白、弹性蛋白），由于必需氨基酸中色氨酸、酪氨酸、蛋氨酸的含量较低，属于不完全性蛋白质。主要畜类原料蛋白质的含量见表3-5-1。

表 3-5-1　不同品种及部位的畜类原料蛋白质及脂肪含量（以 100 g 可食部计）

品种	蛋白质（g）	脂肪（g）	品种	蛋白质（g）	脂肪（g）
牛肉（瘦）	22.0	2.1	猪肉（五花）	7.7	35.3
羊肉（后腿）	15.5	4.0	猪肉（里脊）	17.8	7.6
猪前蹄	15.1	31.5	猪肚	12.2	2.9
猪脑	10.3	9.5	猪肝	20.6	4.2
驴肉（瘦）	20.0	4.8	猪大肠	5.3	17.6
羊肉（瘦）	17.8	5.1	兔肉	22.0	2.5

（2）脂类

畜类原料脂类含量的变化幅度可以很大，与动物的品种、年龄、饲养方法、饲料的营养素组成、原料取出的部位等有关。畜类脂肪的含量可以在 10%～90% 的变化幅度范围内，平均在 10%～30%。

畜类原料的中性脂肪以饱和脂肪酸为主，由硬脂酸、软脂酸和油酸组成，熔点比较高，因而在一般的温度条件下为固体状态。羊肉中含有的辛酸、壬酸等中链饱和脂肪酸，是羊肉具有特殊膻味的原因。

内脏脂肪的含量因内脏的种类而有所不同。心脏、肾脏等内脏器官的脂肪含量比较低，而某些内脏器官中脂肪的含量则比较高，如猪舌等。

一般情况下，畜类内脏器官中的胆固醇含量高于肌肉组织，特别是大脑组织中，胆固醇的含量相当高（表 3-5-2）。

表 3-5-2　畜类不同品种和组织胆固醇含量（以 100 g 可食部计）

品种	胆固醇（mg）	品种	胆固醇（mg）	品种	胆固醇（mg）
猪肉（瘦）	81	牛肉（瘦）	58	羊肉（瘦）	60
猪肉（肥）	109	牛肉（肥）	133	羊肉（肥）	92
猪肉（腿）	79	牛肚	104	羊舌	148
猪大肠	137	牛肝	297	羊肾	289
猪肝	288	牛心	115	羊心	104
猪肚	165	牛肾	295	羊血	92
猪心	151	牛舌	92	羊肝	349
猪血	51	牛脑	2 447	羊脑	2 004
猪舌	158	猪蹄筋	145	猪脑	2 571

（3）维生素

畜类原料的肝脏是多种维生素的丰富来源，特别是维生素 A、维生素 E 等脂溶性维生素。水溶性维生素中，维生素 B_1、维生素 B_2、烟酸的含量也比较高，而维生素 C 等水溶性维生素的含量几乎为零。畜肉中维生素的含量不如内脏的含量高。

（4）无机盐

畜类原料的肝脏、血液中含有丰富的血红素铁，红色肌肉中铁的含量也比较高。动物性食物中铁的消化吸收率一般不受膳食中其他因素的影响，因此，是营养价值比较高的铁。

钙主要集中在畜类原料的骨骼组织中，肌肉组织中钙的含量并不高。畜类肌肉及其他组织中微量元素的含量受许多因素的影响，其中饲料中微量元素的含量与畜类原料肌肉和组织的含量有相关性，但总的来说，畜类原料含有比较丰富的锌、硒、铁等微量元素（表3-5-3）。

表 3-5-3 畜类不同品种和组织无机盐含量（以 100 g 可食部计）

品种	钙（mg）	磷（mg）	镁（mg）	铁（mg）	锌（mg）	硒（μg）
猪肉（前臀尖，社长大猪）	1	69	—	—	2.45	6.67
猪肉（前臀尖，良杂猪）	1	97	20	1.1	1.91	5.25
猪肉（后臀尖，社长大猪）	2	134	—	—	2.24	9.92
猪肉（后臀尖，良杂大猪）	1	208	21	0.9	2.29	6.36
猪肉（硬肋，社长大猪）	3	84	—	—	1.23	5.26
猪肉（硬肋，良杂猪）	1	105	—	—	1.33	5.31
猪肉（通脊，社长大猪）	2	92	—	—	1.54	8.13
猪肉（通脊，良杂猪）	2	141	23	0.9	2.20	6.72
猪肉（里脊）	6	184	28	1.5	2.01	8.32
猪皮	13	37	56	1.7	0.67	4.68
猪小排（社长大猪）	14	101	—	—	2.42	8.46
猪小排（良杂猪）	36	117	14	1.4	2.20	5.94
猪肚子	11	152	171	12	2.4	1.93
猪肝	6	243	24	23.2	3.68	26.12
猪舌	13	213	14	0.1	2.89	13.94
猪肾	12	210	22	0.1	3.15	157.24
牛肉（背部肉，上脑）	—	—	—	0.7	4.65	1.84
牛肉（里脊肉，牛柳）	3	241	29	0.4	4.73	3.57
牛肉（臀部肉，白板）	2	159	22	1.4	5.48	3.63
牛肉（肩部肉）	—	—	—	0.5	2.95	2.32
牛肉（胸部肉）	—	—	—	0.7	4.55	1.75
牛肉（腹部肉）	—	—	—	0.6	2.69	3.20

续表

品种	钙（mg）	磷（mg）	镁（mg）	铁（mg）	锌（mg）	硒（μg）
牛肉（膝圆肉）	1	154	21	1.2	4.82	3.06
牛肉（股内肉）	2	141	20	1.0	4.81	2.98
牛肉（小腿肉）	5	181	22	0.3	5.07	2.54
牛百叶	40	104	17	2.1	7.03	3.80
羊肉（上脑）	3	164	20	2.4	2.68	6.79
羊肉（腰窝）	3	158	26	1.8	2.88	6.25
羊肉（前腿）	3	170	29	3.0	2.22	5.78
羊肉（后腿）	3	169	19	4.0	3.07	9.06
羊肉片	12	145	9	2.3	2.14	6.18
鹿肉（梅花鹿）	4	177	12	2.3	2.23	4.65

注：—代表未测定。

（5）碳水化合物

畜类原料缺乏碳水化合物，只有很少量的糖原以肝糖原和肌糖原的形式存在于肝脏和肌肉组织中。

（6）含氮浸出物

在畜类原料中含有一些含氮浸出物，是使肉汤具有鲜味的主要成分，这些含氮浸出物主要包括肌肽、肌酸、肌酐、氨基酸、嘌呤等化合物，成年动物中含氮浸出物的含量高于幼年动物。以上主要阐述了畜类肌肉及内脏原料营养素含量和分布的一般规律。如上所述，由于畜类原料的品种很多，饲养方法各有不同，饲料的种类也有比较大的差异，原料的处理方法不同等，这些因素都会影响到畜类肌肉和内脏组织中营养素的分布和含量。因此，在实际工作中对某一具体的畜类原料进行营养价值的评价时，还要考虑这些因素。

2）禽类原料的营养价值

（1）蛋白质

禽类肌肉的蛋白质含量比畜类略高，可达 20% 以上（表 3-5-4），属于完全蛋白质，氨基酸评分可达 95% 以上，生物学价值在 90% 左右。禽类的肌肉组织中结缔组织的含量相对于畜类来说比较少，因而肉质细嫩，易被人体消化吸收。

表 3-5-4　畜禽类主要品种肌肉蛋白质含量的比较（以 100 g 可食部计）

品种	蛋白质（g）	脂肪（g）	品种	蛋白质（g）	脂肪（g）
牛肉（瘦）	22.0	2.1	猪肉（五花）	7.7	35.3
猪肉（里脊）	17.8	7.6	驴肉（瘦）	20.0	4.8

续表

品种	蛋白质（g）	脂肪（g）	品种	蛋白质（g）	脂肪（g）
羊肉（瘦）	17.8	5.1	兔肉	22.0	2.5
鸡胸脯肉	24.6	1.9	鹅肉	20.3	15.5
野山鸡	20.4	2.0	鸽肉	19.2	11.9

（2）脂类

禽类的脂肪含量因品种、养殖方法的不同而有很大的差异。一般来说，野生禽的脂肪含量低于家禽；鹌鹑脂肪含量比较低；鸡肉的脂肪含量低于鸭、鹅的脂肪含量。一些特殊养殖方法饲养的家禽，脂肪含量明显增高，如填鸭的脂肪含量可达41.2%，而普通家鸭脂肪含量一般在15%左右波动（表3-5-5）。

表3-5-5 不同禽类品种组织蛋白质和脂肪含量的比较（以100 g可食部计）

品种	蛋白质（g）	脂肪（g）	品种	蛋白质（g）	脂肪（g）	品种	蛋白质（g）	脂肪（g）
鹌鹑	20.2	3.1	鸡胸脯肉	19.4	5.0	母麻鸭	13.0	44.8
鸽	16.5	14.2	肉鸡（肥）	16.7	35.4	母麻鸭肝	16.8	2.5
鹅	17.9	19.9	鸡（土鸡）	20.8	4.5	母麻鸭肫	20.4	4.2
鸡血	7.8	0.2	鸡肝	16.69	4.8	母麻鸭血	13.1	0.3

禽类的中性脂肪熔点与畜类相比较低，为33～44 ℃，易被人体消化吸收，并含有20%左右的亚油酸，营养价值比较高。禽类内脏中的胆固醇含量也比较高，特别是在肝脏中（表3-5-6）。

表3-5-6 禽类组织胆固醇含量（以100 g可食部计）

品种	胆固醇（mg）	品种	胆固醇（mg）	品种	胆固醇（mg）
鹌鹑	157	鸡胸脯肉	170	北京填鸭	96
鹅	135	鸡肝（土鸡）	385	鸭肝	313
鹅肝	285	鸡肝（肉鸡）	476	鸭肫	191
鹅肫	153	鸽	99		

（3）维生素

禽类的维生素含量因品种而异，维生素A和维生素D也集中在肝脏中，其含量与畜类的肝脏有一定的差别；在禽类的肌肉中维生素E的含量比较高，因而其抗氧化酸败的作用比畜类要好，在-18 ℃的冷藏条件下，禽类可保存一年也不出现腐败变质的现象。

（4）无机盐

与畜类原料一样，禽类动物的肝脏和血液中也含有易被人体消化、吸收的有机铁；钙主要分布在骨骼组织中；加工后的禽类原料制品钙的含量明显增加，同时增加的无机盐还有钠。畜类原料中也含有一些微量元素（表3-5-7）。

表3-5-7 畜禽类肝脏无机盐与微量元素含量的比较（以100 g可食部计）

品种	钙（mg）	磷（mg）	钾（mg）	钠（mg）	铁（mg）	锌（mg）	硒（μg）
鸡胸脯肉	1	170	333	44.8	1.0	0.26	11.75
野山鸡	92	173	155	37.8	0.9	1.19	1.09
扒鸡（五香脱骨）	222	307	131	633.2	1.7	1.43	10.09
童子鸡	111	221	145	910.1	0.5	1.21	8.27
烤鸭	7	102	187	776.4	1.3	2.76	16.30
腊鹅	36	317	388	2 880.0	7.8	3.25	14.32
乳鸽	866	573	163	653.8	2.0	2.40	11.97
乳鸽（红烧鸡）	1 614	1 050	358	1 809.8	8.8	6.33	24.44

扩展视野

任务实施

第一步：布置任务，组织和引导学生讨论并研究选出的几种肉类食物的营养价值。

第二步：学生小组讨论，分析每位成员选出的肉类食物营养价值的丰富程度。

第三步：教师结合学生的讨论结果，进行点评和知识总结。

第四步：布置课后作业。选出某类营养价值较高的肉类食物，分析其营养价值的丰富程度。

实战演练

结合肉类食物的营养价值进行深入分析，并对其进行等级筛选。

思考讨论

肉类食物主要的营养价值体现在哪里？如何看待不同肉类食物的营养价值？肉类食物对人体有哪些影响？

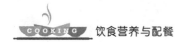

任务2 水产类原料的营养价值

学习目标

知识目标：了解不同水产类原料的营养价值。

能力目标：基于对不同水产类原料的了解，初步合理评价水产类原料的营养价值。

任务导入

水产类原料的种类繁多，包括鱼、虾、蟹及部分软体动物，海洋、江河、湖泊里出产的经济植物如海带、紫菜、裙带菜等，根据其来源又可分为淡水类水产品和海水类水产品。

水产类原料部分也属于动物性原料，因而在营养素的种类和含量上与畜类、禽类都比较接近，但由于水产类品种很多，以及生长时间的长短、大小、生长环境、捕捞时间、取样部位等不同，使不同种类的水产品在营养价值上又存在有一定的差异，同样也表现出不同的特点。

任务布置

选择不同种类水产类原料，分析其营养价值的丰富程度。

任务分析

本任务需要对我们常见的水产类原料营养价值有直观的理解，并在此基础上初步评价一些水产类原料的营养价值。

相关知识

1）水产类原料的定义和分类

水产类原料是指可食的有一定经济价值的水生动植物原料的统称。主要包括海洋鱼类、淡水鱼类、虾、蟹、贝类、软体类、爬行类等。

2）水产类原料的营养价值

（1）蛋白质

鱼虾类原料的肌肉组织蛋白质含量比较高，可达 5% ～ 20%；肌肉纤维细短，间质蛋白质比较少，水分的含量比较高，因而口感细嫩，比畜类、禽类肌肉更容易消化、吸收；鱼肉蛋白质属于完全蛋白质，利用率可达 85% ～ 95%，但结缔组织蛋白质营养价值不高，主要是必需氨基酸的组成和比例不符合人体需要。例如，鱼翅中含有的胶原蛋白（Collagen）和弹性蛋白（Elastic Protein），缺乏色氨酸，因此，虽然鱼翅中蛋白质的含量可达 80% 以上，营养价值却不高（表 3-5-8）。

表 3-5-8　水产类原料蛋白质及脂肪的含量（以 100 g 可食部计）

品种	蛋白质（g）	脂肪（g）	品种	蛋白质（g）	脂肪（g）	品种	蛋白质（g）	脂肪（g）
草鱼	17.7	2.6	河虾	16.4	2.4	蚌肉	15.0	0.9
鲢鱼	16.3	2.1	对虾	18.6	0.8	鲍鱼	12.6	0.8
鲫鱼	18.0	1.6	基围虾	18.2	1.4	淡菜（鲜）	11.4	1.7
带鱼	17.6	4.2	龙虾	18.9	1.1	海参（鲜）	16.5	0.2
黄花鱼	17.0	5.1	海蟹	13.8	2.3	田螺	11.0	0.2
鲭鱼	14.4	39.4	河蟹	17.5	2.6	鲜贝	15.7	0.5

　　每 100 g 干海带中含 1.8 g 蛋白质。食用紫菜一般蛋白质含量为 38% ～ 43%，远远高于一般的蔬菜，且必需氨基酸含量多。裙带菜中每 100 g 干品中含粗蛋白 11.6 g。

　　（2）脂类

　　水产类的脂肪含量各不相同，同样是鱼类，脂肪的含量也有很大的差异，一般在 3% ～ 5%，银鱼、鲭鱼的脂肪含量只有 1% 左右，而鲭鱼的脂肪含量可达 39.4%。鱼类的脂肪呈不均匀分布，主要存在于皮下和脏器的周围，肌肉组织中含量很少。

　　虾类的脂肪含量很低，蟹类的脂肪主要存在于蟹黄中。鱼类的脂肪多呈液态，消化吸收率比较高，可达 95%，其中不饱和脂肪酸占 70% ～ 80%。特别在海产鱼中，不饱和脂肪酸的含量高，EPA（二十碳五烯酸）和 DHA（二十二碳六烯酸）的含量高于淡水产品，脂肪的营养价值比较高。经常食用鱼类产品，特别是海水鱼类，对防治心血管系统疾病具有明显的效果。但也因为鱼油中脂肪酸可含有 1 ～ 6 个不饱和双键，很容易氧化酸败（表3-5-9）。

表 3-5-9　水产品脂肪酸组成比较（以占脂肪酸总量的百分比计）

品种	亚油酸（$C_{18:2}$）	EPA（$C_{20:5}$）	DHA（$C_{22:6}$）	品种	亚油酸（$C_{18:2}$）	EPA（$C_{20:5}$）	DHA（$C_{22:6}$）
草鱼	17.0	0.2	0.6	海蟹	2.8	1.9	3.7
鲢鱼	9.1	0.5	…	河蟹	6.6	1.9	…
鲫鱼	1.5	2.4	5.9	河蚌	4.10	…	…
带鱼	1.4	1.9	5.3	鲍鱼	2.0	4.1	2.4
黄花鱼	1.6	2.7	5.1	淡菜（鲜）	2.1	7.5	5.0
河虾	0.9	…	…	田螺	1.9	9.9	6.4
龙虾	14.5	10.5	10.2	牡蛎	2.1	10.4	3.8
鲜贝	8.5	8.6	…	乌贼	0.7	9.7	24.8

注：…代表未检出。

鱼类的胆固醇含量不高，每 100 g 鱼肉中含胆固醇 60～114 mg；但鱼子中的含量比较高，每 100 g 鱼子中含 354～934 mg；虾和蟹肉中胆固醇含量也不高，但每 100 g 虾子中胆固醇可高达 940 mg；每 100 g 蟹黄中胆固醇含量高达 466 mg（表 3-5-10）。其次，很多鱼的脂肪中都富含多不饱和脂肪酸，尤其是以海水鱼为多，具有降低人体体内胆固醇含量的作用，对人体十分有益。

表 3-5-10　水产品胆固醇含量比较（以 100 g 食物中胆固醇的含量计）

品种	胆固醇（mg）	品种	胆固醇（mg）	品种	胆固醇（mg）
草鱼	86	海蟹	125	河蟹	267
鲫鱼	130	蟹黄	466	蟹子	985
鲫鱼子	460	河蚌	57	带鱼	76
黄姑鱼	166	龙虾	121	虾子	896
黄姑鱼子	819	河虾	240	鲳鱼	77
田螺	154	基围虾	181	鲳鱼子	1 070
牡蛎	100	虾米	525	鳜鱼	124
鲜贝	116	虾脑酱	249	鳜鱼子	494
乌贼	268	虾皮	428	鱼子酱	486

水产植物也含有一定的脂肪，每 100 g 干海带中含 0.1 g 脂肪。紫菜的脂肪含量低，多在 1% 以下，紫菜的脂肪中，饱和脂肪酸中的软脂酸占绝大多数，约为 20%。裙带菜中每 100 g 干品中含精脂肪 0.32 g。

（3）无机盐

鱼类无机盐的含量比较高，可达 1%～2%，磷的含量最高，约占无机盐总量的 40%；此外，钙、镁、钠、钾等常量元素的含量也高于其他动物性原料；钙在小虾皮中的含量特别高；海产品中还含有丰富的碘，远远高于淡水产品；很多海产品中还有丰富的人体易缺乏的微量元素，如锌在海产品中的含量就比较高（表 3-5-11）。

表 3-5-11　水产品无机盐及微量元素组成比较（以 100 g 可食部计）

品种	钾（mg）	钠（mg）	钙（mg）	铁（mg）	锌（mg）	硒（μg）
草鱼	312	46.0	38	0.8	0.87	6.66
鲫鱼	290	41.2	79	1.3	1.94	14.31
带鱼	280	150.1	28	1.2	0.70	36.75
黄花鱼	260	120.3	53	0.7	0.58	42.57
鲍鱼	136	2 011.7	266	22.6	1.75	21.38
淡菜（鲜）	157	451.4	63	6.7	2.47	57.77
牡蛎	200	462.1	131	7.1	9.39	86.64

续表

品种	钾（mg）	钠（mg）	钙（mg）	铁（mg）	锌（mg）	硒（μg）
鲜贝	122	339.0	142	5.6	5.05	76.35
河虾	329	133.8	325	4.0	2.24	29.65
龙虾	257	190.0	21	1.3	2.79	39.6
河蟹	181	193.5	126	2.9	3.68	56.72
海蟹	232	260.0	208	1.6	3.32	82.65
田螺	98	26.0	1 030	19.7	2.71	16.73
乌贼	290	110.0	44	0.9	2.38	38.18

　　海带中含有多种矿物质，每 100 g 中含矿物质 4.2 g，其中，钙 348 mg、铁 4.7 mg、碘 147～192 mg，是含碘最丰富的天然食品。海水蕴含极为丰富的无机成分，紫菜具有吸收和积蓄海水中无机质的功能，因此紫菜含有丰富的无机质。裙带菜是微量元素和矿物质的天然宝库，含有人体必需的钙、碘、锌、硒、叶酸等微量元素和矿物质。

　　（4）维生素

　　鱼类是维生素 B_2 与尼克酸的良好来源，特别是鳝鱼中维生素 B_2 的含量很高；维生素 E 的含量在淡菜等贝类的含量比较高；鱼类特别是海产鱼的肝脏中维生素 A 和维生素 D 的含量特别高，因而常作为生产药用鱼肝油的来源；蟹类维生素 A 的含量也比较高；但有些鱼体内含有硫胺素酶（Thiamine Enzymes），新鲜鱼如果不及时加工处理，鱼肉中的维生素 B_1 则会被分解破坏。

　　海带中含有胡萝卜素、维生素 B_1、维生素 B_2、烟酸等多种维生素，其中每 100 g 干海带中含胡萝卜素 1 000 mg，含烟酸 1.4 mg，维生素 B_1 0.48 mg，维生素 B_2 0.3 mg，维生素 C 25 mg 等。紫菜含有多种维生素，B 族维生素的含量与蔬菜相比毫不逊色。紫菜中 B 族维生素，特别是在陆生植物中几乎不存在的维生素 B_{12} 的含量很高，维生素 B_{12} 的含量与鱼肉相近（以干物计），维生素 C 的含量也很高。

　　（5）含氮浸出物

　　鱼类的含氮浸出物比较多，约占鱼体质量的 2%～3%，主要包括三甲胺（Trimethylamine）、次黄嘌呤核苷酸、游离氨基酸和尿素（Urea）等。氧化三甲胺是鱼类鲜味的重要物质，三甲胺则是鱼腥味的重要物质，还有一些有机酸常常与磷结合成磷酸肌酸，此物常略带苦味。

扩展视野

任务实施

第一步：布置任务，组织和引导学生讨论并研究不同种类的水产类食物的营养价值。

第二步：学生小组讨论，分析不同水产类食物营养价值的丰富程度。

第三步：教师结合学生的讨论结果，进行点评和知识总结。

第四步：布置课后作业。选出营养价值较高的水产类食物，分析其营养价值的丰富程度。

实战演练

对特殊人群进行饮食习惯调查，分析其中水产类食物的营养价值，结合所学知识给出具体指导意见。

思考讨论

常见的水产类食物都有哪些？为什么人们常说吃鱼肉不长胖？常吃水产类食物对人体有什么影响？

项目 6　乳类和蛋类食品的营养价值

任务 1　乳类的特性及营养价值

学习目标

知识目标：了解不同乳类的营养价值。

能力目标：基于对不同乳类的了解，初步合理评价乳类的营养价值。

任务导入

乳类是一种营养价值很高的天然食品。各种动物的乳汁都是为后代生长发育而产生的，因而其营养素的种类与含量不完全相同。一般情况下，幼小动物的生长发育速度越快，乳汁中蛋白质和能量的含量越高。

牛乳是人类最普遍食用的乳类，与人乳相比，牛乳的蛋白质含量高，但乳糖的含量却低于人乳，因而营养素的含量并不完全适合于婴儿的需要，营养价值不如人乳。用牛乳喂养婴儿时，必须经过适当调配，使其成分接近人乳；牛乳也是老年人、体弱者及病人比较理想的食物，乳类和乳制品的食用有利于改善钙的营养状况。

任务布置

选择不同品种的乳类，分析其营养价值的丰富程度。

任务分析

本任务需要对我们常见的乳类营养价值有直观的理解，并在此基础上初步评价一些乳类食品的营养价值。

相关知识

1）乳类的理化特征

动物的乳汁呈乳白色或淡黄色，是一种多级分散的复杂乳胶体（Emulsoid）。乳白色是酪蛋白和脂肪球对光的反射，淡黄色是胡萝卜素和维生素 B_2 的呈色反应，因而不同季节所生产的乳汁黄色的深浅不同，羊奶中的胡萝卜素可全部转化为视黄醇，因而更显得乳白。奶类温和微甜，由于含有丙酮、乙醛、二甲硫、脂肪酸和内酯等物质，使得奶类具有特殊的香味。奶的相对密度为 1.032，呈偏酸性。

2）乳类的营养素组成

（1）蛋白质

乳类中含有比较丰富的蛋白质。以牛乳为例，其蛋白质的含量平均为 3.5%，约比人乳蛋白质含量高 3 倍，而且消化吸收率高达 87% ～ 89%，生物学价值可达 89.9% ± 4.0%，虽然稍低于人乳（91.6% ± 1.2%），但其必需氨基酸含量及构成比例与鸡蛋相近，利用率高，是一种优质蛋白质。

牛奶中蛋白质的组成与人乳有比较人的差异。人乳所含的酪蛋白与乳清蛋白的比例为 4：6，与牛乳（4：1）有明显差别。人乳中白蛋白和球蛋白的含量相对较多，遇胃酸所产生的凝块较牛乳中含有的大量酪蛋白所形成的凝块更小，故更易被婴幼儿消化吸收。

（2）脂类

牛奶中脂类含量与母乳相近，约为 35%，其中，95% ～ 96% 为甘油三酯，脂肪酸及其衍生物种类可达 500 余种，但与人乳相比，必需脂肪酸含量并不高，约占 3%；人乳的脂肪颗粒小，以长链脂肪酸（含 14 个以上的碳原子）为主，对胃肠道的刺激小；而牛乳的脂肪酸碳链较短，挥发性大，对消化道的刺激也大；牛乳中饱和脂肪酸的含量也高于人乳；乳母膳食成分对乳汁中脂肪的性质有一定的影响，摄入较多的碳水化合物或动物性脂肪会增加乳汁中饱和脂肪酸的含量；同时，母乳中胆固醇的含量也高于牛乳，因为膳食等因素的影响，母乳中胆固醇的含量可达 300 ～ 400 mg/L，而牛乳中胆固醇的含量只有 100 ～ 150 mg/L。

（3）碳水化合物

乳类所含的碳水化合物全部为乳糖（Lactose），牛奶中乳糖的含量约为 4.5%，而人乳中乳糖的含量可达 7.0% ～ 7.86%。乳糖的甜度仅为蔗糖的 1/6 ～ 1/5，因而乳汁的甜味并不高。乳糖有调节胃酸、促进胃肠蠕动、有利于钙的消化吸收和消化液分泌的作用，并促进肠道中乳酸杆菌（Lactobacillus）和双歧杆菌（Bifidobacterium），抑制腐败菌的生长，改变肠道菌丛，有利于人体的肠道健康。

（4）无机盐

乳类几乎含有婴儿所需的全部无机盐，其中钙、磷尤其丰富。钙在牛奶中以酪蛋白钙的形式存在，易被人体消化吸收。牛奶中存在的其他营养素也有利于钙的消化吸收，特别是各种氨基酸、乳糖、维生素 D 等，因而，奶类是供给人体钙最好的食物来源，不仅是婴儿，青少年、孕妇、乳母、老年人及其他各年龄组的人群都可以常饮牛奶，对改善我国人民钙的缺乏状况有非常重要的意义。乳类中铁的含量并不高，每升牛奶中铁的含量只有 2 ～ 3 mg，消化吸收率约为 10%，并不是人体铁的最佳食物来源。

（5）维生素

乳中维生素的含量与许多因素有关，饲料的种类、饲养的方法、日照的时间、乳类加工贮存的方法等都会影响乳中维生素的含量。乳中视黄醇和胡萝卜素的含量与饲养的方法和饲料的种类有很大的联系：栅养的奶牛由于以干饲料为主，其乳汁中视黄醇和胡萝卜素的含量每 100 mL 分别为 0.113 mg 和 0.089 mg；而放牧饲养的乳牛，其乳汁中视黄醇和胡萝卜素的含量可达 0.315 mg 和 0.237 mg。牛奶中维生素 D 的含量与季节有非常密切的关系：夏季牛奶中维生素 D 的含量远远高于冬季；维生素 C 的含量虽然不高，但也有这样的变化规律。奶类还含有其他一些维生素，如维生素 B_2、生物素、维生素 B_1 等。

扩展视野

任务实施

第一步：布置任务，组织和引导学生讨论并研究不同品种乳类食品的营养价值。

第二步：学生小组讨论，分析不同品种乳类食品营养价值的丰富程度。

第三步：教师结合学生的讨论结果，进行点评和知识总结。

第四步：布置课后作业。选出营养价值较高的乳类食品，分析其营养价值的丰富程度，挑选一部分同学在课堂上分享，教师分析存在的问题并进行总结评价。

实战演练

结合知识要点分析不同品种乳类食物的营养价值。

思考讨论

为什么人们常说长身体要多喝牛奶？乳类食品的营养价值各不相同，通过对乳类食品的营养价值的了解，如何调整饮食习惯？

任务 2 乳制品的营养价值

学习目标

知识目标：了解不同乳制品的营养价值。

能力目标：基于对不同乳制品的了解，初步合理评价乳制品的营养价值。

任务导入

鲜奶经过加工，可制成许多乳制品，由于加工方法和贮存方法的不同，各种乳制品的营养价值有一定的差异。常见的乳制品主要包括奶粉、酸奶、调制奶粉、奶酪、奶油等。

任务布置

选择自己喜欢的几种乳制品，分析其营养价值的丰富程度。

任务分析

本任务需要对我们常见的乳制品营养价值有直观的理解，并在此基础上初步评价一些乳制品的营养价值。

相关知识

1）奶粉

鲜奶经过消毒、脱水并干燥成粉状，可制成奶粉（Milk Powder）。干燥的方法常用喷雾干燥法，其脱水速度快、时间短，产品的溶解性能好，奶粉冲调后的感官性状、营养素的保存等指标均比较满意。过去常用滚筒干燥法，但由于工艺落后、产品质量低、不易溶解等原因，现已被淘汰。

市售的奶粉根据一些特殊的要求，可分为全脂奶粉、脱脂奶粉、低糖奶粉、加糖奶粉等品种，以满足不同消费者的需要。脱脂奶粉是将原料奶先经离心分离出奶油后再经过上述方法加工制成的。这种奶粉的脂肪含量仅为1.3%，相对来说，是一种优质蛋白质含量比较高的食品。

2）调制奶粉

调制奶粉（Modified Powdered Milk）的特点是参照母乳的营养素组成与模式，对牛奶的营养素加以调整与改进，配制成适合不同年龄婴儿生长发育所需要的乳制品。配制后的奶粉酪蛋白含量相对降低，而乳清蛋白的含量因加入了脱盐乳清粉而增加，这样使奶粉中酪蛋白与乳清蛋白的比例接近母乳；添加与母乳同型的活性顺式亚油酸，提高了必需脂肪酸的含量；α乳糖与β乳糖按4:6的比例添加，并使其平衡，同时加入可溶性多糖，提高牛奶的乳糖含量；脱去牛奶中过多的钙、磷、钠等无机盐，并将钙与磷的比例保持在2.88:1，这是适合婴儿的比例；强化了维生素A、维生素D、维生素B_1、维生素B_2、维生素C及微量元素铁、铜、锌、锰等。这种奶粉，消化吸收率高，适合婴幼儿的生长发育，是不能进行母乳喂养或母乳不足婴儿的首选奶粉。

3）酸奶

酸奶（Cultured Milk）是将鲜奶加热消毒后接种上嗜酸乳酸杆菌，在30℃的环境中培养，经过4～6 h发酵而成。牛奶经过乳酸菌发酵后，内含的乳糖有20%～30%分解成葡萄糖和半乳糖，并可进一步转化为乳酸或其他有机酸。有机酸的存在增加了人体对钙、磷和铁的消化吸收率，在乳酸杆菌的作用下，酪蛋白也可以发生一定程度的降解，形成一种预备消化的状态，增加人体对酪蛋白的利用。受乳酸杆菌的作用，部分乳脂肪发生分解，变成易被人体消化吸收的状态。发酵过程中，乳酸杆菌还可以产生维生素B_1、维生素B_2、维生素B_{12}、烟酸和叶酸等。酸奶与鲜奶比维生素的种类和数量提高了，并且能保护维生素免受氧化。因而，酸乳的营养价值与普通乳相比有了很大的提高。

4）炼乳

炼乳（Condensed Milk）有甜炼乳和淡炼乳之分。淡炼乳也称蒸发乳，属于浓缩乳，是鲜奶除去2/3的水分，再经消毒加工而成，食用时要将其稀释到原来的浓度。炼乳在胃酸和凝乳酶的作用下形成凝块，易被人体消化吸收，适合于食用；蛋白质经过加热，适合于食鲜奶过敏者。淡炼乳的营养素组成与鲜奶基本相同，在加工过程中赖氨酸与维生素 B_1 略有损失，可通过强化来弥补。甜炼乳是用鲜奶加 15% 的蔗糖，再经前述方法加工浓缩而成，其蔗糖含量可达 45% 以上，稀释到正常甜度后，营养素的含量只为鲜奶的 1/3，因而不适宜喂养婴儿。

5）干酪

根据联合国粮农组织和世界卫生组织对干酪（Cheese）的定义，干酪是指以牛乳、稀奶油、部分脱脂乳、酪乳或这些产品的混合物为原料，经凝乳并分离乳清而制得的新鲜或发酵成熟的乳制品。干酪在乳制品中的品种最多，若以水分的含量作为标准，可将干酪分为硬质、半硬质、软质等，因而干酪的营养素含量和比例也有很大的差异。

干酪的营养价值很高，是人类食物中蛋白质、脂肪、钙、磷的良好来源，同时含有丰富的维生素，这与干酪在制造过程中将原料乳中的各种营养素浓缩 10 倍以上有关。此外，干酪中的蛋白质经过发酵后形成的一些蛋白质的分解产物（如氨基酸、蛋白胨等）容易被人体消化吸收，因而干酪的蛋白质消化率高达 96%～98%。

6）奶油

奶油（Cream）是指乳经离心分离后得到稀奶油，经成熟、搅拌、压炼而制成的乳制品，有着天然的浓郁乳香。在分离过程中，牛奶中的脂肪因为比重的不同，质量轻的脂肪球就会浮在上层，成为奶油。动物奶油中的脂肪含量为 30%～38%，营养价值介于全脂牛奶和黄油之间，价格较为昂贵，可直接食用或作为其他食品如冰淇淋等的原料。奶油的脂肪含量比牛奶增加了 20～25 倍，而其余成分如非脂乳固体（蛋白质、乳糖）及水分都大大降低，维生素 A 和维生素 D 含量很高。

扩展视野

任务实施

第一步：布置任务，组织和引导学生讨论并研究其喜欢的几种乳制品的营养价值。

第二步：学生小组讨论，分析每位成员选出的乳制品营养价值的丰富程度。

第三步：教师结合学生的讨论结果，进行点评和知识总结。

第四步：布置课后作业。选出某类营养价值较高的乳制品，分析其营养价值的丰富程度。

实战演练

结合知识要点分析小组成员喜欢的乳制品的营养价值。

思考讨论

你了解乳制品主要使用的制作工艺有哪些？为什么说酸奶可以帮助胃肠消化？还有哪些不常见的乳制品？

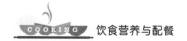

任务 3　蛋类原料及制品的营养价值

学习目标

知识目标：了解不同蛋类及制品的营养价值。

能力目标：基于对不同蛋类及制品的了解，初步合理评价蛋类及制品的营养价值。

任务导入

蛋类主要指家禽的蛋，包括鸡、鸭、鹅蛋，其他一些禽类的蛋如鹌鹑蛋、鸽蛋等也可供食用，但主要食用蛋为鸡蛋。

随着科学技术的发展和消费者偏好的变化，我国蛋产业不断以市场为导向，蛋产品结构不断优化且呈现多样性特点。一是鲜蛋产品的功能多样化。消费者在追求基本营养外，对鲜蛋的功能追求也越来越普遍，蛋的微量营养成分受到品种、饲料、季节等多方面因素的影响，但蛋中大量营养素含量总体上基本稳定。蛋中的矿物质含量受饲料因素影响较大。

任务布置

选择不同蛋类及制品，分析其营养价值的丰富程度。

任务分析

本任务需要对我们常见的蛋类及制品营养价值有直观的理解，并在此基础上初步评价一些蛋类及制品的营养价值。

相关知识

1）蛋的结构

各种禽类蛋的结构都很相似，主要由蛋壳、蛋清、蛋黄三部分组成。以经常食用的鸡蛋为例，每只蛋重约 50 g，蛋壳的重量约占全蛋重量的 11%，主要成分为碳酸钙，蛋壳的颜色由白色到棕色，与产蛋鸡的品种有关。蛋清包括两部分，外层为中等黏度的稀蛋清，内层包围在蛋黄周围的是胶质样的稠蛋清。蛋黄的表面包有蛋黄膜，由两条韧带将蛋黄固定在蛋的中央。

2）蛋的组成成分及营养价值

蛋各部分的主要营养素组成见表 3-6-1。

表 3-6-1　蛋类各部分的营养素组成

单位：%

营养素	全蛋	蛋清	蛋黄
水分	78.5	84.4	51.5
蛋白质	12.7	11.6	15.2
脂肪	9.0	0.1	28.2
无机盐	1.0	0.8	1.7

（1）蛋白质

蛋类蛋白质含量比较高，平均为 13%～15%，而且质量也很高，不但含有人体所需要的各种必需氨基酸，其比例也符合人体的需要，生物学价值可达 95% 以上；全蛋的蛋白质几乎能被人体完全吸收，是天然食物中最理想的蛋白质。因而，在进行食物蛋白质的评价时，往往将鸡蛋蛋白作为参考蛋白（表 3-6-2）。

表 3-6-2　不同品种禽蛋的营养素含量比较（以 100 g 可食部计）

品种	蛋白质（g）	脂肪（g）	碳水化合物（g）	能量（kcal）	钙（mg）	铁（mg）	维生素A（μg ER）	维生素 B$_1$（mg）
鸡蛋	12.6	11.0	1.0	640	39	1.8	188	0.20
鸭蛋	13.0	13.3	2.3	757	77	3.2	310	0.20
鹅蛋	12.4	17.5	0.9	883	22	9.0	110	0.05
鹌鹑蛋	14.3	9.8	0.8	615	67	2.7	380	0.11

（2）脂类

蛋的脂类主要集中在蛋黄中。蛋类的脂肪呈乳化状态，易被人体消化吸收，其中大部分为中性脂肪，并含有一定比例的卵磷脂（Lecithin），胆固醇的含量也比较高，每 100 g 蛋黄含的胆固醇可达 1 500 mg 以上，以游离胆固醇为主，易被人体消化吸收。

（3）无机盐与微量元素

蛋类的无机盐含量丰富，尤其是蛋壳中钙含量很高；蛋黄及蛋清中铁的含量并不低，但由于卵黄高磷蛋白的干扰，降低了铁的消化吸收率，使铁的吸收率只有 3% 左右。蛋黄和蛋清中各种微量元素的含量与饲料有关，若在饲料中进行各种微量元素的强化，可增加蛋类微量元素的含量。

（4）维生素

蛋类中含有多种维生素，特别是蛋黄中含有丰富的维生素 A、维生素 D、维生素 B$_1$、维生素 B$_2$ 等。当然，蛋中维生素的含量也受饲料的组成、季节、光照时间等多种因素的影响，当饲料中维生素的含量高、家禽光照的时间长、有青饲料的季节等都可使蛋类维生素的含量增加。蛋类缺乏的维生素是维生素 C。生鸡蛋中含有抗生物素和抗胰蛋白酶因子，前者妨碍生物素的消化吸收，后者抑制胰蛋白酶的活性，高温加热可破坏这两种抗营养因子，因而，蛋类从营养学的角度来说不宜生食。禽蛋的种类很多，各品种间主要营养素含量与比例有一定的区别，但总的来说差别不大。

扩展视野

任务实施

第一步：布置任务，组织和引导学生讨论并研究不同蛋类的营养价值。

第二步：学生小组讨论，分析不同蛋类营养价值的丰富程度。

第三步：教师结合学生的讨论结果，进行点评和知识总结。

第四步：布置课后作业。选出营养价值较高的蛋类，分析其营养价值的丰富程度。

实战演练

结合知识要点分析不同蛋类的营养价值。

思考讨论

现在市面上鸡蛋的种类很丰富，你日常是如何选择的？蛋类的烹饪方法有哪些？如何烹饪可以使蛋类的营养价值最大化？

项目 7　调味品的营养价值

任务 1　酒类的营养价值

学习目标

知识目标：了解不同酒类的营养价值。

能力目标：基于对不同酒类的了解，初步合理评价酒类的营养价值。

任务导入

酒类是指酒精度（乙醇含量）达到一定量的含酒精饮料。酒类是人们经常消费的一种饮品。在逢年过节、亲朋聚会时，饮酒助兴更是不可或缺。酒的种类很多，其中酒精的含量和其他营养素的组成各不相同，根据工艺过程的不同，可分为发酵酒、蒸馏酒、和露酒。

任务布置

分析不同酒类的营养价值的丰富程度。

任务分析

本任务需要对我们常见的酒类营养价值有直观的理解，并在此基础上初步评价一些酒类食品的营养价值。

相关知识

1）发酵酒

发酵酒（Bee Wine）以啤酒为代表。啤酒是世界上饮用最为广泛、消费量最高的酒，还有具有中国特色的黄酒、江米酒等。发酵酒除含有乙醇外，还含有果糖、葡萄糖、麦芽糖和糊精，另外还含有多种维生素、钙、磷、钾、镁、锌等营养素。发酵酒中一定含量的氨基酸、脂肪酸及醇、醛、酮、醋成分使它们具有特殊的风味。

啤酒是以发芽大麦为主要原料酿造的一类饮料。啤酒的酒精含量较低，营养价值高，含有二氧化碳、多种氨基酸、丰富的 B 族维生素、低分子糖、无机盐和各种酶。骨质的密度和硅的摄取量有密切关系，由于啤酒中含有大量的硅，经常饮用有助于保持人体骨骼强健。啤酒中低分子糖和氨基酸很易被消化吸收，在体内产生大量热能，因此啤酒往往被人们称为"液体面包"，经常饮用有消暑解热、帮助消化、开胃健脾、增进食欲等功效。

葡萄酒是以葡萄为原料酿造的一种果酒。葡萄酒主要成分为酒精、糖、有机酸、挥发酯、多酚，还有丰富的氨基酸、多种维生素、钾、钙、镁、锌、铜、铁等元素，葡萄酒的香味来自丙醇、异丁醇、异戊醇、乳酸乙酯等。葡萄酒口味酸甜，饮用后可以刺激胃酸分泌，有助于消化。葡萄酒中含有的多种酚化物、鞣酸、花青素，具有抗氧化作用，能够减少氧自由基对身体的损伤，延缓衰老。适量饮用葡萄酒可以改善血液循环，降低血液的黏稠度，起到保护心血管的作用。葡萄酒中含有的白藜芦醇还有抗癌的作用。

2）蒸馏酒

蒸馏酒（Distilled Liquors）是乙醇浓度高于原发酵产物的各种酒精饮料。蒸馏酒的品种有很多，包括白酒、白兰地、威士忌、朗姆酒，大多是度数较高的烈性酒。蒸馏酒的原料一般是富含天然糖分或容易转化为糖的淀粉等物质，如蜂蜜、甘蔗、甜菜、水果、玉米、高粱等。以乙醇为主要成分，含量在 20% ～ 60%，但人体对酒精的利用率并不高。

白酒是由粮食发酵而成，其中含有的维生素 B_2 及酸类物质可以开胃，适量饮用可提升食欲。饮用白酒后酒精会刺激血管扩张，促进血液循环，还能改善风湿痹痛，适量饮酒可减少血管壁的脂质堆积，活血通脉，保护心血管。白酒进入人体后 90% 会经过肝脏代谢，逐步分解成水和二氧化碳，过程中会释放较多的热量，维持人体的生理活动。白酒的香味成分非常复杂，有醇、酯、醛等。发酵酒和蒸馏酒的制作工艺差别很大，主要制作工艺如图 3-7-1 所示。

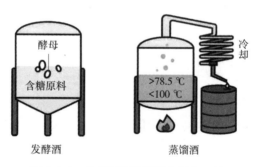

图 3-7-1　发酵酒和蒸馏酒的制作工艺

扩展视野

任务实施

第一步：布置任务，组织和引导学生讨论并研究不同酒的营养价值。

第二步：学生小组讨论，分析不同酒营养价值的丰富程度。

第三步：教师结合学生的讨论结果，进行点评和知识总结。

第四步：布置课后作业。选出营养价值较高的酒，分析其营养价值的丰富程度，挑选一部分同学在课堂上分享，教师分析存在的问题并进行总结评价。

实战演练

对饮酒人群进行饮食习惯调查，分析涉及的酒的营养价值，结合所学知识给出具体指导意见。

思考讨论

为什么越寒冷的地区会有更多的人有饮酒的习惯？酒的营养价值各不相同，分析身边常见的酒类，通过对酒的营养价值的了解，如何调整饮酒习惯？

任务 2 食用油脂的营养价值

学习目标

知识目标：了解不同食用油脂的营养价值。

能力目标：基于对不同食用油脂的了解，初步合理评价食用油脂的营养价值。

任务导入

食用油脂按其来源可分为植物油和动物脂肪两类。植物油来自植物的种子，经加工而成，因而种类比较多，有豆油、花生油、菜籽油、麻油、棉籽油、核桃油、玉米油、米糠油、棕桐油等；动物油主要来自动物的体脂、乳脂及鱼类脂肪。市场上出售的食用油脂的主要营养素为脂类，包括甘油三酯、磷脂、胆固醇等，其中甘油三酯占有很大的比例。

任务布置

选择不同种类的食用油脂，分析其营养价值的丰富程度。

任务分析

本任务需要对我们常见的食用油脂营养价值有直观的理解，并在此基础上初步评价食用油脂的营养价值。

相关知识

1）甘油三酯

甘油三酯（Triglyceride）是油脂中最主要的营养素，经过精制的油脂，甘油三酯的含量可达 98% 以上，因而油脂是能量密度最高的一种原料。但由于来源不同，组成甘油三酯的脂肪酸在碳链的长短、脂肪酸的饱和程度及必需脂肪酸的含量等方面有很大的区别。

（1）脂肪酸的饱和程度

在动物脂肪中脂肪酸的饱和程度比较高，特别是含有 $16\sim22$ 个碳原子的饱和脂肪酸较多，其中棕榈酸（也称软脂酸，$C_{16:0}$）和硬脂酸（$C_{18:0}$）的含量更多；但是在动物油脂中，鱼油是个例外，不饱和脂肪酸的含量比较高。

植物油中的脂肪酸以不饱和脂肪酸的含量为多，如麻油中不饱和脂肪酸的含量可达78%，豆油中不饱和脂肪酸的含量为 86% 以上，向日葵油的含量也高达 87%，而黄油、牛油、猪油等动物性脂肪中不饱和脂肪酸的含量一般在 30%～53%。

（2）必需脂肪酸

必需脂肪酸（Essential Fatty Acid）是人体必需的，但不能自身合成，必须通过食物供给的一种不饱和脂肪酸。在人体中必需脂肪酸为亚油酸［即十八碳二烯酸（$C_{18:2}$）］和 α-亚麻酸［即十八碳三烯酸（$C_{18:3}$）］。必需脂肪酸在脂肪中的分布有很大的差别，以植物油中的含量最高，远远高于动物脂肪的含量。在植物油中，棉籽油、豆油、玉米胚芽油中的含量高于其他植物油；在动物脂肪中，禽类脂肪必需脂肪酸的含量高于畜类脂肪；在畜类脂肪中，猪油中必需脂肪酸的含量又高于牛油和羊油。以亚油酸为例，在各种脂肪中的含量详见表 3-7-1。

表 3-7-1　常见食用油的亚油酸含量（占脂肪总量的比例）

食用油脂	亚油酸含量（%）	食用油脂	亚油酸含量（%）	食用油脂	亚油酸含量（%）
棉籽油	55.6	菜油	14.2	羊油	2.0
豆油	52.2	茶油	7.4	鸡油	24.7
玉米胚芽油	47.8	猪油	6.3	鸭油	19.5
麻油	43.7	牛油	3.9	黄油	3.6
米糠油	34.0	花生油	37.6		

2）磷脂

许多植物油中含有一定的磷脂（Phospholipid），磷脂是一类含有磷酸根脂质的总称，普遍存在于动植物细胞的原生质和生物膜中，对生物膜的生物活性和机体的正常代谢有重要的调节功能。根据磷脂存在的主体不同，可将其分为动物磷脂和植物磷脂。磷脂具有分散性、柔软性和抗氧化性等功能，也是优良的乳化剂、稳定剂和分散剂，常被作为食品添加剂广泛应用于多种加工食品中，如人造奶油、巧克力、面包、馒头、糕点、挂面、奶粉等。

植物磷脂主要存在于油料种子中，在制油时，磷脂随油而出，是一种重要的油脂伴随物。植物磷脂在大豆中的含量最高，其他植物油（如胚芽油、米糠油）中的含量也比较高，但植物油经过精制后，磷脂的含量就会明显下降。

3）固醇

油脂中含有一定量的固醇（Sterol），动物油脂中以胆固醇为主，以 100 g 可食部计，其中牛油中胆固醇的含量为 135 mg，鸭油的胆固醇含量为 83 mg，羊油为 107 mg，猪油为93 mg。而植物油中则以植物固醇为主，植物油的精制程度会影响到植物固醇的含量。

4）维生素

油脂中维生素（Vitamin）含量的高低是评价油脂营养价值的一项重要指标。一般情况下，动物的储存脂肪中几乎不含有脂溶性维生素，维生素 A 和维生素 D 只存在于动物的肝脏和奶油中，而植物油中则含有丰富的维生素 E（表 3-7-2）。

表 3-7-2　几种植物油中维生素 E 的含量（以 100 g 可食部计）

油脂名称	维生素 E（总量）（mg）	异构体比例（%）		
		α	β	γ
米糠油	91～168	60～63.8	20.3～36.2	0～10.7
大豆油	54.4～118	6.0～13.5	57.8～65.7	24.2～36.2
棉籽油	78.5～86.0	47.3～62.4	37.6～42.0	0～10.4
菜籽油	56～67.3	27～35.3	63～73	…
花生油	19.5～24	15.5～38.2	41.2～64.5	20～20.6
玉米胚芽油	57.7～91	11～19.4	79.8～89	0.8～3.9

注：…代表未检出。

扩展视野

任务实施

第一步：布置任务，组织和引导学生讨论不同种类食用油脂的营养价值。

第二步：学生小组讨论，分析不同种类食用油脂营养价值的丰富程度。

第三步：教师结合学生的讨论结果，进行点评和知识总结。

第四步：布置课后作业。选出营养价值较高的食用油脂，分析其营养价值的丰富程度，挑选一部分同学在课堂上分享，教师分析存在的问题并进行总结评价。

实战演练

对不同人群进行饮食习惯调查，分析涉及的食用油脂的营养价值，结合所学知识给出具体指导意见。

思考讨论

家里经常食用的油脂有哪些？如何评价不同食用油脂之间的营养价值？如何合理搭配食用油脂？油脂中的磷脂是否应该除掉？

任务 3　常用调味品的营养价值

学习目标

知识目标：了解不同常用调味品的营养价值。

能力目标：基于对不同常用调味品的了解，初步合理评价常用调味品的营养价值。

任务导入

调味品是指能增加菜肴的色、香、味，促进食欲，有益于人体健康的辅助食品。其主要功能是增进菜品质量，满足消费者的感官需要，从而刺激食欲，增进人体健康。中国烹饪使用的调味品种类很多，也很丰富。

任务布置

选择不同种类的调味品，分析其营养价值的丰富程度。

任务分析

本任务需要对我们常见的调味品营养价值有直观的理解，并在此基础上初步评价调味品的营养价值。

相关知识

1）酱油和酱

酱油（Soy Sauce）和酱（Sauce）是以小麦、大豆及其制品为主要原料，接种曲霉菌种，经发酵酿制而成。酱油及酱的营养素种类和含量与其原料有很大的关系，以大豆为原料制作的酱油和酱，蛋白质的含量比较高，可达 3% ～ 10%；以小麦为原料的甜面酱蛋白质的含量只有 2%；若在制作过程中加入芝麻等蛋白质含量高的原料，则蛋白质的含量可达 20% 以上。脂肪和碳水化合物的含量也有这样的分布规律。酱油中甜味主要来自原料中的淀粉经曲霉淀粉酶水解生成的葡萄糖和麦芽糖；其次是蛋白质水解后所产生的游离氨基酸中呈甜味的甘氨酸、丙氨酸、苏氨酸和脯氨酸等；在发酵过程中，水解生成的甘油微甜。

2）醋

醋（Vinegar）是一种发酵的酸味液态调味品，多由糯米、高粱、大米、玉米、小麦及糖类和酒类发酵制成。按照国家标准的要求，食醋产品标签上应标明总酸的含量，总酸含量是食醋产品的一种特征性指标，含量越高说明食醋酸味越浓。一般来说，食醋的总酸含量要大于等于 3.5 g/100 mL。醋与酱油相比，醋中蛋白质、脂肪和碳水化合物的含量都不高，但却含有丰富的钙和铁。

3）味精

味精（MSG）是一种常用的增加鲜味的调味品。味精中主要的呈鲜成分是谷氨酸，味精易溶于水，其水溶液有浓厚鲜味。味精与食盐同在时，其味更鲜。味精可用小麦面筋等蛋白质为原料制成，也可由淀粉或甜菜糖蜜中所含焦谷氨酸制成，还可用化学方法合成。味精还有缓和碱、酸、苦味的作用。味精对人体的直接营养价值较小。

4）芡粉

芡粉是一种烹饪过程中常用的辅料。芡粉主要有马铃薯粉、绿豆淀粉、麦类淀粉、菱角粉、藕粉等。其主要成分碳水化合物占 85% ～ 86%，蛋白质和脂肪的含量很少，有些产品中几乎检测不出，其他各种营养素的含量都比较少。用芡粉所做的浆、粉、糊、汁、芡的处理，还可起到保护层的作用，既防止营养成分的流失或破坏，又可避免动物蛋白接触高温焦糊而产生的不利健康的物质。

5）食盐

食盐（Salt）是指来源不同的海盐、井盐、矿盐、湖盐、土盐等。其主要成分是氯化钠，国家规定井盐和矿盐的氯化钠含量不得低于95%。食盐中含有钡、氯化物、镁、铅、砷、锌、硫酸盐等杂质，规定钡含量不得超过 20 mg/kg。食盐不仅是人们膳食中不可缺少的调味品，而且是人体中不可缺少的物质成分。食盐对维持人体健康有重要意义，食盐能协助人体消化食物。

扩展视野

任务实施

第一步：布置任务，组织和引导学生讨论并研究不同种类调味品的营养价值。

第二步：学生小组讨论，分析不同种类调味品营养价值的丰富程度。

第三步：教师结合学生的讨论结果，进行点评和知识总结。

第四步：布置课后作业。选出营养价值较高的调味品，分析其营养价值的丰富程度。

实战演练

结合知识要点分析不同种类调味品的营养价值，给出合理的食用建议。

思考讨论

常用的调味品都有哪些？调味品的质量优劣如何判断？如何合理使用调味品使其营养价值最大化？

模块4

平衡膳食和合理营养基础

项目1　膳食结构与人体健康

任务 1　膳食结构的历史演变

学习目标

知识目标：理解并掌握膳食结构的含义及其历史演变过程。

能力目标：具有对个人或群体饮食生活状况的分析能力。

任务导入

"民以食为天"，为了生存和发展，人类要吃各种食物，为了吃得更舒适，人类开始选择食物，为了吃得更科学，人类开始研究食物。一部人类饮食文明史，就是人类自身不断开发食源，不断协调与自然的关系，不断改变和改善自身的进食状态，不断提高饮食生活科学性和自觉性的历史。我们分析人类膳食结构的历史变化历程，对指导我们今天科学的膳食实践是十分有必要的。

任务布置

人类历史，自原始人群的出现，迄今已有 300 余万年。请同学们思考，在这一漫长的历史中，从我们祖先对原料利用和食物结构的演变上看，我们可以将人类历史归结为哪几种历史发展时期？人类食物结构历史不断演变推动了哪些不容忽视的实质性变化？

任务分析

本任务首先应该通过梳理人类膳食结构演变的历史轨迹，了解膳食结构的基本含义及其演变过程，然后培养对人类饮食生活状况的分析能力。

相关知识

1）膳食结构的基本含义

膳食结构

膳食模式（Diet Pattern）也称膳食结构，是指膳食中各类食物的数量及其比例和消费的频率，不同历史时期、不同国家或地区、不同社会阶层的居民，膳食模式通常会有很大的差异性。膳食模式的形成是一个长期而缓慢的过程，受一个国家或地区的人口、农业生产、食物流通、食品加工、消费水平、饮食习惯、文化传统、科学知识等多种因素的共同影响。同时膳食模式也能反映出某国家或地区居民的饮食习惯和生活水平高低、一个民族的传统文化、一个国家或地区的经济发展水平以及一个区域的环境和资源禀赋等多方面的情况。

影响膳食模式的各种因素是在逐渐发生变化的，因此一个国家或地区膳食结构不是一成不变的，而是可以通过适当的干预促使其向更利于居民健康的方向发展的。但这些因素的变化一般是比较缓慢的，所以一个国家、地区或人群的膳食模式又具有相对的稳定性，不会迅速发生重大的改变。根据观察各类食物所能提供的能量及各种营养素的数量和比例我们可以衡量膳食模式是否合理。近年来，世界各国膳食指南更加关注膳食模式的平衡、合理及健康，一种膳食模式的不同组成部分可能具有协同作用，能够比单个食物或营养素更全面地影响人类整体健康状况。

2）人类膳食结构变化的历史轨迹

（1）以采集天然野生植物为主要食物的时期

这一时期一直延续到距今 100 万年前，持续了 200 余万年之久，此时人类以采集天然野生植物为主。当然，这一时期的食物除了天然植物性食物，也有一定量的昆虫、鸟、卵等作补充。

（2）肉食比重提高，但仍以植物性食物为主的时期

这一时期为 80 万—50 万年前。与上一时期所不同的是，这时的人们已知道利用自然火种进行御兽、驱寒、熟物等操作，人类的膳食模式开始由单一向多元化发展。

（3）植物、肉食结合的时期

这一时期相当于考古学上的旧石器时代中晚期（约 20 万—5 万年前）。这一时期，植物性食物的采集虽然仍占主导地位，但狩猎和渔捞得到长足的发展，动物性食物的比重进一步提高。

（4）传统种植业、畜牧业时期

这一时期为原始的农业、畜牧业出现之时到 21 世纪中叶，仅一万年的历史，但此时人类的食物生产、饮食生活的面貌却以前所未有的速度发生了变化，与采集阶段比较，人类文明程度、获取食物的方式、膳食结构等都有显著的不同。原始农业的出现，使得人们能对野生植物进行初步的分类和选择，那些收获不多，用处不大的野生植物被淘汰。原始畜牧业的出现使得人们更好地利用动物，如马、牛、羊、鸡、狗等，人们将其饲养驯化，使其成为家畜、家禽、供人食用。栽培作物和畜养牲畜比食用野生食物好处更多，食物数量多、品质好、便利、可靠。

（5）现代农业时期

20 世纪 60—70 年代，随着工业的发展，世界上的诸多国家都在工业现代化的基础上，先后实现了农业的现代化。现代农业以现代农业机器、设备代替过去的人、畜动力和手工、畜力农具，用现代科学方法培育和改良农作物及畜禽品种以提高其生产率成为现代农业物质生产的主要特征。在现代生态科学的指导下，建立良好的农业生态平衡，也是现代农业

必不可少的内容。同时，这一时期越来越多的人树立的科学意识与理想膳食追求也是重要的社会力量。人们重新把自己放回到大自然的正常位置中，开始深刻反省自身的饮食生活历程，他们从生态学的广阔视角和宇宙观的深度来重新认识人类自身的生活、价值和前途，主张人类回归自然，与自然和谐相处，表现在饮食生活上，就是对以营养、科学、文明等为综合指标的合理膳食的探索与实践。近10余年，广泛流行并被越来越多的人认同的"回归自然""绿色食品""全天然食品""黑色食品"等观念正是其反映。

3）对人类膳食结构变化的分析

（1）在食物环境方面的变化

早期的人类并不是随时都能够得到食物，因此，储存能量成为人类食物选择的生理驱动力，储存能量的信号胜过营养需要的信号，人类首先选择高热量的食物，形成选择高热量食物的生理驱动力。尽管今天人类的食物环境发生了变化，获取食物不再困难，但大脑的演变没有足够快，没有赶上食物环境的变化，抵制高脂肪、高糖饮食仍然违背大脑意愿，并且，人类进化的结果是具有节能模式的人能存活下来，在人类获取食物过程消耗的能量大大下降的今天，肥胖就成了人类的问题。

（2）人类食物种类的变化

如前所述，直至植物、肉食结合型的第三时期，人类绝大部分还处在游猎型的原始生活环境里，靠狩猎、渔捞、采集野生植物维持生存，人类的食物种类还非常广泛，人类将能获取的一切可食之物都列入了自己的食谱之中，人类的膳食结构模式是多种类、多变化的。后来，人类开始懂得有选择地栽培植物，在从野生植物向栽培植物的过渡过程中，由于受气候、地理和土壤等因素制约，栽培植物的品种显然是很有限的，人类生活中食物的种类因此大大减少。长期以来，人们习惯于认为某些东西能吃而另一些东西不能吃，这样使得人们在本来已经单调的食物库中，又一次主观地缩小了自己食物选择的范围。据学者研究统计，世界上共有5万多种可供食用的食物，但大多数人类实际吃到的只有20多种植物、8种牲畜和5种禽类。由此可见，人类在近300万年的长期进化过程中所适应的多种类、杂食型膳食结构仅在近1万年的时间里就发生了如此单调性的变化，人类的健康不能不因此受到影响。

（3）人类饮食观念的变化

今天的人们越来越注重对食物的感觉，注重它们的视觉、嗅觉、味觉、口感和心理感受（为此生产和利用了大量的调味剂、增色剂等），越来越重视食品的装饰文化，越来越重视外包装及形态、色彩等，越来越盲从于市场上工业化食品的商业诱导和自己的趋潮心理。偏食、挑食的不良饮食习惯和食物选择的日趋精、高、新的不良倾向，使人们的饮食生活越来越淡化了食物自然属性的一面。

扩展视野

任务实施

第一步：布置任务，组织和引导学生思考并讨论膳食结构的基本含义和影响因素、人类膳食结构演变的历史轨迹及其引起的实质性变化。

第二步：学生小组讨论，选出各自小组的学生代表就讨论结果进行发言。

第三步：教师结合学生的讨论结果，进行点评和知识总结。

第四步：布置课后作业。查阅相关书籍和文献，了解不同历史时期人类的饮食状况，加深对本节知识的理解和掌握。

实战演练

在校大学生的膳食结构调查研究

大学生处于青春期到成年期的过渡阶段，无论生长发育还是课业学习，都需要足够的营养补充。科学的膳食和良好的饮食习惯与人体营养健康有着密不可分的关系。食堂作为大学生主要用餐场所，在一定程度上可反映出大学生的膳食习惯和饮食偏好。聚焦高校食堂一个月内消耗的食物，结合大学生日常饮食消费状况进行调查，可以了解在校大学生的饮食偏好，有助于促进学生养成良好饮食习惯，改善饮食搭配。

请同学们分组分工合作，调查本校食堂的一个月食物消耗，分析本校学生饮食习惯，并提出相应建议。

思考讨论

进化过程中，人类在食物选择方面形成了怎样的生理驱动力，至今仍然影响着人类的食物嗜好？

任务 2　世界代表性膳食模式

学习目标

知识目标：了解世界代表性膳食模式的膳食特点和代表国家或地区。

能力目标：掌握地中海和 DASH 膳食模式的特点，并能够运用其指导配餐实践活动。

任务导入

由于世界范围内各地的食物资源、饮食文化和信仰等不同，因此并无固定统一的食物组成标准或合理膳食模式。一般研究均把各国膳食指南建议的平衡膳食、地中海膳食、DASH 膳食，或具有明显特征的推荐或限制食物类别，作为研究的健康膳食模式。健康的膳食模式可以帮助婴儿青少年身体生长，成人获得和保持健康的体重，减少发生慢性疾病的风险，促进身体健康。

任务布置

　　膳食结构是一个国家或地区环境和资源以及居民的饮食习惯的体现，世界上存在多种多样的膳食模式，这是基于地域、文化、资源和信仰等不同而长期传递所形成的结果。膳食模式的变迁与社会发展和健康文化传播密切相关，也是现代社会经济发展的重要特征之一。请同学们查阅相关资料了解不同大洲、不同国家或地区膳食指南指导的健康膳食模式的异同。

任务分析

　　本任务首先应该收集各国膳食指南的相关资料，并从地域、文化、资源和信仰等不同角度比较各国饮食模式的差异。

相关知识

　　可以动物性、植物性食物在膳食构成中的比例以及能量、蛋白质、脂肪和碳水化合物的摄入量为划分膳食结构的标准，我们将世界各国的膳食结构分为以下具有代表性的四种类型。

1）以植物性食物为主的膳食结构

　　大多数发展中国家，如印度、巴基斯坦、孟加拉国和非洲一些国家属此类型。其膳食构成是以植物性食物为主，以动物性食物为辅。特点是谷物食品消费量大，年人均200 kg；动物性食品消费量小，年人均仅10～20 kg。动物性蛋白质一般占蛋白质总量的10%～20%，低者不足10%；植物性食物提供的能量占总能量近90%。以植物性食物为主的膳食结构能量供给基本可满足人体需要，但蛋白质、脂肪摄入量均较低，来自动物性食物的营养素如铁、钙、维生素A等的摄入会不足。营养缺乏病是这些国家人群的主要营养问题，人的体质较弱、健康状况不良、劳动生产率较低；但从另一方面看，以植物性食物为主的膳食结构，膳食纤维充足，动物性脂肪较少，有利于冠心病和高脂血症的预防。

2）以动物性食物为主的膳食结构

　　以动物性食物为主是多数欧美发达国家的典型膳食结构。其膳食构成是以动物性食物为主，以植物性食物为辅。以动物性食物为主的膳食结构以提供"三高一低"（即高能量、高脂肪、高蛋白质、低纤维）的食物为主要特点，粮谷类食物消费量小，人均每年60～75 kg；动物性食物及食糖的消费量大，人均每年消费肉类100 kg左右，乳及乳制品100～150 kg，蛋类15 kg，食糖40～60 kg。人均日摄入蛋白质100 g以上，脂肪130～150 g，能量高达3 300～3 500 kcal。该类型膳食结构属于营养过剩型（也称"富裕型"）的膳食，与植物性为主的膳食结构相比，营养过剩是此类膳食结构国家人群所面临的主要健康问题。心脏病、脑血管病和恶性肿瘤已成为西方人的三大疾病，尤其是心脏病死亡率明显高于发展中国家。

3）动植物食物平衡的膳食结构

　　动植物食物平衡的膳食结构以日本的膳食为典型代表。膳食中动物性食物与植物性食物比例比较适当。其特点是，谷类的消费量约为年人均 94 kg；动物性食品消费量约为年人均 63 kg，其中海产品所占比例达 50%，动物性蛋白质占总蛋白的 42.8%；能量和脂肪的摄入量低于以动物性食物为主的欧美发达国家，每天能量摄入保持在 2 000 kcal 左右。宏量营养素供能比例为：碳水化合物 57.7%，脂肪 26.3%，蛋白质 16.0%。动植物食物平衡的膳食结构，其能量的供给能够满足人体需要，又不致过剩；蛋白质、脂肪和碳水化合物的供能比例合理；来自植物性食物的膳食纤维和来自动物性食物和海产品的优质蛋白、矿物质元素如铁、钙等均比较充足，同时动物脂肪含量又不高，这样的膳食结构有利于避免营养缺乏病和营养过剩性疾病，促进健康。因此，该类型膳食结构已经成为世界各国调整膳食结构的参考。

4）地中海膳食结构

地中海式膳食结构是泛指希腊、西班牙、法国南部和意大利南部等处于地中海沿岸的各国及地区的膳食结构。此类型膳食结构中饱和脂肪含量低，膳食中含大量复合碳水化合物、蔬菜、水果摄入量较高。地中海地区居民心脑血管疾病发生率很低，已引起了多国的注意，并纷纷参照这种膳食模式改进自己国家的膳食结构。该膳食结构的主要特点包括：

①膳食富含植物性食物，包括水果、蔬菜、土豆、谷类、豆类、果仁等。

②食物的加工程度低，新鲜度较高，居民以食用当季、当地产的食物为主。

③橄榄油是主要的食用油。

④脂肪提供能量占膳食总能量比例为 25% ~ 35%，饱和脂肪所占比例较低，在 7% ~ 8%。

⑤每天食用少量、适量奶酪和酸奶。

⑥每周食用少量、适量鱼、禽，少量蛋。

⑦以新鲜水果作为典型的每日餐后食品，甜食每周只食用几次。

⑧红肉（猪、牛和羊肉及其产品）每月食用几次。

⑨大部分成年人有饮用葡萄酒的习惯。

除以上四种类型的代表性膳食结构外，1997 年美国国立卫生研究院联合美国心脏、肺和血液研究所制订了 DASH 降血压饮食方案（Dietary Approaches to Stop Hypertension，DASH）。DASH 饮食强调摄食足够的蔬菜、水果、低脂（或脱脂）奶，以维持足够的钾、镁、钙等离子的摄取，并尽量降低饮食中盐和油脂（特别是富含饱和脂肪酸的动物性油脂）的摄入量，可以有效地降低血压。因此，现在常以 DASH 饮食作为预防及控制高血压的饮食模式。大量证据表明除了控制高血压发病率，DASH 膳食还可以预防骨质疏松、癌症、心脏病、脑卒中和糖尿病等。DASH 饮食也连续多年被评为年度最佳综合饮食方式。

中国地域辽阔，受经济发展、传统饮食文化的影响，各地膳食模式差异很大。根据中国居民营养与健康状况监测分析，我国以浙江、上海、江苏等地的饮食习惯为代表的江南地区膳食可以作为东方健康膳食模式的代表。该区域膳食以米类为主食，新鲜蔬菜水果摄入量充足；动物性食物以猪肉和鱼虾类为主，鱼虾类摄入量相对较高，猪肉摄入量低；烹饪清淡少油少盐，比较接近理想膳食模式。流行病学和慢性病监测发现，使用这一膳食模式的人群，不仅预期寿命比较高，而且发生超重肥胖、Ⅱ型糖尿病、代谢综合征和脑卒中等疾病的风险均较低。

扩展视野

任务实施

第一步：布置任务，组织和引导学生思考并讨论世界各国膳食结构的差异以及导致此差异的因素，并就我国居民膳食指南所推荐的膳食模式分析其制订的具体原因。

第二步：学生小组讨论，选举各自小组的学生代表就讨论结果进行发言。

第三步：教师结合学生的讨论结果，进行点评和知识总结。

第四步：布置课后作业。查阅相关书籍和文献，了解不同历史时期我国居民的食物来源和饮食结构的变化，加深对本节知识的理解和掌握。

实战演练

居民膳食平衡观念调查

健康是指人体各器官系统发育良好、体质健壮、功能正常、精力充沛，并具有良好劳动效能的状态。随着社会经济、科学技术及生活水平的进步，人类对健康内涵的认识不断深化。世界卫生组织提出，健康不仅指一个人身体有没有出现疾病或虚弱现象，而是指一个人生理上、心理上和社会上的完好状态，包括躯体健康、心理健康、心灵健康、社会健康、智力健康、道德健康等。

居民膳食平衡观念调查可以了解居民对膳食平衡的了解和重视程度，从而更好地开展营养宣传教育。营养健康教育的目的在于提高各类人群对营养与健康的认识，消除或减少不利于健康的膳食因素，改善营养状况，预防营养性疾病的发生，提高人们的健康水平和生活质量。目前，营养教育已被世界各国政府和营养学家作为改善人民健康状况的主要有效手段之一。

思考讨论

当代人类饮食生活存在的关键营养问题是什么？

素食主义与肉食主义哪种饮食更好？

任务 3　中国居民膳食结构

学习目标

知识目标：了解我国居民传统膳食结构的历史演变过程及形成原因。

能力目标：掌握新时代我国居民膳食结构的主要特点和变化趋势。

任务导入

由于长期膳食不合理引起的慢性病发病率和死亡率日益升高，WHO 发布《用较少的花费拯救生命：对非传染性疾病作出战略应对》，把"减少不健康膳食"作为 WHO 预防和控制非传染性疾病"最合算"的干预措施之一。国民营养健康状况能够反映一个国家或地区的经济发展水平，也是地区人口身体素质的风向标。良好的膳食模式和习惯对于居民的身体健康有重要作用。我国传统膳食的特点是以植物性食物为主，膳食纤维含量丰富，缺陷是谷类食物摄入过多（以前高达 80% 以上），动物性食物摄入量偏少，且奶类和水果长期缺乏。随着我国居民生活水平的不断提高，膳食结构发生变化，但总体上膳食结构仍不尽合理，主要表现为畜肉类和油脂消费过多，而粗杂粮、薯类食物消费锐减，从而产生营养素摄入失衡和肥胖等慢性病高发等新营养问题。

任务布置

通过理论学习，掌握新时代我国居民膳食结构的主要特点和变化趋势。

任务分析

本任务可以帮助同学们熟悉我国居民的膳食结构及其特点，为营养配餐夯实理论基础。

相关知识

1）中国居民传统的膳食结构特征

中国居民的传统膳食以植物性食物为主，谷类、薯类和蔬菜的摄入量较高，肉类的摄入量比较低，豆制品总量不高且因地区差异而不同，奶类消费在大多地区不多。此种膳食的特点是：

（1）高碳水化合物摄入

我国南方居民多以大米为主食，北方以小麦粉为主，谷类食物的供能比例占 70% 以上。

（2）高膳食纤维摄入

谷类食物和蔬菜中所含的膳食纤维丰富，因此我国居民膳食纤维的摄入量也很高。这是我国传统膳食具备的最突出优势之一。

（3）低动物脂肪摄入

我国居民传统饮食中动物性食物的摄入量很少，动物脂肪的供能比例一般在 10% 以下。

2）中国居民的膳食结构现状及变化趋势

当前中国城乡居民的膳食仍然以植物性食物为主、以动物性食品为辅。但中国幅员辽阔，各地区、各民族以及城乡之间的膳食构成存在很大差别，富裕地区与贫困地区差别较大。而且随着社会经济发展，我国居民膳食结构正向"富裕型"膳食结构的方向转变。

改革开放以来，随着我国经济的高速发展，中国居民的膳食发生了明显的变化。国家食物消费调查显示，谷类食物的消费于 1985 年达到高峰。食用油消费量于 1975 年前一直处于较低水平，20 世纪 80 年代迅速增长，1985 年为 1975 年的两倍有余。中国人均肉类和食糖的消费量也都增加了 2 倍以上。20 世纪 90 年代以来，中国城乡居民的食物消费变化总的趋势是一致的，主要特点是：粮食和薯类的消费量下降。奶类和豆制品的摄入量变化不明显，钙的摄入量只达到 RNI 的 50% 左右；优质蛋白质占总蛋白质比例不到 1/3，牛、羊、禽肉、水产品、水果的消费量都有所增加，蔬菜的消费量稍有下降；粮谷类食物提供的能量占总能量比例下降，全国居民平均谷类供给能量由原来的 80% 以上下降为 60%～70%；全国城市居民除低收入水平人群外，谷类供能比例降至 60% 以下；全国农村居民谷类平均供能比例约为 70%；动物性食物和脂肪的摄入量明显上升，多数地区动物性食物的摄入中，肉类和蛋类增加最多，肉类中尤以猪肉消费量为最多；动物性食物供能比已达 20% 左右；脂肪供能比全国也已超 20%，城市比农村高。蛋白质的供能比例明显上升，全国城乡平均约为 10%，城市比农村高。

3）中国居民平衡膳食模式的特点

 中国平衡膳食模式

（1）食物多样

中国居民平衡膳食模式包括五大类人体必需的基本食物，包括谷薯类、蔬菜水果类、禽畜鱼蛋奶类、大豆坚果类以及烹饪用的油盐等。推荐的食物品种丰富，每周 25 种以上，以保障膳食能量和营养素的充足供给，传承和发扬了"五谷为养，五果为助，五畜为益，五菜为充"的膳食搭配原则。该模式以 2 000 kcal 能量需求水平和《中国居民平衡膳食宝塔（2022）》推荐的食物类别和重量为指导。

（2）植物性食物为主

在整个膳食模式中，谷薯类提供能量占总能量的 50% 左右，是能量主要来源，体现了"谷类为主"的理念。"谷类为主"是我国的膳食传统，实践证明对健康有益。另外，蔬菜、水果、大豆、坚果都是被鼓励多摄入的食物类别，占总体膳食的比例较高。

（3）动物性食物为辅

在整体膳食模式中，动物性食物比例低，属于辅助性食物。膳食指南强调动物性食物摄入应适量，此举既可保障优质蛋白质摄入，还可弥补植物性食物中脂溶性维生素 A、维生素 B_{12}、锌、硒等微量营养素的不足，又可预防因动物性食物摄入过多所引起的心脑血管疾病以及某些癌症发生风险的增加，实践了我国传统膳食"植物为主"的原则，又体现了现代关于食物与健康科学研究的重要成果。

（4）少油盐糖

少油少盐是各国膳食指南的共识。我国减盐工作进行已久，已取得一定成效。国际组织和各国的膳食指南大多自 2013 年起建议食盐用量为 5 g，我国也在 DRIs（2013）中建议了成人钠的适宜摄入量为 1 500 mg，预防慢性病时不要超过 2 000 mg（相当于 5 g 盐）。我国青少年糖的摄入主要来自饮料，家庭和餐饮业烹调油和盐的用量也较大。油、盐、糖是膳食指南中特别强调的三点控制要素。

扩展视野

任务实施

第一步：布置任务，学习并掌握中国居民膳食结构相关知识。

第二步：思考与讨论相关问题，并进行小组讨论。

实战演练

围绕个体膳食结构，请同学们根据自己的日常饮食习惯分析自己的膳食模式结构接近哪种类型和存在的缺点与不足，并根据所学加以改正。

思考讨论

最新的中国居民平衡膳食宝塔结构给我们的启示是什么？

任务4 中国居民膳食结构的改善与挑战

学习目标

知识目标：了解我国居民膳食结构调整取得的成就以及当下面临的挑战。

能力目标：掌握我国居民膳食结构的现状，并能够在配餐实践中解决其存在的不足。

任务导入

中华人民共和国成立 70 多年来，我国的营养保障和供给能力显著增强，人民健康水平持续提升，人均预期寿命从 35 岁提高到 77.3 岁，居民的主要健康指标总体上优于中高收入国家的平均水平。历次全国营养与健康监测结果表明，我国居民营养不足与体格发育问题持续改善，城乡差异逐步缩小，但受社会经济发展水平不平衡、人口老龄化和不健康饮食方式等影响，当前我国仍面临居民营养缺乏与过剩并存、膳食营养与生活方式有待改进、部分人群中营养相关疾病高发等问题。今后 10～15 年是我国改善国民营养健康、降低疾病负担的关键战略期，抓住机遇，及时采取措施将会事半功倍。而合理膳食正是实现全面、均衡营养的基础和保障。

任务布置

通过学习相关知识了解我国居民膳食结构调整取得的成就以及当下面临的挑战，并掌握我国居民膳食结构的现状。

任务分析

学习本任务可以帮助配餐者了解目前我国居民膳食结构的现状，有助于配餐工作的进行。

相关知识

1）我国居民膳食营养现状

（1）消费结构变化，膳食质量普遍提高

我国食物种类丰富，市场供应充足，居民膳食能量和蛋白质摄入充足，膳食质量显著提高。我国大多数人群膳食结构仍保持以植物性为主，谷类食物仍是能量的主要食物来源，蔬菜供应品种更加丰富，季节性差异明显缩小，居民蔬菜摄入量仍稳定在人均每日 270 g 左右，与其他国家相比一直处于较好的水平。居民动物性食物摄入量增加，优质蛋白摄入量增加，全国城乡居民动物性食物蛋白质的摄入比例从 1992 年的 18.9% 增加到 2015 年的 35.2%。农村居民的膳食结构得到较大的改善，碳水化合物的供能比从 1992 年的 70.1% 下降到 2015 年的 55.3%，动物性食物提供的蛋白质占比从 1992 年的 12.4% 提高到 2015 年的 31.4%，城乡差距逐渐缩小。根据对不同省市监测点的数据分析，居民的膳食结构正处于变迁时期。针对不同人群的研究显示，遵循平衡膳食原则，即维持以植物性食物为主，多吃蔬菜和水果、水产品和奶类，吃适量的肉禽蛋类，清淡少油膳食模式的人群，获得了更好的健康收益，江南沿海一带居民便是如此。针对中国不同人群的研究显示，保持平衡膳食模式可以降低 II 型糖尿病、妊娠糖尿病、代谢综合征、乳腺癌、冠心病和非酒精性脂肪肝的发病风险，并可降低人群的全因死亡风险。

（2）不同年龄段居民身高增加显著

身高是反映长期膳食营养质量的指标，也是整体国民体质提升的重要表现。近 30 年来，我国儿童青少年生长发育水平持续改善，6 ～ 17 岁男孩和女孩各年龄组身高均有增加，平均每 10 年身高增加 3 cm。农村儿童身高增长幅度为男生 4 cm、女生 3 cm，大于城市儿童男生 3 cm、女生 2 cm 的身高增长幅度。例如，1982 年 17 岁农村男生身高平均值是 159.8 cm，近年则已超过 170 cm。成人平均身高继续增长，2023 年我国 18 ～ 44 岁男性和女性的平均身高分别为 169.7 cm 和 158.0 cm，比 2015 年分别增加了 1.2 cm 和 0.8 cm，这反映出从 20 世纪 70 年代开始，我国居民膳食质量和人群体质明显改善。

（3）居民营养不足状况得到根本改善

儿童营养不良特别是农村地区儿童生长迟缓的问题一直是各级政府和无数家庭都关心的问题，营养不良多由膳食能量供应不足、蛋白质缺乏或继发性疾病导致。主要表现为消瘦、生长迟缓、浮肿等。从监测数据来看，我国 5 岁以下儿童生长迟缓率、低体重率分别低于 5% 和 2%，已实现 2020 年规划预设目标。无论是儿童还是成年人，营养不足的发生率明显降低，特别是能量供应不足的情况已经得到根本改善。儿童青少年、孕妇贫血率、维生素 A 缺乏率均有显著下降，营养状况得到明显改善。

2）我国居民膳食营养面临的挑战

（1）高油高盐摄入仍普遍存在，含糖饮料消费逐年上升

2015 年调查显示，家庭烹调用盐摄入量为平均每人每天 9.3 g，呈现逐年下降的趋势，全民健康生活方式行动、全民营养周等活动的宣传教育成效显现。与 1992 年相比，人均烹调用盐量下降了 4.6 g/d，每 10 年平均下降 2 g/d，烹调用盐平均摄入虽有所下降，但仍高于中国营养学会推荐水平。烹调用油的摄入量仍然较高，特别是农村居民烹饪用油食用量增

长幅度较大。在外就餐成为普遍饮食行为，外卖就餐行为在年轻人中较为普遍。调查发现我国居民常购买的前十位菜肴多为油炸食物、动物类菜肴，长期以外卖和在外就餐为主的人群，存在油盐过度消费，以及膳食结构不合理问题。

含糖饮料销售量逐年上升，城市人群游离糖摄入有超过 40% 来自含糖饮料和乳饮料。儿童青少年含糖乳饮料和饮料消费率在 30% 和 25% 以上，明显高于成人。目前我国居民糖摄入平均水平不高，供能比超过 10% 的人群比例为 1.9%，但儿童青少年含糖饮料消费率高于成人，3～5 岁儿童糖供能比高达 4.8%，应引起足够注意。

（2）全谷物、深色蔬菜、水果、奶类、鱼虾类和大豆类摄入不足

我国居民膳食结构以谷物为主，但谷物以精制米面为主，全谷物及杂粮摄入不足，只有 20% 左右的成人能达到日均 50 g 以上；品种多为小米和玉米，还需扩充种类；蔬菜以浅色蔬菜为主，深色蔬菜约占蔬菜总量的 30%，未达到推荐的 50% 以上的水平。人均水果摄入量仍然较低，摄入量较高的城市人群仅为 55.7 g/d。与合理膳食要求相比，有较大差距。我国居民奶类平均摄入量一直处于较低的水平，各人群奶类及其制品消费率均较低，儿童青少年消费量高于成人，各人群消费量均低于推荐摄入量水平，奶类摄入不足是我国居民钙摄入不足比例较高的主要原因。鱼虾类食物平均摄入量为 24.3 g/d，多年来没有明显增加，不足 1/3 的成年人能够达到平均每天摄入鱼虾类 40 g 以上。大豆类食品是中国传统的健康食品，但目前消费率低，消费量不足，约有 40% 的成人不常吃大豆类制品。

（3）饮酒行为较为普遍，一半以上的男性饮酒者过量饮酒

中国的饮酒文化历史悠远，饮酒已成为日常生活的一种习俗。2015 年监测结果显示，我国成年男性居民饮酒率为 64.5%，女性为 23.1%。男性饮酒者日均酒精摄入量为 30 g，女性为 12.3 g。按照饮酒者日均酒精摄入量 ≥ 15 g 定义为过量饮酒的标准，2015—2017 年数据显示，我国男性和女性饮酒者过量饮酒率分别为 56.8% 和 27.8%。

3）促进国民营养计划更新的建议

（1）以循证为依据，更新膳食指导性文件

制定指导我国居民建立科学膳食模式、推动健康生活方式的重要基础性文件，对国家实现公共健康的管理和目标至关重要。在充分考虑我国不断变化的营养与健康状况和突出营养问题的基础上，以循证营养学为手段，以科学证据为指引，充分考虑公共政策发展趋势，我国定期修订《中国居民膳食指南》，以满足人民健康发展的需要。

（2）以问题为导向，推出精准化营养指导关键措施

我国居民营养状况极大改善，主要表现在居民膳食能量和宏量营养素摄入充足、优质蛋白摄入不断增加、居民平均身高持续增长、农村 5 岁以下儿童生长迟缓率显著降低。与此同时我们还应清醒地认识到，各种营养不良问题（包括营养不足、微量营养素缺乏、超重和肥胖症等）在我国仍存在并将长期存在，膳食结构不合理、饮酒甚至过量饮酒、食物浪费等现象普遍存在。以问题为导向，基于全方位影响因素干预的理念，强调以平衡膳食为核心，可以提出营养指导建议，具体如下：

①强调植物性食物为主的膳食结构。增加全谷物的消费，减少精白米面的摄入；在保证充足蔬菜摄入的前提下强调提高深色蔬菜的消费比例；增加新鲜水果的摄入；增加富含优质蛋白质的豆类及其制品摄入。

②优化动物性食物消费结构。改变较为单一的以猪肉为主的消费结构，增加富含多不饱和脂肪酸的水产品类、低脂奶类及其制品的摄入。适量摄入蛋类及其制品。

③保证膳食能量来源和营养素充足。综合考虑生理阶段、营养需要、身体活动水平等将膳食中的碳水化合物、蛋白质、脂肪比例、能量和微量营养素摄入保持在合理的水平（能量平衡或能量负平衡），从而维持健康体重，预防相关膳食慢性病。

④进一步控制油、盐摄入。我国居民食用盐的摄入量已经呈现下降的趋势，但食盐和烹调油的摄入量过高仍严重影响我国居民的健康。在中国成年人所有膳食因素中，心血管代谢性疾病死亡数量有关的归因中居第一位的是高钠（盐）摄入，因此应继续把减盐、控油作为优化膳食结构的重要部分。

⑤控制糖摄入、减少含糖饮料消费。各国对糖摄入及其与健康关系的关注日益提升，在很多国家发布的膳食指南中，"限制糖摄入"都跃居前列。虽然我国居民添加糖摄入水平不高，但作为添加糖摄入的主要来源的含糖饮料，其消费人群比例及消费量均呈快速上升趋势，高糖摄入已成为青少年肥胖、糖尿病高发的主要危险因素，控制青少年糖的摄入是促进青少年健康成长的关键。

⑥杜绝食物浪费，促进可持续发展。充分利用营养学和食品加工学依据，减少食物生产、储存、运输、加工等环节的损耗现象。倡导全民减少餐饮环节的浪费，提倡饮食文明。将保持可持续发展作为引导居民合理膳食的重要方针和实施策略。

（3）以慢性病预防为目标全方位引导健康生活方式

我国居民超重肥胖形势严峻，相关慢性病风险仍呈快速上升趋势。肥胖已成为威胁我国居民健康的首要危险因素，成为多种慢性病（包括癌症）的共同病理基础。虽然我国居民营养相关慢性病过早死亡率逐年下降，但因慢性病死亡的比例持续增加。2019年，我国因慢性病导致的死亡占总死亡的88.5%，其中心脑血管病、癌症、慢性呼吸系统疾病死亡占比为80.7%。针对能量失衡所导致的肥胖，应主要从控制能量摄入和增加身体活动两方面入手，以维持吃动平衡，保持健康体重。

合理膳食、适量活动、戒烟限酒、心理平衡、保持较高的睡眠质量是维护健康的重要因素。膳食营养作为生命的源泉，平衡膳食是身心健康的基础，其健康效应不容忽视。多项研究表明，适量的全谷物、蔬菜水果、水产品的摄入对肥胖、心血管疾病、代谢性疾病及癌症等有明显的预防作用，同时合理的膳食模式也可以降低这类疾病的发病风险，包括备受推崇的地中海膳食模式和DASH膳食模式。此外，食物、营养素与膳食模式还通过参与肠道微生态、神经递质合成、炎症反应机制、氧化应激机制及脑源性神经营养因子机制等多种途径起到改善精神状态、调整心理平衡的作用。身体活动可以降低冠心病、脑卒中、高血压等心血管疾病风险和全因死亡风险，应综合考虑生理阶段能量摄入水平和基础代谢情况，指导居民保证充足、科学的身体活动，保持健康体重。不推荐任何人饮酒，特别是儿童少年、孕妇、乳母以及慢性病人群，成年人如饮酒应限量。

（4）以营养导向为指征，构建新型食物生产加工消费模式

我国食物综合生产能力稳步提高，有力地支撑了国家食品安全和居民食物消费结构和膳食模式的转型升级，但当前食物生产加工与居民健康的消费理念尚缺乏有效衔接，应将营养与健康理念贯穿于食物生产加工、烹调、选购、进餐的各个环节和体系中，营造健康的食物消费环境。

（5）以营养人才队伍建设为举措，推动健康中国行动落实

制定引导大众科学饮食、保持健康生活方式的指导性文件，应以公众健康为根本，结合中国国情，强调科学性、实用性和可行性，而营养人才培养和队伍建设是落实和践行上述指导性文件的重要举措。各级政府应把加强营养职业人才培养（注册营养师、公共营养师、营养指导员等）和队伍建设，作为落实合理膳食行动、实现健康中国行动目标的重要措施。

通过以上措施，聚焦我国居民营养与健康状况的主要问题，以膳食营养和生活方式与健康的科学研究结果为证据，引导人们建立科学饮食观，维持健康的生活方式，做到食物多样、吃动平衡、平衡膳食、杜绝浪费，做健康中国行动的模范。

扩展视野

任务实施

第一步：布置任务，学习并掌握中国居民膳食结构的改善与挑战的相关知识。

第二步：思考与讨论相关问题，并进行小组讨论。

实战演练

营养健康教育

膳食评价

营养健康教育是以改善人民营养状况为目标，通过营养科学的信息交流，帮助个体和群体获得食物与营养知识，形成科学合理饮食习惯的教育活动和过程，也是健康教育的一个分支和重要组成部分。

当前，经济全球化、工业现代化明显影响着社会政治、经济、文化进步和人们的生活、健康状况。在营养健康方面，既有与高能量、高脂、高糖等不良饮食习惯密切相关的肥胖、冠心病、高血压、高血脂、糖尿病等慢性疾病，又存在与贫困、资源缺乏有关的营养不良、贫血等疾病。研究表明：这些健康问题都与个体和群体的行为有密切联系，运用健康教育与健康促进理论和方法改变人们的膳食行为不仅可行，而且有效。

我国的营养健康教育在最近 10 余年中得到了快速发展，特别是在对幼儿园儿童和家长的教育方面取得了明显成效。还有许多营养专业人员开展妇女产褥期饮食行为、营养知识水平调查，对社区肥胖成人进行膳食行为干预及"三高"人员营养教育，都取得了良好的效果。

思考讨论

人类进化到今天，饮食环境发生了怎样的变化？对人类的影响是什么？

项目 2　膳食平衡理论

任务 1　平衡膳食的基本要求

学习目标

知识目标：了解膳食平衡理论。

能力目标：掌握平衡膳食的基本要求。

任务导入

在整个生命周期中，膳食是人体生长发育和健康最直接和至关重要的因素。长期规律的合理膳食，膳食中充足的营养素能维护和促进人体健康，提高机体免疫能力及抵御各种疾病。膳食也是可变因素，受环境、知识、经济、文化等影响。良好的膳食模式是保障营养充足的条件。人类需要的基本食物包括五大类，即谷薯类，蔬菜和水果，畜禽鱼蛋奶，大豆类和坚果、油脂及盐，不同食物中含有的维持人体生命与健康所必需的能量和营养素不同。因此，从人体营养需要和食物营养特征考虑，必须由多种食物组成平衡膳食模式。

任务布置

通过学习相关知识了解膳食平衡理论，并掌握平衡膳食的基本要求。

任务分析

通过学习本任务，可以帮助配餐者提高配餐理论知识水平，有助于配餐工作的进行。

相关知识

 平衡膳食

1）平衡膳食模式

膳食模式是指长时间形成的饮食组成方式，包括膳食中各类食物的品种、数量及比例。平衡膳食模式（Balanced Diet Model）是根据营养科学原理、我国居民膳食营养素参考摄入量及科学研究成果设计的，是指在一段时间内，膳食组成中的食物种类和比例可以最大限度地满足不同年龄、不同能量水平的健康人群的营养和健康需求。不同食物中含有的营养素各有特点，只有通过合理搭配膳食中的食物种类和比例，才能满足个体的营养需要。

平衡膳食模式是保障人体营养和健康的基本原则，食物多样是平衡膳食的基础，合理搭配是平衡膳食的保障。不同类别食物中含有的营养素及其他有益成分的种类和数量不同。除喂养 6 月龄内婴儿的母乳外，没有任何一种天然食物可以满足人体所需的能量及全部营养素。只有经过合理搭配的多种食物组成的膳食，才能满足人体对能量和各种营养素的需要。合理膳食是在平衡膳食的基础上，考虑到健康状况、地域资源、生活习惯、信仰等情况而调整的膳食，能较好地满足不同生理状况、不同信仰以及不同健康状况等某个阶段的营养与健康需要。6 月龄内婴儿纯母乳喂养，2 岁以上健康人群采用平衡膳食模式，即是最好的合理膳食。

合理膳食是免疫系统强大的根本，良好的免疫系统对生存至关重要。人体内无数个细胞不断地进行新陈代谢，每日三餐膳食为其主要营养来源。没有哪种单一食物或补品可以预防疾病并持续有效，但长期规律的合理膳食，包括膳食中充足的营养素，可以帮助支持人类的免疫系统。大量研究表明，免疫系统需要外来的喂养和供给，所有细胞都需要充足和合理的营养才能达到最佳功能，包括免疫系统中的细胞。充足的能量和精致设计的均衡营养是免疫力保持活力、维持战斗能力的根本。

2）平衡膳食的基本要求

平衡膳食是指为保证人体健康每天应摄入的营养素的数量、各种营养素之间应保持的适当比例及各种具有不同营养价值的食物在膳食中应占的比重。这也是营养学理论与实践研究的核心问题。平衡膳食的基本要求是：

①能供给足够的热量来满足生活、劳动的需要。

②能供给充足的优质蛋白来满足生长发育、组织修复和更新的需要。

③能供给各种无机盐和微量元素，用以构成机体组织和调节生理功能。

④能供给充足的维生素，用来调节生理功能和维持正常代谢。

⑤能供给适量的纤维素，用以维持正常的排泄和预防某些疾病。

⑥各种营养素之间的比例适当，以便充分发挥各种营养素的生理功能。

3）食物来源和膳食模式分析

食物是人类营养之源、生存之本，是整个社会可持续发展的基础。因而在实施我国可持续发展战略时，食物消费、食物结构等问题具有重要地位。膳食指南作为食物消费和人类健康指导性文件的一个重要部分，对鼓励健康膳食模式，特别是鼓励植物性食物消费，限制过度消费油盐糖和深加工食物等，创造更有利于健康食物消费指导的舆论环境和政策干预有着重要意义。

平衡膳食模式应最大限度满足不同人群的能量和营养素的需要，并具备食物来源合理性、食物资源适用性、经济可获得性等。我国营养协会的专家在修订《中国居民膳食指南（2022）》时充分考虑了我国食物资源、人均收入及食物价格等因素，争取做到买得到、买得起，以及考虑了食物可持续发展的需要。从所推荐的平衡膳食模式分析显示，动物性和植物性食物提供的能量和营养素含量及能量的来源不但可满足人群营养素需求，而且食物来源主要是植物性食物，其膳食模式是一种比较经济并有利于可持续发展的膳食模式。

扩展视野

任务实施

第一步：布置任务，学习并掌握平衡膳食理论和平衡膳食的基本要求。

第二步：思考与讨论相关问题，并进行小组讨论。

实战演练

营养配餐的目的和意义

营养配餐可将各类人群的膳食营养素参考摄入量具体落实到用膳者的每日膳食中，使他们能按需要摄入足够的能量和各种营养素，同时又防止营养素或能量的过高摄入。此外，可根据群体对各种营养素的需要，结合当地食物的品种、生产季节、经济条件和厨房烹调水平，合理选择各类食物，达到平衡膳食，以及通过编制营养食谱，指导食堂管理人员有计划地管理食堂膳食，也有助于家庭有计划地管理家庭膳食，并有利于成本核算。

思考讨论

平衡膳食模式的制订和落实需要考虑的因素有哪些？

任务 2　营养素的相互作用

学习目标

知识目标：了解营养素之间的相互作用关系。

能力目标：掌握产能营养素摄入比例。

任务导入

人类为了维持生命与健康，保证正常的生活与劳动，每天必须摄入一定数量的食物，并利用这些食物以获取各种营养素和能量来满足人们的需要。这些营养素具有提供能量、构成机体组织及调节生理功能的作用，但并非所有营养素都同时具有上述功能，在代谢过程中，各种营养素比例适宜才能起到协同作用，发挥最大的营养功效，当其中任何一个环节发生障碍时，都将对机体造成不利影响。各种食物所含营养素均不相同，人们必须合理膳食才能达到平衡营养、促进健康的目的。人体是一个整体，食物中的各种营养素在人体内也是以一个整体的形式对人体发挥各种生理功能。各种营养素在人体内，既相互配合，又相互制约，在消化、吸收、利用、储存、降解、排泄等方面都密切相关。因此，要达到膳食平衡，就必须充分考虑各种营养素之间的相互关系。

任务布置

通过学习相关知识了解营养素之间的相互作用关系，并运用营养素之间的相互作用关系进行营养配餐实践。

任务分析

通过学习本任务，配餐人员结合营养素之间的相互作用，科学配比，优化配餐。

相关知识

1）产能营养素之间的相互关系

产能营养素是指在人体内能产生能量的碳水化合物、脂肪和蛋白质。这三种营养素之间的关系，主要表现在碳水化合物和脂肪对蛋白质的节约作用。三大产能营养素占总能量的比例分别为：碳水化合物为 55%～65%，脂肪为 20%～30%，蛋白质为 10%～15%。碳水化合物是最经济的产能营养素，脂肪是产能最多的营养素，当碳水化合物和脂肪作为能量来源供给充足时，就可以减少蛋白质作为能量供给的分解代谢，有利于正氮平衡，增加蛋白质作为人体蛋白质合成的原料；相反，如果碳水化合物和脂肪作为人体能量的来源时不足，不能达到人体需要量，机体就会将蛋白质分解，供给能量，使蛋白质不能发挥其合成人体组织蛋白质的作用，也就是说，当能量供给充足时，蛋白质在人体内就能发挥最大的生理功能。

2）微量营养素之间的相互关系

维生素 E 能促进维生素 A 在肝脏内的储存。这与维生素 E 的氧化作用和能保护维生素 A 有关。维生素摄入量的多少对矿物质的吸收也存在着一定的影响。如维生素 C 能使人体难以吸收的三价铁还原为容易吸收的二价铁，还能使亚铁络合酶处于激活状态，从而促进铁的吸收和利用；维生素 D 可促进钙、磷的代谢等。

3）常量元素与微量元素之间的关系

人体摄入矿物质的含量和比例必须适宜，才能满足人体正常生长发育的需要，反之就会影响人体的健康。如钙补充过度会造成其他二价阳离子（铁、锌、铜等）代谢紊乱；盲目补锌会造成体内锌的积聚，高锌状态会损害免疫系统；铁和铜在造血过程中起协同作用，缺铜时，铁不能进入血红蛋白分子中，因而即使铁量充足也会发生贫血。

4）其他营养素之间的相互关系

膳食纤维是碳水化合物中不能被人体消化吸收的部分，膳食纤维在对人体发挥生理功能时，往往对其他营养素的代谢也有一定的影响，当膳食纤维的摄入量适当时，可促进肠道消化酶的分泌，有利于食物的消化过程，还可与胆酸结合，从而降低血清胆固醇含量，预防冠心病、胆结石等疾病的发生；但膳食纤维摄入过高时会对蛋白质、脂肪、碳水化合物，特别是常量元素与微量元素的吸收起干扰作用，有时甚至是引起某些营养素缺乏的主要原因，所以膳食纤维的摄入一定要适量。

一般认为，必需氨基酸和非必需氨基酸的最佳比例为 4∶6。无论必需氨基酸还是非必需氨基酸对于人体来说都非常重要。有些氨基酸可以相互代替，如酪氨酸可以替代部分苯丙氨酸。但如果人体大量摄入某一种氨基酸，不论它是必需氨基酸还是非必需氨基酸，都会出现氨基酸摄入不平衡的不良后果。

综上所述，缺乏某种营养素固然不好，但是某种营养素摄入过量同样有害，膳食中保持各类营养素的平衡是保证良好营养状态的关键。

扩展视野

任务实施

第一步：布置任务，学习并掌握营养素之间的相互作用关系。

第二步：思考与讨论相关问题，并进行小组讨论。

实战演练

某大学生的一日食物能量分配

陈同学 23 岁，正在复习功课，准备考研。白天去图书馆学习，晚上还要继续读书，每天都要到夜里将近 12 点才休息。学校 5 点半吃晚饭，她到了 10 点就觉得饿，但是担心长胖，不敢吃东西。但是不吃东西的话，学习效率会降低，还饿得睡不好觉。

营养师了解到她的实际情况之后，建议她晚餐扣减 1/3，相应的能量用来在晚上 9 点加一餐夜宵。晚餐食量过大，反而会影响晚餐后的工作效率。同时，考虑到她白天有吃零食的习惯，三餐之外还要吃水果，于是将 7% 的一日总能量作为零食和水果的能量，余下 93% 能量的分配比例是早餐 30%、午餐 30%、晚餐 25%、夜宵 8%。一些习惯于晚间工作的职业人士，也可以考虑这种一日能量分配比例。

请同学们根据所推荐的餐次能量分配，为陈同学制订一份能量分配合理且营养均衡的食谱。

思考讨论

在配餐过程中如何既考虑配餐对象的营养需要，又考虑营养菜点中各类营养素的平衡？

任务 3　中国居民膳食指南（2022）

学习目标

知识目标：了解《中国居民膳食指南（2022）》的构成和基本内容。

能力目标：掌握一般人群的八条膳食准则，并能够运用其指导科学配餐工作。

任务导入

膳食指南（Dietary Guidelines, DG）是根据营养科学原则和人体营养需要，结合当地食物生产供应情况及人群生活实践，提出的食物选择和身体活动的指导意见。膳食指南是健康教育和公共政策的基础性文件，是国家实施健康中国行动和推动国民营养计划的一个重要组成部分。

我国自 1989 年发布第一版《中国居民膳食指南》以来，每十年发布一次，目前已发布五版。基于近年来营养、膳食与健康研究科学证据的更新和发展，以及中国居民饮食方式和膳食结构不断发生新变化，2016 年经中国营养学会常务理事会研究决定，我国居民膳食指南将根据需要每 5～10 年修订一次。2022 版的修订是依据国务院相关文件要求和"健康中国 2030"建设的需要而开展的。国务院发布的《健康中国行动（2019—2030 年）》将"合理膳食行动"列为重大行动之一；《国民营养计划（2017—2030 年）》中明确提出"定期修订和发布居民膳食指南"。为了更好地修订膳食指南，充分利用食物与健康的科学研究成果，中国营养学会成立中国居民膳食指南科学报告工作组，进行了系统的膳食与健康的科学研究，在 2016 年出版的《食物与健康——科学证据共识》等系列研究的基础上，分析我国居民膳食与营养健康现况及问题，汇集近 5 年来国内外膳食与健康研究的新证据、有关膳食指南的进展，为修订《中国居民膳食指南（2022）》提供重要的科学依据。膳食指南作为科学共识和指导，可直接或间接地指导健康教育工作者、政策的制定者等开展相关工作；作为国家或地区发展食物生产及规划的依据，从而满足国家健康和食物生产策略指导居民食物消费；作为公众营养健康信息传播之源，引导居民合理选择食物、促进健康。

任务布置

膳食指南旨在帮助人们做出科学的食物选择，合理搭配膳食，以维持和促进健康，预防和减少营养相关疾病的发生。请同学们认真学习本任务相关知识，并掌握一般人群膳食指南八条准则。

任务分析

本任务首先应该通过学习了解《中国居民膳食指南（2022）》的构成和基本内容，从而掌握相关知识，帮助建立平衡膳食合理配餐的理论知识体系。

相关知识

一般人群膳食指南是以食物为基础的膳食指南，适用于 2 岁以上的健康人群，提供有关食物、食物类别和平衡膳食模式的建议，健康、合理的膳食指导，能促进全民健康和慢性疾病预防。

1）食物多样，合理搭配

平衡膳食模式是在最大程度上保障人类营养需要和健康的基础，食物多样是平衡膳食模式的基本原则。多样的食物应包括谷薯类、蔬菜水果类、畜禽鱼蛋奶类、大豆坚果类等。建议平均每天摄入 12 种以上的食物，每周 25 种以上。以谷类为主是平衡膳食模式的重要特征，建议平均每天摄入谷类食物 200 ～ 300 g，其中全谷物和杂豆类 50 ～ 150 g；薯类 50 ～ 100 g。每天的膳食应合理组合和搭配，平衡膳食模式中碳水化合物供能占膳食总能量的 50% ～ 65%，蛋白质占 10% ～ 15%，脂肪占 20% ～ 30%。

2）吃动平衡，健康体重

体重是评价人体营养和健康状况的重要指标，运动和膳食平衡是保持健康体重的关键。各个年龄段人群都应该坚持每天运动，维持能量平衡，保持健康体重。体重过低和过高均易增加疾病的发生风险。推荐每周应至少进行 5 天中等强度的身体活动，累计 150 分钟以上；坚持日常身体活动，主动身体活动最好每天 6 000 步；注意减少久坐时间，每小时起来动一动，动则有益。

3）多吃蔬果、奶类、全谷、大豆

蔬菜、水果、奶类和大豆及其制品是平衡膳食的重要组成部分，坚果是膳食的有益补充。蔬菜和水果是维生素、矿物质、膳食纤维和植物化学物的重要来源，奶类和大豆类富含钙、优质蛋白质和 B 族维生素，对降低慢性病的发病风险具有重要作用。推荐餐餐有蔬菜，每天摄入不少于 300 g 蔬菜，深色蔬菜应占 1/2。推荐天天吃水果，每天摄入 200 ～ 350 g 新鲜水果，果汁不能代替鲜果。吃各种各样的奶制品，摄入量相当于每天 300 mL 以上液态奶。经常吃全谷物、豆制品，适量吃坚果。

4）适量吃鱼、禽、蛋、瘦肉

鱼、禽、蛋和瘦肉可提供人体所需要的优质蛋白质、维生素 A、B 族维生素等，有些也含有较高的脂肪和胆固醇。目前我国畜肉消费量高，过多摄入对健康不利，应当适量食用。动物性食物优选鱼和禽类，鱼和禽类脂肪含量相对较低，鱼类含有较多的不饱和脂肪酸。蛋类各种营养成分齐全，瘦肉脂肪含量较低。过多食用烟熏和腌制肉类可增加部分肿瘤的发生风险，应当少吃。推荐成年人平均每天摄入动物性食物总量 120 ～ 200 g，相当于每周摄入鱼类 2 次或 300 ～ 500 g，畜禽肉 300 ～ 500 g，蛋类 300 ～ 350 g。

5）少盐少油，控糖限酒

我国多数居民食盐、烹调油和脂肪摄入过多，是目前肥胖、心脑血管疾病等慢性病发病率居高不下的重要因素，因此应当培养清淡饮食习惯，推荐成年人每天摄入食盐不超过 5 g，烹调油 25 ～ 30 g，避免过多动物性油脂和饱和脂肪酸的摄入。过多摄入添加糖可增加龋齿和超重的发生风险，建议不喝或少喝含糖饮料，推荐每天摄入糖不超过 50 g，最好控制在 25 g 以下。儿童青少年、孕妇、乳母不应饮酒，成年人如饮酒，一天饮酒的酒精量不超过 15 g。

6）规律进餐，足量饮水

规律进餐是实现合理膳食的前提，应合理安排一日三餐，定时定量，饮食有度，不暴饮暴食。早餐提供的能量应占全天总能量的 25% ～ 30%，午餐占 30% ～ 40%，晚餐占 30% ～ 35%。水是构成人体成分的重要物质并发挥着多种生理作用。水摄入和排出的平衡可以维护机体适宜水合状态和健康。建议低身体活动水平的成年人每天饮 7 ～ 8 杯水，相当于男性每天喝水 1 700 mL，女性每天喝水 1 500 mL。每天主动、足量饮水，推荐喝白水或茶水，不喝或少喝含糖饮料。

7）会烹会选，会看标签

食物是人类获取营养，赖以生存和发展的物质基础，在生命的每一个阶段都应该规划好膳食。了解各类食物营养特点，挑选新鲜的、营养素密度高的食物，学会通过食品营养标签比较、选择购买较健康的包装食品。烹饪是合理膳食的重要组成部分，学习烹饪和掌握新工具，传承当地美味佳肴，做好一日三餐，家家实践平衡膳食，享受营养与美味。如在外就餐或选择外卖食品，按需购买，注意适宜分量和荤素搭配，并主动提出健康诉求。

8）公筷分餐，杜绝浪费

日常饮食卫生应首先注意选择当地的、新鲜卫生的食物，不食用野生动物。食物制备应生熟分开，储存得当。多人同桌，应使用公筷公勺、采用分餐或份餐等卫生措施。勤俭节约是中华民族的优良传统，人人都应尊重和珍惜食物，在家在外按需备餐，不铺张不浪费。从每个家庭做起，传承健康生活方式，树饮食文明新风。社会餐饮应多措并举，倡导文明用餐方式，促进公众健康和食物系统可持续发展。

扩展视野

任务实施

第一步：布置任务，学习并掌握一般人群平衡膳食八条准则。

第二步：思考与讨论相关问题，并进行小组讨论。

实战演练

生活水平和营养状况

很多人以为，生活富裕了，食物丰富了，营养就会自动改善。近 30 年农村食物消费的变迁证明，这个想法完全不合实际。富裕之后，农村居民消费量上升最快的是油脂和肉类，带来慢性病发病率的快速上升，而能提供膳食中最容易缺乏的钙和维生素 A 的奶类、豆制品、绿叶蔬菜等食品，消费量却没有明显增加。农民给孩子买方便面和甜饮料较多，而牛奶和水果的消费量较少。

　　可见，如果没有营养知识的指导，生活的富裕并不会带来营养的改善，甚至可能会雪上加霜。所谓"营养过剩"之说并不确切，过剩的只有脂肪和能量，而微量营养素绝无过量的情况。在我国，既贫血缺锌又肥胖的人并不少见，既缺钙又高血压冠心病的人也不少。因此，目前很多国民的营养状况应当采用"营养不平衡"这个词汇来描述。

思考讨论

　　生活中的哪些问题可能与膳食营养状况有关，为什么当前国人存在较为普遍的亚健康状态？

项目 3　中国居民膳食营养素参考摄入量

任务 1　膳食营养素参考摄入量相关概念

学习目标

知识目标：了解营养素的需要量，掌握膳食营养素的四种相关概念。

能力目标：根据膳食营养素参考摄入量（Dietary Reference Intakes，DRIs）查找不同人群所需膳食营养素参考摄入量。

任务导入

膳食营养素参考摄入量是为了保证人体合理摄入营养素，避免缺乏和过量，在推荐膳食营养素供给量（Recommended Dietary Allowance，RDA）的基础上发展起来的每日平均膳食营养素摄入量的一组参考值。随着营养学研究的深入发展，DRIs 主要内容也逐渐增加。

 中国居民膳食营养素参考摄入量

任务布置

个体对某种营养素的需要量是指机体为维持适宜的营养状况在一定时期内平均每日必须获得的该营养素的最低量。请同学们思考，个体对某营养素的需要受哪些因素的影响？

任务分析

本任务首先应该通过学习了解中国居民膳食营养素参考摄入量的相关概念，进而掌握个体对某种营养素需要量的影响因素以及在营养配餐中如何运用 DRIs。

相关知识

1）平均需要量

平均需要量（Estimated Average Requirement，EAR）是指某一特定性别、年龄及生理状况群体中个体对某营养素需要量的平均值。按照 EAR 水平摄入某一营养素，根据某些指标可以判断，其能满足某一特定性别、年龄及生理状况群体中 50% 个体需要量的摄入水平，不能满足另外 50% 个体对该营养素的需要。

EAR 是制订推荐摄入量（Recommended Nutrient Intake，RNI）的基础，也可用于评价或计划群体的膳食摄入量，或判断个体某营养素摄入量不足的可能性。由于某些营养素的研究尚缺乏足够的个体需要量的资料，因此并非所有营养素都能制订出 EAR。针对群体，EAR 可用于评估群体中摄入不足的发生率；针对个体，可检查其摄入不足的可能性。EAR 不是计划个体膳食的目标和推荐量，当用 EAR 评价个体摄入量时，如某个体的摄入量远高于 EAR，则此人的摄入量有可能是充足的；如某个体的摄入量远低于 EAR，则此个体的摄入量很可能为不足。

2）推荐摄入量

推荐摄入量是指可以满足某一特定性别、年龄及生理状况群体中绝大多数个体（97% ～ 98%）需要量的某种营养素摄入水平。长期以 RNI 水平摄入某一营养素，可以满足机体对该营养素的需要，维持组织中有适当的营养素储备和机体健康。RNI 相当于传统意义上的 RDA。RNI 的主要用途是作为个体每日摄入该营养素的目标值。RNI 是根据某一特定人群中体重在正常范围内的个体需要量而设定的。对个别身高、体重超过此参考范围较多的个体，可能需要按每千克体重的需要量调整其 RNI。

3）适宜摄入量

适宜摄入量（Adequate Intake，AI）是通过观察或实验获得的健康群体某种营养素的摄入量。当某种营养素的个体需要量的研究资料不足而不能计算出 EAR，从而无法推算 RNI 时，可通过设定 AI 来代替 RNI。例如，纯母乳喂养足月生产的健康婴儿，从出生到 4 ～ 6 个月，他们的营养素全部来自母乳，故摄入的母乳中的营养素数量就是婴儿所需各种营养素的 AI。AI 的主要用途是作为个体营养素摄入量的目标。

AI 和 RNI 的相似之处是两者都可作为目标群体中个体营养素摄入量的目标，可以满足该群体中几乎所有个体的需要。值得注意的是，AI 的准确性远不如 RNI，且可能高于 RNI。因此，使用 AI 作为推荐标准时要比使用 RNI 更加小心。

4）可耐受最高摄入量

可耐受最高摄入量（Tolerable Upper Intake Level，UL）是指平均每日摄入营养素的最高限量。可耐受是指这一摄入水平在生物学上一般是可以耐受的。对于一般群体来说，摄入量达到 UL 水平对几乎所有个体均不致损害健康，但并不表示达到此摄入水平对健康是有益的。UL 并不是一个建议的摄入水平。在制订个体和群体膳食时，应使营养素摄入量低于 UL，以避免营养素过量摄入可能造成的危害。但 UL 不能用来评估群体中营养素摄入过多而产生毒副作用的危险性，因为 UL 对健康人群中最易感的个体也不应造成危害。目前，有些营养素还没有足够的资料来制订 UL，所以对没有 UL 的营养素并不意味着过多摄入这些营养素没有潜在的危险。

5）宏量营养素可接受范围

宏量营养素可接受范围（Acceptable Macronutrient Distribution Ranges，AMDR）是指脂

肪、蛋白质和碳水化合物理想的摄入量范围。该范围可以满足这些必需营养素的需要，并且有利于降低慢性病的发生概率，常用占能量摄入量的百分比表示。蛋白质、脂肪和碳水化合物都属于在体内代谢过程中能够产生能量的营养素，因此被称为产能营养素（Energy Source Nutrient）。产能营养素属于人体的必需营养素，但摄入过量又会导致机体能量储存过多，增加某些慢性病的发生风险。因此有必要提出既能预防营养素缺乏，同时又减少摄入产能营养素过量导致慢性病风险的 AMDR。

传统上 AMDR 常以某种营养素摄入量占摄入总能量的比例来表示，其显著的特点之一是具有上限和下限。如果一个个体的摄入量高于或低于推荐范围，可能引起患慢性病的风险增加，或引起必需营养素缺乏的可能性增加。

6）预防非传染性慢性疾病的建议摄入量

预防非传染性慢性疾病（Non-Communicable Chronic Diseases，NCD）的建议摄入量（Proposed Intakes，PI）是以非传染性慢性病的一级预防为目标，提出的必需营养素的每日摄入量。当 NCD 易感人群的某些营养素的摄入量达到或接近 PI 时，可以降低他们的 NCD 发生风险。

7）特定建议值

近几十年中营养学领域的很多研究是观察某些传统营养素以外的食物成分的健康效应。一些营养流行病学资料以及人体干预研究结果表明，某些食物成分，其中多数属于食物中的植物化合物，具有改善人体生理功能、预防慢性疾病的生物学作用。《中国居民膳食营养素参考摄入量》提出的特定建议值（Specific Proposed Levels，SPL），专用于营养素以外的其他食物成分，一个人每日膳食中这些食物成分的摄入量达到这个建议水平时，有利于维护人体健康。

扩展视野

任务实施

第一步：布置任务，学习并掌握膳食营养素参考摄入量相关概念。

第二步：思考与讨论相关问题，并进行小组讨论。

实战演练

如何合理制订供能营养素的推荐量

一位女运动员每天吃 600 g 主食，而一位同年龄的女大学生每天只吃不到 400 g 主食。她们所摄入的碳水化合物数量相差很大，但碳水化合物能量比却都是 60%。这是因为，这位女运动员的每日能量需求是 13 376 kJ（3 200 kcal），而女大学生是 9 778 kJ（2 100 kcal）。

因为人和人的能量需求差异很大，在能量供应合理的情况下，碳水化合物的供应量肯定也会有很大的差异。所以，不能把碳水化合物的推荐数量固定下来，而应当让它跟着总

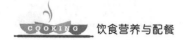

的能量走。也就是说，只要能量合适，吃得多的人就多一点，吃得少的人就少一点。

脂肪的供应量也是一样的道理。能量需求越大的人，一天当中合理的脂肪摄入量就越多，建筑工人吃点肥肉脂肪也不会超量，反过来，能量需求很少，一日中的脂肪摄入总量也就应当减少，脑力劳动者就应当格外注意控制食物中脂肪的量。

思考讨论

某个人不得营养缺乏症，就说明营养素吃够了吗？

任务2 能量需要量与能值

学习目标

知识目标：了解能量需要量与能值的概念。

能力目标：掌握各年龄段人群的能量需要量。

任务导入

能量不是营养素，但它是人类赖以生存和发展以及从事各种活动的基础。能量的摄入应与需要平衡。能量摄入不足，机体会动用自身的能量储备甚至消耗自身组织以满足生命活动的能量需要，从而导致能量缺乏症状的出现，如体力下降、体重减轻、发育迟缓、死亡等。能量摄入过剩，多余的能量以脂肪的形式储存，导致肥胖。能量需要量的确定是确定产能营养素需要量的前提。

任务布置

通过学习相关知识了解能量需要量与能值的概念，并掌握各年龄段人群的能量需要量。

任务分析

学习本任务可以帮助配餐者积累关于营养配餐的能量的相关知识，有助于配餐工作的进行。

相关知识

1）能量需要量

能量需要量（Estimated Energy Requirement，EER）是指能长期保持良好的健康状态，维持良好的体型、机体构成以及理想活动水平的个体或群体达到能量平衡时所需要的膳食能量摄入量。

群体的能量推荐摄入量直接等同于该群体的能量需要量，而不是像蛋白质等其他营养素那样等于 EAR 加 2 倍标准差。所以能量的推荐摄入量不用 RNI 表示，而使用另一个术语"能量需要量"（EER）来描述推荐的人体能量摄入量。EER 的制订需考虑性别、年龄、体重、身高和体力活动的不同。成人 EER 的定义为，一定年龄、性别、体重、身高和身体活动水平的健康群体维持能量平衡所需要摄入的膳食能量。儿童 EER 的定义为，一定年龄（3 岁以上儿童）、体重、身高、性别的个体，维持能量平衡和正常生长发育所需要的膳食能量摄入量。对于孕妇，EER 包括胎儿组织沉积所需要的能量；对于乳母，EER 还需要加上泌乳的能量需要量。

　　EER 是指可以满足某一特定群体中 50% 的个体的能量需要摄入水平。当某一群体的平均能量摄入量达到其推荐摄入量时，随机个体摄入不足或过量的概率各占 50%。但当某一群体的平均蛋白质摄入量达到推荐的供给量时，随机个体摄入不足的概率仅为 2%～3%。如图 4-3-1 所示，能量不足概率曲线表示，当能量摄入量极低时，随机个体能量摄入不足的概率为 1，随着能量摄入水平的不断升高，随机个体能量摄入不足的概率逐渐下降。能量过量概率曲线表示（图 4-3-1），当随机个体能量摄入不足的概率为 1 时，能量摄入过量的概率为 0，随着能量摄入水平的不断升高，随机个体能量摄入过量的概率逐渐增加。在能量不足概率曲线与能量过量概率曲线的交叉点，随机个体摄入不足或过量的概率均为 50%，摄入水平即为 EER。而蛋白质及其他营养素推荐摄入量是满足第 95 个百分位的需要，或 97%～98% 的个体需要水平。

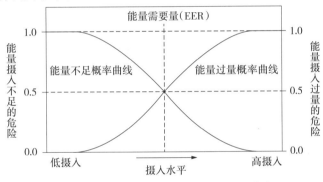

图 4-3-1　能量需要量与摄入水平关系曲线

2）能值

（1）物能值

　　物能值是指食物彻底燃烧时所测定的值，亦称"物理燃烧值"或"总能值"。物能值通常是用弹式量热计进行测定。弹式量热计是一个弹式密闭的高压容器，内有一铂金坩埚，其中放入待测的食物试样，并充以高压氧，使其置于已知温度和体积的水浴中，用电流引燃，食物试样便在氧气中完全燃烧，所产生的热量使水和量热计的温度升高，由此计算出该食物试样产生的能量，用此法测定的每克碳水化合物、脂肪、蛋白质的食物能值见表 4-3-1。

表 4-3-1　三大供能营养素物能值

营养素	每克营养素所含物能值
碳水化合物	17.15 kJ/4.1 kcal
脂肪	39.54 kJ/9.45 kcal
蛋白质	23.64 kJ/5.65 kcal

（2）生理能值

生理能值指机体可利用的能值。由于三大产能物质在体内不能被完全吸收，一般碳水化合物、脂肪、蛋白质的消化率分别为 98%、95% 和 92%，吸收后的碳水化合物和脂肪在体内可完全氧化成 CO 和 H，其终产物及产热量与体外燃烧时相同，但蛋白质在体内不能完全氧化，其终产物除 CO 和 HO 外，还有尿素、尿酸、肌酐等含氮物质通过尿液排出体外。若把 1 g 蛋白质在体内产生的这些含氮物在体外测热器中继续氧化还可产生 5.44 kJ 的热量。所以计算生理能值时应扣除这部分能量。因此，三大产能营养素的生理能值见表 4-3-2。

表 4-3-2　三大产能营养素的生理能值

营养素	每克营养素所含生理能值
碳水化合物	16.8 kJ/4 kcal
脂肪	37.6 kJ/9 kcal
蛋白质	16.7 kJ/4 kcal

人体能量的需要量应与人体能量的消耗量相一致，即摄入量等于消耗量。人体中能量的消耗由基础代谢消耗、体力活动消耗、食物特殊动力作用的消耗三方面构成；其中基础代谢消耗是人体能量消耗的主要部分，占 60% ~ 65%，不同个体的体力活动消耗存在差异，一般占比为 10% ~ 30%，食物特殊动力作用占比相对较小，占 5% ~ 10%。对于特殊人群（婴幼儿、儿童、孕妇、乳母），能量的消耗还应包括机体生长、乳汁分泌等特殊生理活动所消耗的能量。创伤修复期的患者也需要额外的能量。

3）基础代谢和基础代谢率

有关基础代谢和基础代谢率的概念见模块 2 任务 2 部分。在通常情况下，人体的基础代谢率比较恒定，临床与测定值相比较，不超过 10% 的都视为正常，即同年龄、同性别的人同一生理条件下的基础代谢率基本接近，所以通过将测定的基础代谢率与参考值比较可以确定一个人的代谢状况是否正常。测定基础代谢率时，被测者应处于完全安静、清醒、舒适的条件下，周围温度、湿度按基础代谢要求设定，晚饭安排在 18：00 左右，基础代谢率的测定在次日 6：00 ~ 8：00 为宜。被测者的晚餐应清淡，以免对代谢产生影响。被测者应避免激烈活动，测定前要安静休息 30 min 以上。

（1）基础代谢能量消耗的测定

①体表面积法。

基础代谢能量消耗的测定一般用体表面积进行计算，我国学者赵松山于 1984 年提出一个相对适合中国人的体表面积计算公式：

体表面积（m）= 0.006 59 × 身高（cm）+ 0.012 6 × 体重（kg）- 0.160 3

根据这个公式先计算体表面积，再按年龄、性别，查基础代谢率表就得出相应的基础代谢率（BMR），就可以计算出 24 h 的基础能量消耗。

基础代谢能量消耗 = 体表面积（m）× 基础代谢率 × 24

人体基础代谢率表如表 4-3-3 所示。

表 4-3-3 人体基础代谢率表

单位: kcal/（m² · h）

年龄（岁）	男	女	年龄（岁）	男	女	年龄（岁）	男	女
1	53	53	17	40.8	36.3	50	35.8	33.9
3	51.3	51.2	19	39.2	35.5	55	35.4	33.3
5	49.3	48.4	20	38.6	35.3	60	34.9	32.7
7	47.3	45.4	25	37.5	35.2	65	34.4	32.2
9	45.2	42.8	30	36.8	35.1	70	33.8	31.7
11	43	42	35	36.5	35	75	33.2	31.3
13	42.3	40.3	40	36.3	35	80	33	30.9
15	41.8	37.9	45	36.2	34.9			

②直接法。

在实际应用中，可根据身高、体重及年龄直接进行基础代谢的能量消耗的计算。

男性基础能量消耗（BEE）= 66.473 0 + 13.75 × 体重（kg）+ 5 × 身高（cm）－

6.76 × 年龄（岁）

女性基础能量消耗（BEE）= 655.095 5 + 9.56 × 体重（kg）+ 1.85 × 身高（cm）－

4.68 × 年龄（岁）

人体的基础代谢受很多因素的影响，如身高、体重、年龄、种群等，因此，不同个体之间会存在差异。此外，体型、环境、内分泌、情绪以及摄食情况等都可能影响基础代谢，因此同一个体自身的基础代谢也常会有所变化。

（2）体力活动

体力活动的能量消耗被称为生热效应（Thermic Effect of Exercise，TEE）。一般情况下，人体活动所消耗的能量占总能量的 10% ~ 30%。从事各项体力活动所消耗的热能是人体总需求的重要部分，是人体控制能量消耗、保持能量平衡、维持健康最重要的部分。体力活动所消耗的能量与体力活动强度大小、活动时间长短以及动作的熟练程度有关。体力活动强度越大，持续时间越长，动作越不熟练，能量的消耗越多。

过去，我国把劳动强度分为五级：极轻、轻、中等、重和极重（女性没有极重一项）。随着我国经济的发展、职业劳动强度及条件的改善，中国营养学会建议将我国人群的劳动强度由 5 级调整为 3 级，即轻、中、重。成人能量推荐摄入量由基础能量消耗（BEE）与不同等级劳动强度的体力活动水平（PAL）相乘得到。

成人能量推荐摄入量 = BEE × PAL

但由于工作熟练程度和作业姿势的不同，同一工作中消耗的能量存在个体差异，加上工作时间外的活动差异较大，因此劳动强度分级只作为参考，对不同的个体还需进行具体的分析。同时，由于现代工业技术的提高，机械化程度越来越高，人们的劳动强度逐渐减轻，所消耗的能量也在发生变化。

表 4-3-4　体力活动分级表

劳动强度	职业工作时间分配	工作内容举例	PAL 男	PAL 女
轻	75% 的时间坐或站立 25% 的时间站着活动	办公室工作、修理电器、售货员、酒店服务员、化学实验操作、讲课等	1.55	1.56
中	25% 的时间坐或站立 75% 的时间站着活动	学生日常活动、机动车驾驶、电工安装、车床操作、金工切割等	1.78	1.64
重	40% 的时间坐或站立 60% 的时间站着活动	非机械化农业劳动、炼钢、舞蹈、体育运动、装卸、采矿等	2.1	1.82

① 18 岁以上成人能量需要量见表 4-3-5。

表 4-3-5　18 岁以上成人 EER

年龄（岁）	体重（kg）	BEE（kcal/d）	BEE（kcal/kg）	轻体力活动（MJ/d）	轻体力活动（kcal/d）	中体力活动（MJ/d）	中体力活动（kcal/d）	重体力活动（MJ/d）	重体力活动（kcal/d）
男性									
18 ～ 49	66	1 500	22.7	9.41	2 250	10.88	2 600	12.55	3 000
50 ～ 64	65	1 400	21.5	8.79	2 100	10.25	2 450	11.72	2 800
65 ～ 79	63	1 350	21.4	8.58	2 050	9.83	2 350	—	—
≥ 80	60	1 300	21.5	7.98	1 900	9.2	2 200	—	—
女性									
18 ～ 49	56	1 200	21.4	7.53	1 800	8.79	2 100	10.04	2 400
50 ～ 64	58	1 170	20.1	7.32	1 750	8.58	2 050	9.83	2 350
65 ～ 79	55.5	1 120	20.1	7.11	1 700	8.16	1 950	—	—
≥ 80	51	1 030	20.1	6.28	1 500	7.32	1 750	—	—

②儿童和青少年。

儿童和青少年的能量需要量（表 4-3-6、表 4-3-7）包括两部分：一是每日总能量消耗量（TEE）；二是组织生长的能量储存量。组织生长所需的能量只占 1% ～ 4%，在此阶段，每增加 1 g 体重，存储在新生组织中的能量大约为 86 kJ（2 kcal），其中包括 10% 的脂肪，其能量含量为 387 kJ（9.25 kcal），20% 的蛋白质，其能量含量为 23.6 kJ（5.65 kcal），此外 70% 为水和矿物质。

表 4-3-6　儿童和青少年（男性）EER

年龄 （岁）	参考 体重 （kg）	轻体力活动		PAL TEE/ BEE	中体力活动		PAL TEE/BEE	重体力活动		PAL TEE/ BEE
		（MJ/d）	（kcal/d）		（MJ/d）	（kcal/d）		（MJ/d）	（kcal/d）	
1	11.0	—	—	—	3.77	900	1.35	—	—	—
2	13.5	—	—	—	4.60	1 100	1.35	—	—	—
3	15.5	—	—	—	5.23	1 250	1.45	—	—	—
4	17.5	—	—	—	5.44	1 300	1.45	—	—	—
5	19.5	—	—	—	5.86	1 400	1.45	—	—	—
6	22.0	5.86	1 400	1.35	6.69	1 600	1.55	7.53	1 800	1.75
7	25.5	6.28	1 500	1.35	7.11	1 700	1.55	7.95	1 900	1.75
8	28.5	6.90	1 650	1.40	7.74	1 850	1.60	8.79	2 100	1.80
9	32.0	7.32	1 750	1.40	8.37	2 000	1.60	9.41	2 250	1.80
10	35.5	7.53	1 800	1.45	8.58	2 050	1.65	9.62	2 300	1.85
11	39.5	7.95	1 900	1.45	9.20	2 200	1.65	10.25	2 450	1.85
12	44.0	8.58	2 050	1.45	9.62	2 300	1.65	10.88	2 600	1.85
13	49.5	9.20	2 200	1.45	10.46	2 500	1.65	11.72	2 800	1.85
14	54.0	9.62	2 300	1.45	10.88	2 600	1.65	12.13	2 900	1.85
15	57.0	10.67	2 550	1.55	11.92	2 850	1.75	13.39	3 200	1.95
16	59.0	10.88	2 600	1.55	12.13	2 900	1.75	13.60	3 250	1.95
17	61.0	11.09	2 650	1.55	12.55	3 000	1.75	14.02	3 350	1.95

表 4-3-7　儿童和青少年（女性）EER

年龄 （岁）	参考 体重 （kg）	轻体力活动		PAL TEE/ BEE	中体力活动		PAL TEE/ BEE	重体力活动		PAL TEE/ BEE
		（MJ/d）	（kcal/d）		（MJ/d）	（kcal/d）		（MJ/d）	（kcal/d）	
1	10.5	—	—	—	3.35	800	1.35	—	—	—
2	13.0	—	—	—	4.18	1 000	1.35	—	—	—
3	15.0	—	—	—	5.02	1 200	1.45	—	—	—
4	17.0	—	—	—	5.23	1 250	1.45	—	—	—
5	19.0	—	—	—	5.44	1 300	1.45	—	—	—
6	21.0	5.23	1 250	1.35	6.07	1 450	1.55	6.90	1 650	1.75
7	24.0	5.65	1 350	1.35	6.49	1 550	1.55	7.32	1 750	1.75
8	26.5	6.07	1 450	1.40	7.11	1 700	1.60	7.95	1 900	1.80

续表

年龄（岁）	参考体重（kg）	轻体力活动（MJ/d）	轻体力活动（kcal/d）	PAL TEE/BEE	中体力活动（MJ/d）	中体力活动（kcal/d）	PAL TEE/BEE	重体力活动（MJ/d）	重体力活动（kcal/d）	PAL TEE/BEE
9	29.5	6.49	1 550	1.40	7.53	1 800	1.60	8.37	2 000	1.80
10	34.0	6.90	1 650	1.45	7.95	1 900	1.65	9.00	2 150	1.85
11	38.0	7.32	1 750	1.45	8.37	2 000	1.65	9.20	2 200	1.85
12	42.5	7.53	1 800	1.45	8.58	2 050	1.65	9.62	2 300	1.85
13	46.0	7.74	1 850	1.45	8.79	2 100	1.65	9.83	2 350	1.85
14	48.5	7.95	1 900	1.45	9.00	2 150	1.65	10.04	2 400	1.85
15	50.0	8.58	2 050	1.55	9.62	2 300	1.75	10.67	2 550	1.95
16	51.0	8.58	2 050	1.55	9.83	2 350	1.75	10.88	2 600	1.95
17	52.0	8.79	2 100	1.55	9.83	2 350	1.75	11.09	2 650	1.95

③孕妇和乳母。

孕妇的 EER 是指营养状况良好的孕妇，孕前体重、体成分及 PAL 在正常范围，身体健康，足月生产出正常体重、健康的新生儿所需的能量。因此，孕妇需要在孕前总能量需要量基础上额外增加特定的能量，用于孕妇自身体重增长，子宫、胎盘、乳房的生长及胎儿的发育等。增加的能量分为两部分：一是体重增加导致的总能量消耗的增加，二是组织储存所需要的能量。表 4-3-8 是根据 WHO/FAO/UNU 的最新数据，以中国成年女性轻体力活动的 EER 为基础，推算出孕妇怀孕三个阶段所需的每日能量附加量平均值。

表 4-3-8　孕期体重增加 12 kg 的孕妇需要增加的能量需要量平均值

能量形式	孕早期（1～3月）（g/d）	孕早期（1～3月）（kJ/d）	孕中期（4～6月）（g/d）	孕中期（4～6月）（kJ/d）	孕晚期（7～10月）（g/d）	孕晚期（7～10月）（kJ/d）	总能量需要量（MJ）	总能量需要量（kcal）
蛋白质储存	0	0	1.3	31	5.1	120	14.0	3 360
脂肪储存	5.2	201	18.9	731	16.9	654	144.7	34 600
能量消耗增加量	17	80	60	535	54	1 230	170.5	38 360
孕妇能量需要增加量	—	281	—	1 279	—	2 004	329.2	80 300

孕早期：组织储存需要 201 kJ/d，体重增加的能量消耗量为 80 kJ/d，合计约为 280 kJ/d（67 kcal/d）；

孕中期：组织储存需要 762 kJ/d，体重增加的能量消耗量为 535 kJ/d，合计约为 1 300 kJ/d（311 kcal/d）；

孕晚期：组织储存需要 774 kJ/d，体重增加的能量消耗量为 1 230 kJ/d，合计约为

2 000 kJ/d（478 kcal/d）。

各期能量需要量按 50 kcal 为单位取整，孕早期能量需要为 200 kJ/d（50 kcal/d），孕中期能量需要为 1 250 kJ/d（300 kcal/d），孕末期能量需要为 1 900 kJ/d（450 kcal/d），考虑到 50 kcal/d 可以忽略，因此孕早期能量附加量推荐为 0，孕中期能量附加量推荐为 1 250 kJ/d（300 kcal/d），孕晚期能量附加量推荐为 1 900 kJ/d（450 kcal/d）。

由于乳母的基础代谢、PAL 与怀孕前差别不大，因此乳母额外的能量需要量主要由分泌母乳的能量及体重的变化决定。根据有关数据，产后前 6 个月母乳的平均分泌量为 780 g/d，而乳汁的能量密度为 2.8 kJ/g，转化效率为 0.8，因此前 6 个月每日母乳分泌所需的能量约为 2.73 MJ/d（650 kcal/d）。产后前 6 个月乳母平均每月体重下降 0.8 kg，每千克体重的能量转换系数为 27 MJ（6 500 kcal），因此每日体重减少提供的能量为 720 kJ/d（170 kcal）。产后前 6 个月乳母的额外能量需要量约为 2.00 MJ/d（480 kcal），按 50 kcal 为单位取整，为 500 kcal（2.10 MJ/d）。

产后 6 个月后情况比较复杂，有的乳母仍然坚持母乳喂养，有的则已断乳。坚持母乳喂养的，由于添加辅食，泌乳量减少，体重不再下降，因此应适当调减额外的能量值，而断乳的乳母则不必考虑能量的额外需要量。

扩展视野

任务实施

第一步：布置任务，学习并掌握能量需要量与能值相关概念及其计算方法。

第二步：思考与讨论相关问题，并进行小组讨论。

实战演练

算一算你身体中有多少储备能量

人体的体重变化是对能量平衡的反映，但影响因素十分复杂。体重的变化与人体成分的变化密切相关，又与人体健康有密切的联系。

人体以脂肪的形式来储备能量。在正常情况下，人体可以通过进餐弥补消耗的能量，同时又不会有太多的多余能量剩下，体重维持不变。从理论上来说，如果有 37 600 kJ（9 000 kcal）的多余能量，人体就会增加 1 kg 纯脂肪。反之要想减少 1 kg 纯脂肪，也要额外消耗这么多的能量。从这一点我们可以理解，要想让身体脂肪含量发生 1 kg 的改变，需要付出相当大的努力。

对于一位体重 52 kg、体脂肪含量为 25% 的成年女性来说，她身体中的脂肪大致为 12 kg，相当于 489 530 kJ（117 000 kcal）的能量。这些能量约相当于正常成年女性一日能量摄入总量的 58 倍。

思考讨论

如何确定不同配餐对象的能量需要量？

项目 4 中国食物成分表

任务 1 中国食物成分表的构成

学习目标

知识目标：了解食物成分表的构成和相关概念。

能力目标：掌握计算各类食物的各种营养素含量的计算。

任务导入

我国的食物营养价值研究始于 20 世纪 30 年代。我国第一版食物成分表是中华人民共和国成立后于 1952 年出版的，由中国疾病预防控制中心营养与健康所的前身中央卫生实验研究院营养学系的营养科学家在两年多时间内完成的（1949—1951 年）。中华人民共和国成立之初，该书在改善我国人民的营养缺乏症方面发挥了重要的作用。随后，在 60 余年的营养学研究和科学发展的长河中，食物成分研究一直被积极发展和扩充，第 6 版《中国食物成分表（标准版）》即是在前面研究的基础上总结和发展而成的。

任务布置

我国幅员辽阔，因此从陆地到海洋有着极为丰富的食物资源。请同学们思考，若从食物来源和营养价值等方面考虑，我们应该如何对各类食物进行命名、分类与编码？

任务分析

本任务首先应该通过了解中国食物成分表的构成，从而掌握各类食物的分类依据、编码规则以及其各类营养素含量的分析计算方法。

相关知识

 中国食物成分表

1）食物成分

食物成分一般是指食物中传统的营养素以及其他与健康有关的各种成分，食物成分表就是单位食物内各种传统营养素含量以及必要的描述性资料的集合。食物成分表是食物成分公共数据库的主要构成部分，是营养配餐工作中必不可少的工具。近几年，构成食物成分表的中国食物成分公共数据库在不断扩大。《中国食物成分表（标准版）》是在第 5 版《中国食物成分表》（2009，第一册）和《中国食物成分表》（2004，第二册）的基础上修订而成的，是目前最新版本。其主要内容包括三个部分：使用说明、食物成分表及附录。

《中国食物成分表（标准版）》分第一册和第二册两个部分，第一册所列食物以植物性原料和食品为主，共收集了 1 110 余条食物的一般营养成分数据，包括能量、水分、灰分、膳食纤维和宏量营养素共 10 种，维生素 11 种，矿物质 10 种，氨基酸 20 种，脂肪酸 45 种。第二册所列食物以动物性原料和食品为主，共收集了八类 3 600 余条食物（其中 1 005 条为食物的一般营养成分数据），包括能量、水分、灰分、蛋白质、脂肪等宏量营养素共 10 种，维生素 11 种，矿物质 10 种，氨基酸 20 种，脂肪酸 45 种。两册书都修订了食物的维生素 A 的表达方式，修正和统一了两本书中的食物成分数据和食物种类编排方式、编码、食物成分的表达等内容。第一册修订并增加了常见食物碘、维生素、植物化学物等 9 个特别成分表；增加了食物血糖指数数据和脂肪酸、食用油数据，大大扩充了植物性食物的营养成分数据源。第二册修订并增加了常见食物碘、维生素等 4 个特别成分表；增加了 490 种食物的嘌呤数据和部分国外水产品中 DHA 的数据。特别需要指出的是，为提高对食物的理解和应用的准确性，《中国食物成分表（标准版）》还给出了较为详细的食物样品描述，书后附上带有编号的食物图片。

2）中国食物成分表的主要内容

中国食物成分表的主要内容共分为 8 个部分，包括能量和食物一般营养成分、食物氨基酸含量、食物脂肪酸含量、食物碘含量、食物维生素含量、食物中植物化学物含量、食物中常见嘌呤含量、部分食用鱼贝类中 DHA 和 EPA 含量以及食物血糖指数。中国食物成分表将食物按品种分为谷类及制品；薯类、淀粉及制品；干豆类及制品；蔬菜类及制品；菌藻类；水果类及制品；坚果、种子类；畜肉类及制品；禽肉类制品；乳类及制品；蛋类及制品；鱼虾蟹贝类；婴幼儿食品；小吃、甜饼；速食食品；饮料类；含酒精饮料；糖、果脯和蜜饯、蜂蜜；植物油和油脂类；调味品类；其他，共计 21 大类。表 4-4-1 为食物分类一览表。

表 4-4-1　食物分类一览表

食物类编码	食物类名称	食物条数	亚类编码及名称
01	谷类及制品	108	1. 小麦；2. 稻米；3. 玉米；4. 大麦；5. 小米、黄米；6. 其他
02	薯类、淀粉及制品	26	1. 薯类；2. 淀粉类
03	干豆类及制品	81	1. 大豆；2. 绿豆；3. 赤豆；4. 芸豆；5. 蚕豆；6. 其他

续表

食物类编码	食物类名称	食物条数	亚类编码及名称
04	蔬菜类及制品	313	1. 根菜类；2. 鲜豆类；3 茄果、瓜菜类；4. 葱蒜类；5. 嫩茎、叶、花菜类；6. 水生蔬菜类；7. 薯芋类；8. 野生蔬菜类
05	菌藻类	65	菌类、藻类
06	水果类及制品	182	1. 仁果类；2. 核果类；3. 浆果类；4. 柑橘类；5. 热带、亚热带水果；6. 瓜果类
07	坚果、种子类	64	1. 树坚果；2. 种子
08	畜肉类及制品		1. 猪；2. 牛；3. 羊；4. 驴；5. 马；6. 其他
09	禽肉类及制品		1. 鸡；2. 鸭；3. 鹅；4. 火鸡；5. 其他
10	乳类及制品		1. 液态乳；2. 奶粉；3. 酸奶；4. 奶酪；5. 奶油；6. 其他
11	蛋类及制品		1. 鸡蛋；2. 鸭蛋；3. 鹅蛋；4. 鹌鹑蛋
12	鱼虾蟹贝类		1. 鱼；2. 虾；3. 蟹；4. 贝；5. 其他
13	婴幼儿食品		1. 婴儿配方食品；2. 较大婴儿和幼儿配方食品；3. 特殊医学用途婴儿配方食品；4. 婴幼儿谷类辅助食品；5. 婴幼儿罐装辅助食品
14	小吃、甜点		1. 小吃；2. 蛋糕、甜点
15	速食食品		1. 快餐食品；2. 方便食品；3. 休闲食品
16	饮料类		1. 碳酸饮料；2. 果汁及果汁饮料；3. 蔬菜汁饮料；4. 含乳饮料；5. 植物蛋白饮料；6. 茶叶及茶饮料；7. 固体饮料；8. 棒冰、冰激凌类；9. 其他
17	含酒精饮料		1. 发酵酒；2. 蒸馏酒；3. 露酒（配制酒）
18	糖、果脯和蜜饯、蜂蜜类		1. 糖；2. 糖果；3. 蜜饯；4. 蜂蜜
19	植物油、油脂	18	
20	调味品类		1. 酱油；2. 醋；3. 酱；4. 腐乳；5. 咸菜类；6. 香辛料；7. 盐、味精及其他调料
21	其他		

3）食物编码规则

在中国食物成分表中，食物编码具有唯一性，主要根据食物分类的规则和方法，对食物进行编码。采取 6 位数字编码的方法，前 2 位数字是食物的类别编码，第 3 位数字是食物的亚类编码，最后 3 位数字是食物在亚类中的排列序号。关于食物亚类编码的规定：在一个食物类中，其亚类的编码范围为 1～9。如果一个食物类中有名称为"其他"的亚类，规定其编码为"9"；若一食物类中不分任何亚类，其食物的亚类编码为"0"。

例：编码为"045401"的竹笋，即

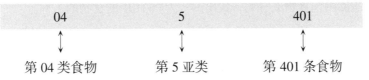

04	5	401
↕	↕	↕
第 04 类食物	第 5 亚类	第 401 条食物

4）食物成分与能量

食物所能提供的能量为计算值，是采用各供能营养素（蛋白质、脂肪、碳水化合物）克重量乘以相应的能量转换系数，再求和而得。营养学上，习惯于以千卡（kilocalorie，kcal）作为能量的单位。中国食物成分表所采用的能量单位是千卡（kcal）和千焦（kJ）两种表示单位，以方便读者应用，采用的各供能营养素的能量转换系数见表 4-4-2。表 4-4-3 为中国食物成分表所用到的计量单位缩写表。

表 4-4-2　能量转换系数

营养素名称	能量转换系数（kcal/g）	能量转换系数（kJ/g）
蛋白质	4	17
脂肪	9	37
碳水化合物	4	17
膳食纤维	2	8
酒精（乙醇）	7	29

表 4-4-3　计量单位缩写表

缩写	单位名称	缩写	单位名称
g	克	kcal	千卡
mg	毫克	kJ	千焦
μg	微克		

扩展视野

任务实施

第一步：布置任务，使学生学习并掌握中国食物成分表的相关知识，并掌握各类食物的命名、分类与编码。

第二步：思考与讨论相关问题，并进行小组讨论。

实战演练

请同学们查阅中国食物成分表，找出编号为 033101 的食物的名称。

思考讨论

中国食物成分表中的相关数据的计算方法是什么？

任务2 中国食物成分表的应用

学习目标

知识目标：了解中国食物成分表的主要用途。

能力目标：掌握运用中国食物成分表进行平衡膳食与营养配餐的方法和注意事项。

任务导入

要进行平衡膳食食谱的设计和营养素含量的计算，必须掌握各类食物原料中的营养素含量和能量等数据。因此，需要使用我国的食物成分表，最好能综合世界各国的食物成分表，以便充分了解各种新引入食物的营养数据。

任务布置

通过学习相关知识了解中国食物成分表的主要用途，并掌握运用中国食物成分表进行平衡膳食与营养配餐的方法和注意事项。

任务分析

学习本任务可以帮助配餐者积累中国食物成分表的相关知识，有助于配餐工作的进行。

相关知识

1）食物成分表的主要用途

①食物成分表是记录食物成分数据的载体。

②食物成分表是营养学研究、膳食指导、营养调查、营养标签、临床营养、食品生产和生活实践不可或缺的基础数据表。

③食物成分表是农业、食品工业等部门进行食物生产和加工，对外贸易和改进国民食物结构的重要依据。

④食物成分表是营养配餐工作中必不可少的工具。

2）使用中国食物成分表的注意事项

①食物成分表中的食物原料可能产自不同地区，也可能属于不同品种，其营养素含量差异很大，在查询时应当高度注意。对于一些新品种，必要时应查询该品种的相关研究测定数据。

②同一种名称的食物原料往往有干品、鲜品、水发品、烹调品等不同含水量的数据，查询时应当注意看清其水分含量。

③食物原料的重量有"市品"和"食部"之分。前者是市场购入时的重量，后者是去掉皮、核、根、骨、刺等不可食部之后，直接可以入口的重量。食物成分表中的数据均以可食部 100 g 含量为基础，因此很多食品重量应当查询"可食部比例"以换算成为可食部重量。如果食物成分表中提供的"可食部比例"与实际情况差异较大，可以自行测定这一数值。

④食物成分表的营养数据为未经加工的食物当中的含量，没有考虑烹调加工带来的营养素损失。

3）食物的可食部

《中国食物成分表》中所有营养素的含量均以"每 100 克可食部食物"表达。很多食物具有不可食部，分析工作者对于从市场上采集来的食物样品（称为"市品"），按照居民通常的加工、烹调和饮食习惯，去掉其中不可食用的部分后，剩余的即为食物的可食部。如香蕉要去掉皮、猪排要去掉骨头等。"食部"栏中的数值表示某一食物中可食用部分占食物样品的百分比。可食部百分比和废弃率是一个互补的概念。可食部的数值表示每 100 g 食物中，可以食用的部分占该食物的比例。废弃率则是不可食用部分占该食物的比例。

$$可食部（EP）= \frac{食品重量（W）-废弃部分的重量（W_1）}{食品重量（W）} \times 100\%$$

计算 1 000 g 食物中营养成分的含量，可用下面的公式：

$$X = A \times 10 \times EP$$

式中　X——1 000 g 市售食物中某营养素的含量；

　　　A——食物成分表中每 100 g 可食部中该种营养素的含量；

　　　EP——食物成分表中可食部的比例 %；

　　　10——由 1 000 g 市品折合成 100 g 时的计算系数。

食物的可食部比例不是固定不变的，它会因运输、贮藏和加工处理等方面的不同而有所不同。因此，当认为食物实际的可食部比例与表中的数值有较大出入时，可以采用自己实际测定的食物可食部的比例来计算营养素含量。

扩展视野

任务实施

第一步：布置任务，学习并掌握中国食物成分表的主要用途。

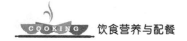

第二步：思考与讨论相关问题，并进行小组讨论。

实战演练

请同学们查阅中国食物成分表，阅读和了解食物中的各种营养素的相关计算方法。

思考讨论

食物成分表在营养配餐工作中的应用有哪些？

任务 3 营养菜点的设计原则与方法

学习目标

知识目标：掌握营养菜点的设计原则，会按照设计原则科学地进行营养菜点设计。

能力目标：学会营养菜点设计的方法。

任务导入

通过前面的学习，大家基本了解和掌握了营养学的相关知识，对于营养素的保护方法与技巧也有一定的掌握，那么现实生活中，我们要如何将书本上的营养学知识和营养素保护的技巧应用到菜品中呢？这就需要我们不但能够巧妙地进行科学的搭配，而且能够综合运用所学知识设计出符合营养学要求，适应个体、季节、地域等差异的营养菜点。本任务要学习的是如何综合运用大家所掌握的知识，结合营养菜点设计原则和方法，根据个体、季节、地域等的差异进行营养菜点的科学设计，并学会按照科学营养菜点的食谱，选取合适的原料，运用熟练的烹饪加工技巧进行营养菜点的设计与制作。

任务布置

通过学习营养菜点的设计原则，按照设计原则设计一例富铁元素的营养菜点。

任务分析

本任务的目的是将所学营养菜点设计与制作的理论知识运用到实际中，通过实践更好地理解与掌握相关知识。

相关知识

1）原料合理搭配

一般意义上，我们经常把新鲜蔬菜、豆腐、菌类、藻类等菜肴称为素菜；而把鱼、虾、禽、肉等动物性食物加工成的菜肴称为荤菜，从《中国居民膳食指南（2022）》的角度来说，荤素搭配是居民营养配餐的第一考虑点，荤素搭配得当，可以满足蛋白质互补，同时可以提高食物蛋白质的利用率，还可以满足酸碱平衡等营养搭配的要求，而且荤素搭配后的菜品口感即不会过于油腻也不至于过于寡淡，进而增加食欲。

（1）注意荤素原料搭配

加强蛋白质互补作用，提高蛋白质的利用率。从原料的蛋白质种类和数量是否满足人体需求上来说，大部分的动物性食品中的蛋白质属于优质蛋白质，其中的必需氨基酸种类比较全面、模式相对较优，符合人体需要，是人体所需的 8 种必需氨基酸的重要来源；一般来说植物蛋白通常存在一种或多种限制性必需氨基酸，其必需氨基酸模式没有动物源蛋白质均衡。我们通过荤素搭配方法可以很好地进行补充完善。因此，荤素搭配可以起到蛋白质互补作用。例如，牛肉单独食用时，蛋白质生物价为 69；大豆单独食用时，蛋白质生物价为 64；而牛肉与大豆按 26∶22 的比例搭配食用，其蛋白质生物价可提高到 89。

①瘦肉类、海产品、蛋、奶与深绿色和黄色等深色蔬菜一起烹调，可促进维生素 A、锌元素的吸收，如胡萝卜炖肉、南瓜炒肉片、韭菜虾仁等。

②吃肉时搭配番茄、青椒、菜花等，可减少脂肪的吸收。

③我国人民普遍喜爱的"带馅食物"如包子、饺子、锅贴、馅饼、煎包、馄饨、元宵、菜盒、烧麦和肉、菜夹馍等具有民族特色和体现优良传统的食物，在制作过程中实现主副食搭配、荤素搭配，既包含肉、鱼、蛋、虾，又有各种时令蔬菜，品种多、营养全面，而且别有风味。同时由于味道鲜美、易于消化，尤其适合老年人和儿童食用。

④牛肉、蛋、乳制品、动物肝脏等与青椒、番茄、豆芽等食物搭配，可补充叶酸，如番茄炒鸡蛋、青椒炒牛肉、青椒炒猪肝等。

⑤海带烧肉可降低胆固醇的吸收率。

（2）达到酸碱平衡

在膳食中，酸性食品和碱性食品必须搭配适当，否则容易在生理上引起酸碱平衡失调，影响人体健康。蔬菜和水果大多是呈碱性食物，荤素搭配后可以减轻大多数呈酸性的动物性食物所带来的危害（长期单一食用动物性食品，人体可能出现酸碱失调，甚至出现酸中毒，导致动脉粥样硬化、糖尿病、肾炎等疾病）。在传统节假日的时候，人们更应该在膳食中保证蔬菜和水果的摄入量。通常在畜肉类、鱼类、禽类、蛋类等酸性食品摄入较多时候，饮食中就应该多增加一些蔬菜、水果等碱性食品，以防酸中毒的现象发生，且适当吃水果有助于增强大脑功能。如豆制品与肉类搭配，再根据上市季节的不同，与绿叶蔬菜、豆荚类、根茎类、瓜果类等蔬菜搭配，可使我们得到丰富的维生素和矿物质。

（3）维生素和矿物质起到互补作用

肉类中含有优质蛋白质，脂肪含量较丰富，并富含脂溶性维生素，而蔬菜则富含水溶性维生素、矿物质等。青菜与肉类搭配食用，肉类中的蛋白质有助于蔬菜中营养物质的吸收利用。这两种食物搭配，从营养上可以取长补短、相互补充；在口味上，肉类过于油腻，青菜又过于清淡，这样搭配后浓淡适中、清爽可口。

（4）提高铁的利用率

植物性食物，如蔬菜中所含的铁，是以碱性三价铁的形式存在，而人体只能吸收可溶性的二价铁；动物性食品，如肉类中组成蛋白质的半胱氨酸具有还原性，能把蔬菜中的三价铁还原成可溶性的二价铁，便于人体吸收利用。因此，肉类食品可以提高蔬菜中铁的利用率。

（5）注意生食和熟食搭配

蔬菜中含有能抑制机体细胞癌变和抗病毒感染的干扰素诱导剂，可防治癌症和许多现代"富贵病"，但是它不耐100 ℃以上的高温，只有生吃才能发挥其作用，蔬菜中的B族维生素和维生素C遇热很容易被破坏，所以能生吃的蔬菜尽量生食。

（6）注意素素原料搭配

素素搭配是将几种植物性原料搭配在一起，可以将2～3种蔬菜任意组合，巧妙搭配，也可以把几种有颜色的蔬菜和菌类、藻类等做成素什锦。素素搭配不仅色泽美观，口味鲜美，而且营养丰富，可调至色、香、味俱佳。如素什锦（胡萝卜、尖椒、香菇、豆腐干、西芹末、鲜玉米粒、豌豆）、芹菜炒千张、菠菜拌豆皮、豆豉青椒、苦瓜配青椒、洋葱炒木耳、菜花炒青椒、绿菜花配黑木耳、油菜香菇等。

（7）注意水陆原料搭配

水产品适宜与陆地产品搭配食用。而海产品可以弥补陆地产品缺乏碘的特点，两者在营养上互补性强。

（8）注意原料颜色搭配

各种食品都具有其天然色彩，天然食物的营养价值与食物颜色密切相关，各有所长。在日常生活中，各色食物搭配食用，不仅可刺激食欲，还能做到营养均衡，保证身体健康。在颜色搭配时，应突出主料，辅料衬托主料，对各种食物的颜色进行科学搭配，以达到膳食营养的基本要求。

①绿色食物的营养。小白菜、卷心菜、芹菜、西兰花等都是绿色食物，所有的绿色蔬菜都含有丰富的维生素C，大量维生素C有助于增强身体抵抗力和预防疾病；含有丰富的叶酸，可防止胎儿神经管畸形，是心脏的"保护神"；富含多种天然化学成分，可补肝，能增强肝脏之气，刺激肝脏产生抗癌的酶，所以青绿色的食物有清肝解毒的作用。营养学家建议每天的绿色蔬菜摄入种类应该至少在四种以上。

②黑色食物的营养。黑色食物主要是指含有黑色素的果、蔬、粮、油、菌类、肉制品等食品。常见的有黑米、黑糯米、黑麦、黑荞麦、黑豆、黑豆豉、黑芝麻、黑木耳、黑枣、乌鸡等。黑色食物有四大优势：来自天然、所含有害成分极少、营养成分齐全和质优量多，可明显减少冠心病、脑中风、动脉硬化等严重疾病的发生概率。

③红色食物的营养。红色的蔬菜或水果，如红辣椒、胡萝卜、红色卷心菜、洋葱、番茄、红薯、老南瓜、红苹果、红枣、红葡萄、樱桃、山楂、橘子、红酒等，含有番茄红素，具有很强的抗血管硬化作用，通常是保护人体健康的好助手。

④紫色食物的营养。紫色食物有紫番薯、紫甘蓝、洋葱、紫背天葵、紫苏、紫玉米、马齿苋、紫扁豆、芥菜、桑葚、山竹、火龙果、紫心的柚子、茄子、李子、紫葡萄、紫菜等。紫色食物中含有花青素，可以抗血管硬化，减少心脏病发作和血凝块引起的脑中风，心脑血管疾病患者应多摄入紫色食物。例如，紫葡萄中富含的维生素B_2，能加速血液循环，对皮肤养护和心脏健康有极大作用；有甲状腺疾病家族史的人，每周应吃一次紫菜或海带等海产品。

⑤黄（橙）色食物的营养。黄（橙）色蔬菜或水果，如胡萝卜、玉米、黄豆、韭黄、柳丁、木瓜、桃子、菠萝、橘子、黄色柚子、柑橘、香蕉、杏子以及芒果等，具有丰富的防止细胞受损的叶黄素、维生素A、胡萝卜素，可更好地保护眼睛，有助于防治白内障与视网膜黄斑恶化，有助于皮肤的健康，能保护胃肠黏膜，防止胃溃疡、胃炎等疾病发生，降低罹患癌症的风险，还可促进钙、磷元素的吸收。此类食物能够壮骨强筋，对于青少年近视、儿童佝偻病、中老年骨质疏松症等常见病有一定的预防效果。

⑥白色食物的营养。白色食物主要有冬瓜、甜瓜、白米、竹荪、花椰菜、莴笋、豆腐、奶酪、牛奶等。白色果蔬的共同特点是含有丰富的类黄酮，可以发挥护心抗癌等作用；可补肺，能增强肺脏之气；对调节视觉与安定情绪有一定的作用；对于高血压、心脏病患者的益处也颇多。

2）选择合适的烹调方法烹制营养菜点

食物真正的营养价值不仅取决于食物原料固有的营养成分，还与切洗、烹调过程中营养素的变化密切相关。只有烹调方法合理，才能使食物发挥最大的营养功效。

（1）肉类菜肴的烹调方法

肉、禽、鱼等动物类食品的烹调方法主要有蒸、煮、炖、炸、烤、炒等。炒肉对肉类营养素的影响较小。烤肉时，由于所挤出的肉汁的水分迅速蒸发，汁液中所含营养素仍留在肉的表面，蛋白质和矿物质的损失极少。烤鸡、鸭时，往往在表面涂油，可增进香味。炸与烤相类似，但因油温较高，水分蒸发较快，肉汁流失更少，而对维生素的破坏要比炒还多些。总之，肉类以炒为最好，蒸煮次之，炸和烤更次之。

（2）蔬菜与肉类同炒的菜肴的烹调方法

蔬菜与肉类同炒的菜肴要采用"双炒法"，即分别用旺火、热油炒一下，然后再一起回锅炒一下，迅速出锅。这样炒出的菜肴，肉和菜都鲜嫩，颜色也好看。否则，脆性的蔬菜和韧性的肉，在火候上很难调节，不是菜烂，就是肉生。

（3）蔬菜类菜肴的烹调方法

蔬菜是我国居民膳食中维生素C、胡萝卜素和矿物质的主要来源。蔬菜中的维生素C在切洗过程中，部分与空气接触被氧化而遭破坏，浸泡也可使维生素C和B族维生素损失。因此，蔬菜最好用流水冲洗，不可在水中浸泡；煮菜时要使汤浓缩后与菜肴一起进食；做汤时要等水开后再将菜下锅；焯菜要在水沸腾时放入菜，尽量减少菜在水中的时间，焯过水的蔬菜不能过度地挤去菜中的水分，蔬菜应现做现吃，切忌反复加热。

（4）蛋品菜肴的烹调方法

炒鸡蛋等蛋品类菜肴，必须先将蛋浆打散调匀。下锅炒时，火要旺，油要热、要多，这样炒出的鸡蛋，涨发松软、色泽鲜艳、香味四溢。例如，煎荷包蛋，在油烧热下蛋后，要用小火煎，才能使蛋形态完整，外香脆内熟透，而用大火容易将蛋煎得焦煳。

（5）主食的烹调方法

①米类主食的烹调方法。烹制米饭要合理淘洗，以除去杂质和黄曲霉毒素。淘洗时用水量不可过多，水温也不宜过高，要轻洗轻搓，并尽量减少淘洗次数，以防止水溶性维生素的损失。

②面类主食的烹调方法。面食有蒸、煮、炸、烙、烤等加工方法，因制作方法不同营养素的损失程度也不同。一般蒸馒头、包子和烙饼时，营养素的损失较少，营养素主要受发酵时面团加碱的影响。做面食在选择发酵的方法时，建议采用酵母发酵。酵母里有很多活酵母菌，它们不但能使面团发透、变松，而且自身还含有丰富的蛋白质、糖类、钙、磷、铁和多种维生素等，从而增加面团中的B族维生素，同时还能破坏面粉中的植酸盐，减少其对某些营养素消化、吸收的不良影响，因而大大提高了食品的营养价值。

在煮面条、饺子的过程中，某些能溶于水的营养素，如水溶性维生素、蛋白质等会因溶于水而流失掉。因此捞面条时大量的营养素会随面汤的丢弃而损失，为了减少营养损失，

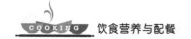

吃完捞面、饺子应适当饮用汤汁，这样可充分利用面汤中的营养素。

炸制的面食，如油条、油饼，由于温度高，维生素几乎全部被破坏。炸油条、油饼、麻花等食品时，为了减少油炸面食中 B 族维生素等营养素的损失，油温不宜过高，炸制时间可适当延长些，或使用烙制的方法，由于受高温时间短，营养素的损失比使用炸制的方法要少些。

（6）冷冻食品的烹调方法

越来越多的冷冻食品在现实生活中被食用，只要掌握合理、科学的解冻和烹调方法，冷冻食品仍然可以保持食品原来的色、香、味、形，营养成分也不会受损失。在烹调冷冻食品时应掌握适宜的方法，烹调的温度、时间要根据食品的种类、鲜嫩程度、分量等情况来决定。

3）营养菜点的配菜方法

（1）配菜时的数量要求

①突出主料。配制包含多种主辅原料的菜肴时，要突出主要食物，辅助食物应起到补充、烘托、陪衬、协调的作用，而且主要食物与辅助食物的比例要恰当，一般为2∶1、4∶3、3∶2等。例如"青椒肉丝""茭白肉片"等时令菜肴，主要是吃青椒和茭白的鲜味，因此配制时就应使青椒和茭白占主导地位，如果时令已过，此菜就应以肉丝、肉片为主。

②平分秋色。配制无主、辅食材之分的菜肴时，各种原料在数量上应基本相当、互相衬托，如"熘三样""爆双脆""烩什锦"等。

（2）配菜时的色泽搭配

菜肴主辅料的色彩搭配要求协调、美观、大方，有层次感。色彩搭配的一般原则是配料衬托主料，具体配色的方法如下。

①顺色配。组成菜肴的主料的颜色与辅料的颜色基本一致。此类多以浅色原料为主，辅以少近色为助。配料不杂，所用调料，也是盐、味精和浅色的料酒、白酱油等，突出本色，这类保持原料水色的菜肴，色泽清洁、淡雅，鲜而不油，清爽适口，鱼翅、鱼骨、鱼肚等都适宜配顺色菜。例如"冬肉丝"由猪肉片、笋片组成，"焦熘三白"由鱼片、鸡片、笋片组成，材料都是白色的。但从营养学角度讲，最好还是适当配一点深颜色蔬菜的片、丝等加以点缀，以使营养搭配更为合理。

②花色配。将不同颜色的主料、辅料搭配在一起，互相映衬，数量基本相等，使菜看起来色彩丰富，美观、悦目。食物颜色搭配要和谐，不能以色重、花多为标准，如"圆椒鱼片"，白的鱼片配上绿的青椒，使色彩鲜明、美观。同时要注意，主、辅料不管如何配色，都要注意突出主料，最好主料与配料的颜色差异明显些，例如，以绿的青笋、黑的木耳配红的肉片炒；碧色碗豆与玉色虾仁同烹等，色泽效果令人赏心悦目。

③点色配。以主料的花色为基础，辅料巧妙组合的配菜方法，注重几种食物原料的均衡搭配，选择一些颜色突出、补充营养的食物在菜肴中加以点缀，以便达到更好的美观效果，如在给"青椒鱼片"配色时，搭配少量的黑木耳、胡萝卜片进行点缀，既增色又补充了胡萝卜素和铁的供给。又如"冬瓜海带瘦肉汤"中，海带既增加了菜肴的色泽，避免了纯色的单调，又弥补了碘的缺乏。

（3）配菜时的口味搭配

①浓淡相配。主要食物要选味浓厚的，配合食物要选味清淡的，以配料味之清淡衬托

主料味之浓厚，如"三圆扒鸭"（三圆即胡萝卜、青笋和土豆）、"菜心烧肘子"的搭配。

②淡淡相配。此类菜要选主辅原料都是味淡的，能相互衬托，以清淡取胜，如"烧二冬"（冬菇、冬笋）、"鲜蘑烧豆腐"等。

③异香相配。主料、辅料各具不同特殊香味，使鱼、肉的醇香与某些蔬菜的异样清香融合，别有风味，如"芹黄炒鱼丝""芫爆里脊""青蒜炒肉片"等。

④一味独用。有些烹饪原料不宜多用杂料、味太浓重者，只宜独用，不可搭配，如鳗、鳖、蟹、鲥鱼等。此外，如"北京烤鸭""广州烤乳猪"等，都是一味独用的菜例。

（4）配菜时的原料形状搭配

这里所说的"形状"，是指经刀工处理后的菜肴主、辅原料的形状，其搭配方法有两种。

①同形配。主辅料的形态、大小等规格保持一致，如"炒三丁""土豆烧牛肉""黄瓜炒肉片"等分别是丁配丁、块配块、片配片，这样可使菜肴产生一种整齐的美感。

②异形配。主、辅原料的形状不同、大小不一，如"荔枝鱿鱼卷"，主料鱿鱼呈筒状蓑衣形、配料荔枝则为球形或半球形。这类菜在形态上别具一种参差错落美。

4）营养菜点的搭配宜忌

（1）食物的最佳搭配

①谷薯类搭配。谷类通常为中国人的主食，顾名思义，主食是进餐的最主要的食物，在选择时要注意多样化。如南方产大米，南方人的主食要搭配10%～30%的面粉或燕麦、荞麦等除大米外的其他粮食；北方是小麦的产地，北方人的主食要搭配不少于10%的大米和玉米、小米、高粱米、燕麦、荞麦、莜麦，以及赤小豆、绿豆等杂粮。主食的种类很多，其所含的营养物质种类和数量各不相同，因此应根据各种食物不同的营养素含量进行合理搭配，取长补短，提高营养价值。在选择主食时要注意多样化，应粗细搭配、干湿搭配、粮豆搭配、谷类与薯类搭配等，使蛋白质营养的含量得到提高。应该保证每天至少吃一次全谷类和杂粮。

②蔬菜与相宜食物搭配。富含维生素C的蔬菜宜与富含叶酸的食物搭配，因为叶酸进入人体后，需要有大量的维生素C，才能转变为有生物活性的四氢叶酸。否则，人体缺乏维生素C时，也会造成叶酸的缺乏，富含维生素C的蔬菜有青椒、番茄、豆芽等；叶酸含量丰富的食物有牛肉、蛋、乳制品、动物肝脏、绿色蔬菜等。因此，番茄炒鸡蛋、青椒炒牛肉、青椒炒菜花、青椒炒猪肝等都是补充叶酸的好菜，富含维生素A的蔬菜宜与富含锌的食物搭配，可以互相促进代谢。富含维生素A的蔬菜有深绿色和深黄色等深色蔬菜，如绿叶蔬菜和胡萝卜、南瓜等；富含锌的食物有海产品、瘦肉、蛋、奶、坚果等。因此，绿色蔬菜与肉丝、肉片同烹，肉类、海鲜与深色蔬菜同烹，是很科学的。富含维生素C的蔬菜宜与富含脂肪的食物搭配，可以减少脂肪的吸收。因此，吃肉时可搭配番茄、青椒、菜花等。

③果品与相宜食物搭配。水果宜与肉类同食，水果含有大量的钾，参与人体代谢，可使体液呈弱碱性，肉类在人体代谢后易使体液呈弱酸性，两者同食可使体液保持酸碱平衡。如山楂与白糖、蜂蜜、干姜、麦芽、猪肉等搭配有改善消化功能、增进食欲、降低血脂的功效，可辅助治疗小儿疳积、伤食，也可作为高血压、高血脂、冠心病患者的食疗佳品。核桃与百合或山楂同食，对肺脏、肾脏有益，具有补肾养血、润肺通肠的功效；与黄鳝同食有调节血糖、降血糖的作用，特别适宜糖尿病患者食用。

④鱼、禽、肉、蛋类的最佳搭配。鱼、禽、肉、蛋类是高蛋白、高脂肪的食物，虽为优质蛋白质的良好来源，但是所含饱和脂肪酸易导致心脑血管疾病，肉中含有嘌呤碱，在体内代谢中可产生尿酸，尿酸大量聚集，可破坏肾毛细血管的渗透性，引起痛风和其他疾病。过量吃畜肉还会降低机体的免疫能力，降低对疾病的抵抗力。禽肉的营养价值比畜肉高，脂肪中含有丰富的不饱和脂肪酸，鱼类中含有人体必需的高度不饱和脂肪，富含 EPA 和 DHA。总体来讲，营养价值中，畜肉类不如禽类，禽类不如鱼虾类。肉、禽、蛋与相宜食物搭配的具体举例如下：

猪肉与芋头、南瓜同食，有降血糖、预防糖尿病的作用；与香菇或红薯同食，可促进胆固醇分解和排泄，促进营养物质吸收，提高免疫力；与大蒜搭配，可促进血液循环，缓解身体疲劳，增强体质；与萝卜同食，有健脾胃、消食通便的功效。

牛肉与姜、陈皮、牛蒡、洋葱同食，有促进脂肪代谢，促进机体新陈代谢，延年益寿，强壮身体的功效。

羊肉配生姜为冬令补虚佳品，可治腰背冷疼、四肢风湿疼痛等；羊肉性温热，常吃容易上火，搭配的萝卜，具有清凉、解毒、消积滞、化痰热的作用；羊肉搭配香菜，壮阳补肾，对身体虚弱的人群有益。

鸡肉与栗子、百合或牛蒡搭配，具有补脾胃、补血的作用，适于贫血之人，尤其是对产妇因出血过多导致的身体虚弱、乳汁不足等症有一定疗效；与绿豆芽同食，可预防心血管疾病；与人参、胡萝卜、枸杞、红豆等搭配，是中老年人尤其是妇女补五脏、益气血的佳品。

鸭肉配山药，可健脾胃，消热止咳养肺，适于体质虚弱者。鸡蛋搭配百合能滋阴润燥、补虚损、清心安神；与苦瓜同食，可促进铁质吸收，对预防感冒、伤寒、眼痛和小儿腹泻呕吐等症有疗效；与菠菜同食，可预防贫血；与海鲜同食，可促进矿物质铁、锌的吸收。

（2）营养菜点的相克搭配

在日常生活中，有些食物的搭配组合由来已久，其美妙的口味也被人们所接受，习惯上也觉得这些搭配是顺理成章的。从健康的角度讲，并非所有食物都可以混吃，食物也有"相克"的时候，有些食物是不能同时吃的，否则，非但不能获得品尝美味的享受，反而会影响健康，甚至危及生命，若要混吃，最好间隔 2 h 以上。

①谷薯类与相克食物。大米（粳米）不可与苍耳同食，会引起心痛；不可与蜂蜜同食，会引起胃痛；不可与红豆同食，容易引起口疮。

小米不可与杏同食，易使人呕吐、泄泻；不可与白酒同食，易引发心脏疾病。

小麦（面）不可与枇杷同食，易生痰；不可与田螺同食，易引起腹泻。

红薯（白薯、地瓜、山芋）不可与柿子、石榴、番茄、螃蟹同食，易生结石，还会引起呕吐、腹痛、腹泻等症；不可与香蕉同食，易使面部长斑。

荞麦不可与猪肉同食，易导致毛发脱落。

②蔬菜类与相克食物。含维生素 C 丰富的蔬菜不宜与含有维生素 C 分解酶的食物同食。含维生素 C 丰富的蔬菜有番茄、菜花、豆芽、青椒、菠菜、小白菜、白萝卜等；富含维生素 C 分解酶的食物有黄瓜、胡萝卜、南瓜等。同食会造成维生素 C 被分解破坏。含维生素 C 多的蔬菜不宜与猪肝同食，猪肝中的铜会影响维生素 C 吸收，造成营养流失。含草酸多的蔬菜不宜与海产品同食，草酸会使蛋白质分解、破坏，造成蛋白质沉淀，产生不易消化的物质；草酸还会与钙结合成一种不溶性化合物，刺激胃肠道黏膜，对消化功能造成不良影响，甚至形成草酸钙结石。含草酸多的蔬菜有葱头、菠菜、竹笋等。

③大豆与相克食物。豆腐（黄豆）不宜与含草酸丰富的蔬菜同食，含草酸丰富的蔬菜有菠菜、鲜笋、苦瓜等，和豆腐同烧时应先用沸水烫一下，去掉大部分草酸，可防止生成草酸钙，否则豆腐中的钙会与蔬菜中的草酸产生草酸钙等物质，不仅造成人体对钙的吸收困难，还容易诱发结石症，尤其对小儿不利；忌用豆浆冲鸡蛋；豆制品不宜与猪血、蕨菜同食，会出现消化不良；服四环素时忌用；豆制品不能与含纤维素多的芹菜、萝卜、红薯同吃，也不宜与含草酸多的蘿菜、苋菜、菠菜同吃，因大豆、蛋黄、动物肝中均含有丰富的铁质；不宜与蜂蜜同食，会导致耳聋。

④水果与相克食物。鱼虾和水果最好分开食用，应在吃过鱼虾至少 2 h 后再吃水果。

苹果，不宜与水产品同食，既会降低水产品的营养价值又容易产生导致腹泻、腹痛的物质。

鸭梨，忌与油腻之物同食，会导致肠胃失调，出现腹泻；忌多吃鹅肉、蟹，会出现腹泻。

桃子不宜与鳖肉、龟肉同食。

芒果不宜与大蒜等香辛料同食。

山楂不宜与海鲜、鱼类同食，会导致便秘，引起腹痛、恶心、呕吐等症状；不宜与黄瓜、南瓜、胡萝卜、动物肝脏等含维生素 C 分解酶的食物同食，会破坏山楂中的维生素 C，从而使其失去原有的营养价值。

石榴和土豆同食会引起中毒，可以用韭菜水解毒，服人参时忌用。

枣不可与海鲜同食，否则令人腰腹疼痛；不可与葱同食，否则令人脏腑不和，头胀。

香蕉，不宜与白薯、芋头同食，会使胃酸胀。

⑤禽、肉、蛋类与相克食物。食用肉类食物时喝茶，易引发便秘。茶叶中的大量鞣酸与蛋白质结合，会生成具有收敛性的鞣酸蛋白质，肠蠕动减慢，从而延长粪便在肠道内滞留的时间，既容易导致便秘，又增加了有毒和致癌物质被人体吸收的可能性。

猪肉，忌与牛肉、驴肉、马肉、羊肝、鸽肉、鹌鹑、鲫鱼、虾、田螺、菱角、黄豆、蕨菜、香菜、桔梗、乌梅、百合、巴豆、大黄、黄连、茶等同食，会减少营养素的吸收，引起腹胀、腹痛，不利于人体健康。

羊肉，忌与豆酱、荞麦面、乳酪、南瓜、醋、梨、赤豆、梅干菜同食，会导致消化不良。

鸡肉，不宜与菊花、大蒜、芥末、李子、鲤鱼、甲鱼、虾、兔肉、狗肾同食，不利身体健康，甚至导致中毒；与芹菜同食伤元气；一般老母鸡的鸡头是不能吃的，里面含有毒素。

鸭肉，忌与木耳、胡桃、栗子、杨梅同食，不利于身体健康；不宜与鳖肉同食。

鹅肉不宜与鸭梨同食，忌与鸡蛋同食，损脾胃，伤元气。

鸡蛋忌与柿子同食，可引起腹痛、腹泻；不宜与甲鱼、鲤鱼、白糖和橘子等酸性食物同食，不仅不利于消化而且损害人体健康；炒鸡蛋不能放味精，会破坏和掩盖鸡蛋的天然鲜味；忌茶叶煮鸡蛋，影响鸡蛋中的铁元素的消化吸收，对胃有刺激作用；忌豆浆冲鸡蛋，会失去彼此原有的营养价值。

扩展视野

任务实施

第一步：布置任务，设计富铁元素的营养菜点。

第二步：学习本任务相关理论知识，做好实践准备。

第三步：设计菜肴搭配方案。

第四步：教师点评。老师根据学生所设计的菜肴搭配方案做总结性点评，指出优点与不足，学生进一步改进方案。

实战演练

1. 含铁量较多的营养菜点的设计原则

正常成年人的机体内含有铁 4～5 g，其中 72% 以血红蛋白、3% 以肌红蛋白、0.2% 以其他化合物的形式存在，其余则为储备铁，储存于肝脏、脾脏和骨髓中。一般来说，成年人吃普通膳食，不易出现铁的摄取不足。人体每日要消耗 1 mg 铁，且人体对食物中铁的吸收率较低，仅在 10% 左右，所以一定要保证铁的充足供应。成年男性和绝经期妇女，每天应供应铁 10 mg 以上；育龄女性每天应供应 15 mg；孕妇和乳母每天应供应 18 mg，4 个月以上的婴儿更应当注意铁的供应。

2. 实训菜点：香干芹菜

（1）原料组配

主料：香干 400 g。

辅料：猪肉 150 g、芹菜 200 g。

调料：酱油 8 g、姜 4 g、葱 4 g、色拉油 20 g。

（2）操作步骤

油锅热后放入葱姜，先煸炒肉片，至八成熟时，放入芹菜、香干片、酱油，炒熟，即可装盘。

（3）营养分析

香干芹菜营养成分表如表 4-4-4 所示。

表 4-4-4　香干芹菜营养成分表

营养成分	含量（每 100 g 菜品）	营养成分	含量（每 100 g 菜品）
能量（kJ）	412	维生素 B_1（mg）	0.08
蛋白质（g）	17.8	维生素 B_2（mg）	1.50
脂肪（g）	31.8	钙（mg）	262
碳水化合物（g）	6.7	铁（mg）	6.5
维生素 A（μg RE）	1.3	磷（mg）	321

思考讨论

如何根据营养菜点的设计原则与方法，设计一款色香味形俱全且富含各类维生素的营养菜点？

模块5

营养调查与评价

营养调查是指采用各种科学方法了解某指定人群或个体的膳食摄入和营养水平，并根据不同营养指标的达标程度分析和判断人群或个体的膳食结构是否合理、营养状况是否良好等，从而以此为基础对被调查者进行营养状况评价。膳食调查、人体体格测量、实验室生化检查是营养调查工作的三个主要项目。营养状况调查与评价是科学配餐的基础任务，也是营养管理的重要环节。营养状况调查可以对人群或个体的营养条件、膳食问题、改进措施等进行分析研究，指导人群的营养方案，并为配餐员制订膳食平衡的食谱提供基础资料和科学依据。

项目 1　膳食调查与评价

膳食调查（或饮食调查）是平衡膳食和科学配餐的基础，随着社会发展进步，健康饮食、绿色可持续发展等观念受到广泛认同。膳食状况与人体健康息息相关，合理的膳食模式是人们健康饮食的关键。营养状况评估是科学配餐的前提任务，而膳食调查则是营养状况评估的重要环节，其目的是通过各种不同的方法了解不同地区、不同生活条件下某人群或某个人在一定时间内的膳食结构、膳食摄入量、饮食习惯等状况，从而作为评定被调查者营养素需要得到满足程度的依据。膳食调查结果不仅可以指导国家政府有关部门制定相关营养政策，而且能帮助科研人员进行相关科研工作以及作为企业研发新产品的数据基础和理论依据，最重要的是可以成为对所调查的人群或个体制订营养食谱以指导其膳食安排和改善营养状况的重要工作依据。

膳食调查与评价是做好营养状况评估的关键步骤，只有了解膳食状况，进行合理评估，才能对被评估者做出合适的营养状况判断以及营养建议。常用膳食调查方法有称重法、记账法、询问法以及食物频率法。营养门诊常用的是询问法，一般常用 24 小时膳食回顾法。在具体实践中，可根据调查研究的目的、研究人群、对结果的精确性要求、经费以及研究时间的长短来确定适当的调查方法。在进行膳食调查与评价时，必须选择一个能正确反映个体或群体某时期食物摄入量的适宜方法，可以单独进行，也可以联合进行。

任务 1　称重法

学习目标

知识目标：了解称重法的适用场所，掌握称重法的实施流程和注意事项。

能力目标：能够运用称重法进行个人或集体食堂的膳食调查，并能够在计算中灵活运用食物成分表。

任务导入

我们每天都会有一日三餐和零食小吃的摄入，一周下来摄入的食物种类数量各不相同。常常有同学想要增重或者减肥，但是又不能很好地知道自己每天是吃多还是吃少了，一周下来都不知道自己摄入了多少食物营养的情况。

有没有什么方法可以让同学们自己简单地知道自身在一段时间内的营养摄入情况呢？在完成本次学习任务后，同学们就可以运用称重法进行实践调查评价了。

任务布置

请同学们以自身为调查对象，通过准确称量自身在调查期间（一周）每日每餐各种食物的消耗量，从而计算出营养素的摄入量，对自身进行营养评价。

任务分析

此次任务中我们应该先理解称重法的具体方法，对该方法的称量与计算步骤有清晰的思路，灵活运用食物成分表。

相关知识

1）称重法

称重法也称称量法，是一种常用的膳食调查方法，是指通过准确称量和记录调查对象在被调查期间的每日每餐各种食物消耗量，并统计每餐的就餐人数，从而计算出营养素的摄入量，可用于集体食堂、家庭和个人的膳食调查。具体步骤分为记录、称量、计算和评价。

2）称重法调查步骤

（1）记录

准确记录每餐各种食物及调味品的名称。

（2）称量

准确称量每餐所用各种食物的生重，即烹调前各种食物原料可食用部分（EP, 每 100 g 食物中可食用部分占该食物的比例）的重量和烹调后熟食的重量，然后得出各种食物的烹调比。称量个人摄入熟食重量，然后按照生熟比计算出各种所摄入食物原料的生重。除此之外，还要注意每天所摄入的水果、点心等零食的称重记录。

（3）记录每餐的就餐人数

用称重法调查时，应注意计算就餐人数。对于个人而言，主要记录其一天中食物摄入的情况，但对于群体而言，要考虑到每餐次用餐人数的变化情况，如每天进餐人数不同时，用人日数（一个人 24 小时所有餐次为一人日）进行计算。若被调查者的每餐情况不能都记录到，则可以根据餐次比（早中晚）来折算。通常，餐次比为 0.2∶0.4∶0.4 或 0.3∶0.4∶0.3。人日数计算公式如下：

人日数 = 早餐餐次总人数 × 早餐餐次比 + 午餐餐次总人数 × 中餐餐次比 +

晚餐餐次总人数 × 晚餐餐次比

［例 5-1］ 某食堂早中晚就餐人数分别为 500 人、600 人、550 人，那么该食堂该日就餐总人日数为多少？

答：该食堂该日就餐总人日数 $= 500 \times 0.3 + 600 \times 0.4 + 550 \times 0.3 = 255$（人／日）

（4）按食物成分表计算平均每人每日的营养摄入量

$$平均摄入生食物 = \frac{各种食物实际消耗量（生重）}{总人日数}$$

每人每日的营养素摄入量 = 平均摄入生食物量 × 该食物的营养素含量

食物摄入量记录表如表 5-1-1 所示。

表 5-1-1　食物摄入量记录表

餐别	食物名称	原料名称	生重（g）	熟重（g）	生熟比	熟食剩余量（g）	实际摄入量（g）	就餐人数（人）
早餐								
午餐								
晚餐								

3）称重法的优缺点及注意事项

（1）优缺点

优点是可以明确记录测定食物份额的大小或者重量，比其他方法准确、细致，能够获取可靠的食物摄入量；摄入的食物可量化，且可计算出营养素的量，能够准确分析每人每日食物摄入量的变化情况。对于个人而言，此法是个体膳食调查最理想方法。缺点就是对调查人员的水平要求较高，且被调查者应能够准确地配合记录工作，不然产生的偏差会随人数的增多而越发偏离实际情况。随着调查天数的增多，调查的误差与工作量也是剧增的，会导致最终调查结果准确性的降低。因此，称重调查法不适合大规模人群或者长时间的人群膳食营养调查。

（2）称重法的注意事项

①食物登记要全面和详细。调查期间调查对象在食堂或家庭以外吃的零食或添加的菜等，都应详细记录，准确计算。调查期间要详细记录所有主副食品（包括水果、零食）的名称、等级、产地及数量，按中国食物成分表中的分类名称正确登记各种食物名称，如"标准粉""富强粉"等，不可笼统写成"面粉"。各种调味品烹调前后各称 1 次，差额为食用量，或全天称量，即早餐前和晚餐后各称量一次。

②食物称重数据应齐全。食物称重的数据应包括：从市场采购的食物总量（未经清洗或其他初加工处理去除不可食部前的重量）、去掉不可食部后的可食部重量（即食物生重）、烹调后熟食物的重量（即熟食重量）、食物的剩余重量（包括厨房里剩余的食物和调查对象进食后所剩食物的重量）、不可食部重量（指蛋壳、鱼刺等不可食部）。

③准确记录就餐人数，男女分别统计。在调查家庭或小团体时要准确记录称重期间的就餐人数并了解就餐者的性别、年龄、劳动强度及生理状况，以便按照人日数、混合系数对已经称重的食物进行分配。

扩展视野

任务实施

第一步：布置任务，组织和引导学生思考并讨论调查人群的选定。

第二步：学生小组讨论，完成表 5-1-2。

表 5-1-2　学生称重法调查任务表

分组	管理任务	任务拆解
1		
2		
3		
4		
5		

第三步：教师结合学生的讨论结果，进行点评和知识总结。

第四步：布置课后作业。根据学生自身的饮食习惯，制订一份食物摄入记录表，并且记录三天的摄入情况。挑选一部分同学在课堂上展示成果，教师分析存在的问题并总结评价。

实战演练

小组成员在自己家庭中选择 2 ～ 3 名调查对象，运用称重法对调查对象进行一周的营养调查，设计好记录表，准确记录摄入情况，计算出一周的平均每人每日营养素摄入量，并进行营养评价。

思考讨论

小组内互相交流调查结果，讨论调查过程中是否存在问题、如何完善以及思考如何更加准确地对被调查者摄入情况记录计算，分享各自经验心得，最后每组派代表进行总结汇报，教师进行点评。

任务 2　记账法

学习目标

知识目标：了解记账法调查的基本要求、适用人群，掌握记账法的具体流程。

能力目标：能够运用记账法对特定人群或单位进行营养调查，结合食物成分表计算营养素和能量。

任务导入

不同人群宜采用不同的调查方法，食堂是校园单位常有的进餐场所，为什么对在集体食堂进行进餐的人群采用记账法调查？让我们展开学习。

任务布置

记账法的操作步骤如何？

任务分析

通过学习了解记账法的特点，在学习记账法的操作要点后学会运用记账法对集体食堂人群进行膳食调查。

相关知识

1）记账法

记账法为最早、最常用的膳食调查方法，由调查人员查阅建有伙食账目的机关、企业、学校或部队等单位的各种集体食堂过去一段时间的食物消耗总量，并根据同一时期的进餐人数，粗略计算每人每日各种食品的摄取量，再按照食物成分表计算这些食物所含有的能量和营养素数量，在调查中无须得到个人的数据，只需要求得平均值。通常可调查 30 天，对原有账目记录不清楚的，可从调查当日起准确记录 7 天内的有效数据。

记账法的操作较简单，费用低，所需人力少，适用于大样本膳食调查，易于掌握。该方法适用于家庭，也可以用于中小学校，可以调查较长时期的膳食，如一个月。

2）记账法的实施流程

步骤 1：与食堂管账人员交流沟通，以方便账目的记录登记。

步骤 2：了解食物库藏，调查前称重现有库存。

步骤 3：登记就餐人数，对每天每餐次就餐人数进行记录，计算总人数。

步骤 4：登记新购进食物，准确记录调查期间新购进的食物。

步骤 5：统计和计算食物消耗量。

步骤 6：核对记录，核对记录表，检查无误后填写填表人与核查人。

步骤 7：对每日数据表格编号整理归档，待用。

步骤 8：重复上述步骤，在调查期间完成每日的统计记录。

步骤 9：将所有数据汇总整理，计算平均每日每人食物的摄入量，结合食物成分表进行营养素与能量的计算。

3）统计表格的设计

调查每日总人数登记表和食物消耗统计表如表 5-1-3 和表 5-1-4 所示。

表 5-1-3　调查每日总人数登记表

	男			女			平均每日总人数
	早	中	晚	早	中	晚	
成人 PAL							
轻							
中							
重							

注：PAL 为体力活动水平，一般分为 3 档。

表 5-1-4　食物消耗统计表

食物名称							
已有库存数量							
新购买量							
× 月 × 日							
剩余量							
废弃量							
实际总消耗量							

4）记账法的特点

①优点：操作简单，人力财力消耗少，比较适合大样本的膳食调查。与其他方法相比，可以调查较长时期的膳食情况，对了解一些慢性疾病与饮食相关情况的研究有可取之处。另外，记账法还适用于全年不同季节的膳食情况调查，由于根据账目进行统计，相较于记账或者依靠被调查人的记忆，食物遗漏出现得少。

②局限性：只能得到被调查人群的人均食物与营养素摄入情况，因年龄、性别等存在差异，难以分析具体个人的实际膳食摄入情况，所以难以对其进行营养评价与调整。

5）记账法的注意事项

①长时期的调查要注意食物消耗的季节性变化，为使调查结果更加可靠，应在不同季节内开展多次短期调查。

②食物登记要全面详细，调查期间不可遗漏自制食品、零食等的登记，注意食物的毛重、可食用部分的重量。

③应准确记录就餐人数，对于被调查人群的每日每餐次的人数要准确记录，并了解就餐者的性别、年龄、生理状况等。

COOKING

扩展视野

任务实施

学生分组在学校的食堂进行一次记账法膳食调查。

实战演练

将学生进行分组，学生根据不同分组在不同时段对学校食堂进行记账法膳食调查，学生需设计好调查记录表。

思考讨论

是否有必要给自己班级里的人按混合系数计算其营养摄入量？如有必要，怎样设计好混合系数？

任务 3　食物频率法

学习目标

知识目标：了解食物频率法调查的基本要求、适用人群，掌握食物频率法的具体流程。

能力目标：能够根据具体的调查对象结合调查目的设计频率法调查记录表，掌握食物频率法的具体调查方法。

任务导入

从 20 世纪 50 年代起，经过 30 多年的研究，营养学家发展并应用了食物频率法。实际使用可分为定性、定量和半定量的食物频率法。近年来该方法被应用于了解一定时间内的平时摄入量，以研究既往膳食习惯和某些慢性疾病的关系。

在过去几十年里食物频率法得到了广泛的应用。在流行病学研究膳食与慢性病关系时，研究者可以用食物频率法得到数据结果，通过调查特定食物摄入情况，对个体进行分级或分组。与膳食史法相比，食物频率法对于调查员与应答者而言负担较小，工作量也少。研究使用食物频率法，因为调查表是标准化的，这大大减少了不同调查员之间调查的偏差。采用邮寄食物频率调查表进行调查时，一定要附带填写说明书。

任务布置

食物频率法调查过程中有哪些需要注意的相关问题？

任务分析

通过学习了解食物频率法的特点，了解食物频率法调查过程中需注意的问题。

相关知识

1）食物频率法

食物膳食法是膳食调查中的常用方法之一，此方法以问卷形式调查群体和个体经常性的食物摄入种类，根据调查得到的食物摄入量，结合食物成分表提供的 100 g 各种食品含有的能量和营养的量，推算出该群体或个体的膳食营养素摄入量，并根据《中国居民膳食营养素参考摄入量（2023 版）》对个体或群体的营养素摄入量进行分析和评价。

食物频率法经常被使用在膳食与健康相关领域的流行病学调查研究中。该方法根据每日、每周、每月、每年所食各种食物的次数和食物的种类来评价被调查者的膳食营养状况。与称重法相比，食物频率法不能得到准确的食物摄入量，而是能了解过去相当长一段时间内大致的食物摄入状况，因此评价的时候应该从长期的平均摄入情况考虑。食物频率法根据其调查表和目的不同，又分为定性调查、定量调查、半定量调查。

2）频率法的实施流程

步骤 1：确定调查对象，得到知情同意书，向调查对象解释本次调查目的、内容、过程；

步骤 2：了解被调查者的具体情况，包括年龄、性别、身高体重、家庭生活条件、文化程度和性格特性以及心理健康状况等；

步骤 3：询问其膳食摄入情况，包括摄入食物的种类、各类食物摄入频率以及摄入量；

步骤 4：核查调查结果，初步确认食物名称、种类、用量等是否填写无误；

步骤 5：结束调查，调查者与被调查者签署署名，填写好调查日期，留好联系电话；

步骤 6：整理、编号、归档（按序号整理调查表，封存待用）。

3）调查表格的设计

（1）定性调查表格设计

须统计某种食物在某一特定时期（过去的一年或者一个月）摄入的频率，不统计摄入的食物量。调查表格设计内容包括食物名称与食物摄入频率两个基本调查内容，食物的名称要与调查目的相关，以此来选择被调查者经常食用的食物（表 5-1-5）。

表 5-1-5 定性食物频率法调查表

食物种类	是否食用 （a. 是; b. 否）	开始食用时间 （年 - 月）	近一个月摄入频率 （a.<1次/月; b.1～4次/月; c.1～3次/周; d.3～5次/周; e. 每日）
大米饭			
豆浆			
苹果			
鸡蛋			
草鱼			
大豆油			
牛奶			

续表

食物种类	是否食用 （a. 是；b. 否）	开始食用时间 （年 - 月）	近一个月摄入频率 （a.＜一次 / 月；b.1 ～ 4 次 / 月；c.1 ～ 3 次 / 周； d.3 ～ 5 次 / 周；e. 每日）
猪肉			
牛肉			
大白菜			
花椰菜			

（2）定量调查表格设计

须统计某种食物在某一特定时期（过去的一年或者一个月）摄入的食物平均估计量。调查表格设计内容除须按照调查目的确定食物名称和摄入频率外，还要按照各种食物的摄入频率估计每周摄入量、每月摄入量或者每年摄入量（表5-1-6）。

表 5-1-6　定量食物频率法调查表

食物种类	是否食用 （a. 是；b. 否）	近一个月摄入频率 （a.＜1次 / 月；b.1 ～ 4 次 / 月；c.1 ～ 3 次 / 周； d.3 ～ 5 次 / 周；e. 每日）	每次摄入食物量 （g）
大米饭			
豆浆			
苹果			
鸡蛋			
草鱼			
大豆油			
牛奶			
猪肉			
牛肉			
大白菜			
花椰菜			

4）食物频率法的特点

食物频率法具有操作相对简便、结果基本可靠的特点，调查员和被调查者的工作量小，负担较小，适用于群体膳食调查，也可以用作个人膳食调查。虽然大多数情况下食物频率法是为了了解人们的食物摄入种类和频率，但结合其他调查方法，也可以估算每日各种食物的摄入量和摄入水平。食物频率法的缺点就是需要对过去一段时间内的食物摄入情况进行回忆,应答者的负担取决于调查表中所列的食物种类、复杂性及量化过程。与其他方法相比,此方法对摄入食物的具体量化要求不高,因此对食物量估计的准确性较差。

5)食物频率法的注意事项

（1）论证调查表

编制、验证食物频率调查表的可行性和科学性十分重要,应该多次讨论,安排一定次数的验证,以保证被调查对象常食用的食物种类均包括在其中。通常做法是先选定被调查的地区和人群（性别和年龄）,而后以传统的 3 天称重记录法为基础,通过严格的科学程序筛选具有代表性的食物名单,将选出的食物名单分类列于相应的表中,每一种食物均对应有摄入频度（频度以年、月、周、日为单位计,从最少次到最多次,可分为 5 ～ 6 个等级）和食物摄入量。

（2）考虑饮食差异及特殊性

调查时应考虑具有特定文化习俗地区人群的食物具有的特殊性,包括特殊的食物品种和食用频率等。

（3）食物数量的估计

进行定量食物频率法调查时,研究者通常可以提供标准或准确的食物份额大小的参照物,也可以标示出食物重量的实物图片,以供被调查者在填写问卷调查表时参考。

扩展视野

任务实施

结合扩展视野的内容,学生进行一次半定量频率法膳食调查。

实战演练

学生分组,组内自发找一名组员作为调查对象进行一次半定量频率法膳食调查,设计好调查步骤与调查记录表格。

思考讨论

如何为自己或者家人设计一份频率法问卷调查表并进行结果分析与评价?打算从哪些角度设计?为什么?

任务 4　24 小时回顾法

学习目标

知识目标:了解 24 小时回顾法调查的基本要求、适用人群,掌握 24 小时回顾法的具

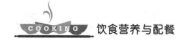
体流程。

能力目标：能够根据具体的调查对象结合调查目的设计 24 小时回顾法调查记录表，掌握 24 小时回顾法的具体调查方法。

任务导入

24 小时回顾法是通过访谈的形式收集膳食信息的一种回顾性膳食调查方法，通过询问被调查对象过去 24 小时实际的膳食情况，对其食物摄入量进行计算和评价，该方法是获得个人膳食摄入量资料最常用的一种调查方法。24 小时回顾法与其他调查方法的异同是什么？如何正确使用该方法进行膳食调查？让我们展开学习。

任务布置

24 小时回顾法的特点是什么？应在怎样的情况下使用该调查方法？

任务分析

通过学习了解 24 小时回顾法的特点，根据调查目的运用该方法进行膳食调查。

相关知识

1）24 小时回顾法

无论是大型的全国膳食调查，还是小型的研究课题，都可以采用这种方法来评估个体的膳食摄入情况，在实际工作中一般选用 3 天连续调查的方法（每天入户调查 24 小时进餐情况，连续进行 3 天）。近年来，我国全国性的入户调查中的个体食物摄入状况调查均采用此方法，即采用 24 小时回顾法对所有家庭成员进行连续 3 天个人食物摄入量调查，记录消耗的所有食物，借此分析被调查对象的摄入量及其营养状况。

2）24 小时回顾法的实施流程

步骤 1：入户说明来意。调查员自我介绍并说明来意；与被调查者简短沟通，取得对方的信任以实现积极配合；让其回顾前一天所从事的活动。

步骤 2：说明调查内容。调查员简要介绍调查内容，明确告诉被调查者回顾调查的时间周期，调查内容应包括被调查者的基本信息、就餐时间、食物名称、原料名称、原料重量及就餐地点等。

步骤 3：调查和记录。调查员按照时间顺序分别询问 24 小时摄入的所有食物（包括饮料但不包括调味品）的种类和数量，将结果登记在 24 小时回顾法调查表中。

步骤 4：引导回顾记录要点。当被调查者回顾不清时，应尽量利用食物图谱或常用容器等帮助其回顾，特别注意三餐之外水果和零食的回顾及记录。

步骤 5：弥补调查不足。在做家庭调查时，调查开始及结束时应称量各种调味品的消耗量，以求核实用。

步骤 6：进餐人数登记。应统计准确并计算总人日数。

步骤 7：资料的核查。调查完成后要及时对调查表的内容进行检查与复核。

步骤 8：编号与归档。按照序号整理调查表，用档案袋装好，写好题目号、单位、日期、保存人等，封存待用。

3）24 小时回顾法调查表格设计

表 5-1-7   24 小时回顾法调查表

序号：   调查日期：   调查人员：   核对人：

姓名：   性别：   年龄：   身高：   体重：   BMI：

就餐餐次	食物名称	原料名称	原料编码	原料重量	就餐时间	就餐地点
早						
早加餐						
午						
午加餐						
晚						
晚加餐						
夜宵						

4）24 小时回顾法的特点

24 小时回顾法的主要优点是所用时间短，应答者不需要较高文化水平，该方法能得到个体的膳食营养素摄入状况，便于与其他相关因素进行分析比较。这种膳食调查结果对个人营养状况的原因分析也是非常有价值的。缺点是应答者的回顾依赖于短期记忆，调查者要接受严格培训，不然调查很难标准化。

5）24 小时回顾法的注意事项

（1）调查顺序的要求

24 小时是指从最后一餐进食前开始向前推 24 小时。通常采用的调查顺序是调查员从询问调查对象前一天所吃或喝第一种食物开始，按时间向后推进。如果调查对象很难回忆起前一天吃的是什么，也可以从现在开始回忆，再往前回忆过去的 24 小时。

（2）食物数量的统计

借助食物模型、家用工具或食物图谱对其食物摄入量进行估值，要使用调查对象居住社区中常使用的测量用具。一般采用称重法获得调味品数据，即采用称重法修正的 24 小时回顾法。

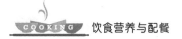

（3）对调查员的要求

调查员要经过专门的培训，掌握询问的技巧，辅以诚恳的态度，以鼓励和帮助调查对象对膳食进行回顾，以期获得准确的食物消耗资料。

（4）其他注意事项

在设计 24 小时回顾法调查表时，被调查者的住址和联系电话一定不能被忽略，以便整理资料发现问题时，能及时与被调查者核对。调查时通常不要预先告诉被调查者什么时候来询问其食物摄入情况。对回忆不清楚的老人和儿童，可以询问其看护人。

扩展视野

任务实施

组织学生进行一次 24 小时回顾法膳食调查。

实战演练

学生进行分组，每组组内找一名组员作为被调查对象进行膳食调查，设计好调查记录表，做好调查结果记录。

思考讨论

如何在调查过程中结合调查对象的特点进行调查设计？有什么方法可以有效帮助被调查者回忆过去 24 小时摄入的食物？

任务 5　膳食调查结果分析与评价

学习目标

知识目标：了解膳食评价的内容及注意事项。

能力目标：掌握膳食调查结果的分析和评价，并提出相应的膳食建议。

任务导入

膳食调查能够帮助记录每日饮食，膳食评价是在膳食调查的基础上，根据记录数据判断饮食习惯是否健康，主要从食物种类是否丰富、是否达到膳食营养素参考摄入量、其他食物摄入频次及就餐行为是否合理等方面考察，从而预防或纠正不良膳食习惯，大大降低慢性病的患病风险。如何对膳食调查结果进行分析评价？让我们展开学习。

任务布置

膳食评价为什么可以有助于养成好的膳食习惯？

任务分析

通过学习了解膳食评价的方法，分析调查结果，给出适宜的膳食建议。

相关知识

1）膳食评价的概念

膳食评价是在膳食调查后通过对结果的计算分析，得到准确的食物消耗数据，并且在此基础上对调查对象的营养摄入作出客观评价的基本方法。膳食评价一般包括对膳食结构和营养成分摄入量的评价，并分析能量和营养素的来源和组成比例。膳食结构的评价依据中国营养学会制订的《中国居民膳食指南（2022）》和《中国居民平衡膳食宝塔（2022）》开展。营养素摄入量的评价依据中国营养学会推荐的《中国居民膳食营养素参考摄入量（2023 版）》开展。

2）膳食评价的实施流程

步骤 1：膳食调查；

步骤 2：食物归类，计算各类食物的人均实际消耗量；

步骤 3：膳食结构评价，参考《中国居民平衡膳食宝塔（2022）》进行膳食结构评价；

步骤 4：能量及营养摄入水平评价，计算平均每人每日能量及营养素摄入量，并与《中国居民膳食营养素参考摄入量（2023 版）》比较；

步骤 5：产能营养素供能比评价；

步骤 6：餐次能量比评价；

步骤 7：能量、蛋白质和脂肪的食物来源评价；

步骤 8：膳食评价报告。

3）膳食结构分析与评价

膳食结构是指各类食物的品种和数量在膳食中所占的比重。调查者根据膳食调查结果，统计 9 类食物的摄入量，即谷薯类、蔬菜类、水果类、鱼禽肉蛋类、大豆、坚果、奶及奶制品、油脂类、食盐，然后与《中国居民膳食指南（2022）》提出的理想模式进行比较，对被调查者的膳食结构进行分析评价。膳食结果对比表设计如表 5-1-8 所示。

表 5-1-8 膳食调查结果与推荐食物量对比与评价表

食物种类及状态	膳食调查食物量（g）	膳食指南推荐食物量（g）	评价
谷薯类		250 ~ 400	
全谷物（干重）		50 ~ 100	
薯类（鲜重）		50 ~ 100	
蔬菜类（新鲜蔬菜）		300 ~ 500	
水果类（鲜果）		200 ~ 350	
鱼禽肉蛋类		120 ~ 200	
畜禽肉（鲜重）		40 ~ 75	

续表

食物种类及状态	膳食调查食物量（g）	膳食指南推荐食物量（g）	评价
水产品（鲜鱼虾）		40～75	
蛋类（鲜蛋）		40～50	
大豆（干重）		20	
坚果（干重）		10	
奶及奶制品（鲜奶）		300	
油脂类		25～30	
食盐		<6	

4）膳食能量与营养素摄入量的计算与评价

为了帮助个体和人群安全地摄入各种营养素，避免营养不足或营养过多的危害，营养学家根据有关营养素需要量的研究提出了适用于各个年龄、不同性别、不同劳动强度、不同生理状态人群的膳食营养素参考摄入量（DRIs）。因此我们可以根据 DRIs 对个体或群体的营养素摄入量进行分析和评价，并且提出建议。

（1）能量及营养素摄入量的计算

根据调查结果计算各类食物的摄入量，利用中国食物成分表计算每人每日摄入的食物所供给的能量和营养素含量，再将不同种类食物中各种营养素的含量相加，就可得到摄入的各类食物中各种营养素的总含量。

（2）能量、蛋白质、脂肪食物来源分布的计算方法

①能量来源比例：根据蛋白质、脂肪、碳水化合物的能量折算系数，分别计算出蛋白质、脂肪、碳水化合物三种营养素提供的能量及占总能量的比例。

$$蛋白质供能比 = \frac{蛋白质摄入量 \times 4}{总能量摄入量} \times 100\%$$

$$碳水化合物供能比 = \frac{碳水化合物摄入量 \times 4}{总能量摄入量} \times 100\%$$

$$脂肪供能比 = \frac{脂肪摄入量 \times 9}{总能量摄入量} \times 100\%$$

②三餐供能比：分别把早、中、晚餐摄入的食物所提供的能量除以一天总能量，再乘以 100% 得到三餐分别提供能量的比例。

③蛋白质的食物来源：

a. 将食物分为谷类、豆类、薯类、动物性食物和其他几大类；

b. 分别计算各类食物提供的蛋白质摄入量及蛋白质总量；

c. 计算各类食物提供蛋白质占总蛋白质的百分比，尤其是优质蛋白质（动物性及豆类蛋白质）占总蛋白质的比例。

④脂肪的食物来源：

a. 将食物分为动物性食物和植物性食物两大类；

b. 分别计算动物性食物和植物性食物提供的脂肪摄入量和脂肪总量；

c. 计算各类食物提供的脂肪占总脂肪的百分比。

（3）评价依据和方法

《中国居民膳食营养素参考摄入量（2023 版）》是膳食评价的主要依据，将不同年龄、不同性别、不同体力活动状态下、不同生理状态摄入的能量和营养素值与相应状况下的 DRIs 进行比较，即可判断个体能量摄入量是否达到了标准要求。对于群体而言，可以计算出达到能量参考摄入量的人数百分比并进行群体膳食结构评价。

5）膳食评价的注意事项

（1）灵活使用平衡膳食宝塔进行膳食建议

平衡膳食宝塔建议的每人每日各类食物摄入量范围适用于一般健康成人，在实际应用时要根据个人年龄、性别、身高、体重、劳动强度、季节及经济条件等情况适当调整。宝塔建议的各类食物摄入量是一个平均值和比例，生活中无须每天都样样照此，但是要经常遵循宝塔各层各类食物的大体比例。在一段时间内，比如一周，各类食物摄入量的平均值应当符合膳食宝塔的建议量。平衡膳食宝塔给出了一天中各类食物的摄入建议，人们要注意合理分配三餐食量。三餐食量的分配及间隔时间应与作息时间和劳动状况相匹配，特殊情况下可以适当调整。

（2）评价膳食结构，食物归类时应用可食部的生重

平衡膳食宝塔建议的各类食物摄入量都是指食物可食部的生重。各类食物的重量不是指某一种具体食物的重量，而是一类食物的总量。因此，在食物归类时，应将食物可食部折算后累加。此外，大豆和奶类食品归类时注意使用正确的折算系数。

①大豆及其制品摄入量：以每 100 g 各种大豆制品中蛋白质的含量与 10 g 干大豆中蛋白质含量（3.5 g）的比值为系数，将大豆制品的量折算成大豆的量，折合公式如下：

$$大豆制品折算成大豆的重量 = \frac{某大豆制品的摄入量 \times 100\,g\,大豆制品中蛋白质的含量}{35.0\%}$$

②奶类食品摄入量：以各种奶制品中蛋白质的含量与每 100 g 鲜牛奶中蛋白质含量（3.0 g）的比值为系数，将奶制品的量折算成鲜牛奶的量，折合公式如下：

$$奶制品折算成鲜牛奶的重量 = \frac{某奶制品的摄入量 \times 100\,g\,奶制品中蛋白质的含量}{3.0\%}$$

（3）正确选择 DRIs 中适宜的参考值进行个体或群体的膳食评价

膳食营养参考摄入量（DRIs）包含 EAR、RNI、AI、UL 这 4 项参考值，应根据使用目的正确选择适宜的指标。评价个体摄入量时要结合临床及生化检查。个体对膳食营养素的真正需要量和日常摄入量只是一个估算结果，因此，对个体膳食适宜性评价都是不精确的。正确描述摄入量和恰当选择参考值对评价有重要意义。对结果进行解释需要谨慎，必要时应当结合该个体其他方面的材料（如体格测量或生化测定结果）进行综合评价，以确定某些营养素的摄入量是否足够。

不宜用平均摄入量（EAR）来评估人群摄入水平，对群体膳食的评价主要是评估人群中摄入不足或摄入过多的概率，如当 EAR>RNI 时，得出"本人群的膳食营养素摄入量达到了推荐标准，因而是适宜的"的结论，属于用法不当。

不宜用 RNI 来评估人群摄入不足的情况，因为用 RNI 来评估人群摄入不足将高估摄入

不足的比例。

表 5-1-9　应用膳食营养素摄入量评价个体和群体摄入量表

参考值	用于个体	用于群体
EAR	检查日常摄入量不足的概率	估测群体中摄入不足个体的比例
RNI	日常摄入量 ≥ RNI，则摄入不足的概率很低	不用于评价群体的摄入量是否适宜
AI	日常摄入量 ≥ AI，则摄入不足的概率很低	平均摄入量 ≥ AI，则该人群摄入不足的概率很低
UL	日常摄入量超过此水平，则可能面临健康风险	估测群体中面临过量摄入导致健康风险的个体所占比例

扩展视野

任务实施

组织学生对之前的膳食调查的结果进行一次膳食结果分析与评价。

实战演练

学生分组，不同组运用不同的分析方法对之前进行的一次膳食调查结果进行分析与评价。

思考讨论

不同的调查方法选取哪种分析方法更好？为什么？

模块 6

食谱编制原则与方法

项目1　食谱编制原则

任务 1　营养食谱的定义及组成

学习目标

知识目标：理解营养食谱的定义及分类。

能力目标：掌握组成营养食谱的要素。

任务导入

有人说"我们就是我们所吃的食物的累加"，请问你对此观点怎么看呢？

任务布置

食谱的编制基于一系列相关的理论知识，不是随意臆想的，在日常生活中应该尽量注意自己饮食的营养性，不要过量或过少，注意膳食营养素的最适供给量与自身体力劳动量和能量消耗的统一。好吃、好喝、好长、好生活是我们每个人都希望达到的，但是这个"好"字的学问很多，这便要求我们要有一定求"好"的能力。学会营养食谱的编制是十分有必要的，它与我们的日常生活密切相关，是我们求"好"的必经之路。请同学们完成自己一天中摄入食物统计的记录活动，并分析其是否是营养食谱。

任务分析

本任务应先理解营养食谱的定义及组成，然后能够将其运用到营养食谱的设计中。

相关知识

1）营养食谱的定义

营养食谱通常是指膳食调配计划，即为了合理调配食物以达到营养需求而安排的膳食计划，包括吃什么、吃多少和怎么吃。

2）营养食谱的组成与分类

营养食谱按使用周期分为一餐食谱、一日食谱、周食谱和月食谱等；按适应人群可以分为一般人群的营养食谱和特殊人群的营养食谱（具体目标人群还可细化）；按使用的时间可分为春季食谱、夏季食谱、秋季食谱和冬季食谱等;按功能还可以分为减肥食谱和降压食谱等。

在营养配餐中多采用常用菜单和营养食谱两个术语。常用菜单是制订营养食谱的预选内容,是制订营养食谱的基础。而营养食谱则是调配膳食的应用食谱。为完成膳食调配,需要先形成常用菜单。常用菜单是根据实际条件和营养要求制订出的供选用的各种菜点目录,具有稳定性、可行性和规范性的特点。由于常用菜单是根据实际情况汇集筛选而成,所以是制订营养食谱、选择菜点的依据。同时,还应根据营养与口味要求,在主料、配料、佐料的搭配、用量以及制作方法上更注重合理与规范。

3)营养食谱的常见格式

组成营养食谱的要素:餐别、食用时间(或用餐时间)、适应人群、营养菜点名称、原料种类和数量。常见格式见表 6-1-1。

表 6-1-1   ×××人群一日营养食谱

餐别	主食	副食	原料种类和数量	水果或饮品
早餐				
午餐				
晚餐				

扩展视野

任务实施

第一步:布置任务,组织和引导学生思考并讨论营养食谱的构成部分,思考其形成来源是什么?

第二步:学生小组讨论,思考常用菜单是如何形成的?思考判断一天中膳食统计与营养食谱的关系。

第三步:教师结合学生的讨论结果,进行点评和知识总结。

第四步:布置课后作业。通过阅读资料获取信息,丰富对食物中的营养成分、营养的类别等方面的认识,并扩充到记录中,完善对一天中摄入食物的统计活动。

实战演练

分别评价以下早餐哪个更科学?从中体现出的膳食搭配原则是什么?

①煮鸡蛋4个;②煮鸡蛋1个、八宝粥1碗;③煮玉米、牛奶或豆浆;④鸡蛋、牛排;⑤面包、果汁;⑥面包、牛奶或豆浆。

思考讨论

通过完善一天中摄入食物的统计活动，你的收获是什么？（在对营养食谱中食物营养成分的认识中，感受各种营养素与支撑人体生命活动的关系，激发同学们继续探究的兴趣。在完善一天中摄入食物统计的记录活动中，同学们可以建立严谨细致的研究态度。）

任务 2　食谱编制的基本原则

学习目标

知识目标：熟悉营养食谱设计的方法和原则。
能力目标：明确营养食谱设计的步骤。

任务导入

两名同学的家庭经济条件差异较大，经济条件较好的同学整天大鱼大肉，经济条件一般的同学则粗茶淡饭，二者的优缺点分别是什么？

任务布置

请同学们思考，营养食谱的设计思路是什么？

任务分析

本任务应先理解营养食谱设计的原则和方法，然后将其运用到营养食谱设计中。

相关知识

1）确定目标人群

设计食谱要有针对性，确定了目标人群才能具体按照要求计算能量及营养素，不同的目标人群对能量和营养素的需求是不同的。

2）合理选择食物

食物种类繁多，不同食物具有不同的口味和营养特点，所以选择食物时要包含《中国居民平衡膳食宝塔（2022）》所列举的五大类食物，以便制作出营养全面而又美味可口的膳食。另外，食物在生产、加工、运输和保藏的过程中会发生许多变化，包括受到污染、变质和营养素的损失等，所以要尽可能选择新鲜、优质的食物。

另外，设计营养食谱时，应该充分考虑到不同对象、不同身体健康状态对饮食的要求。为满足配餐对象对食物中所提供能量和各类营养素的需求，进行食物选择和组合搭配时，还应当掌握不同食物的配伍原则，了解各类食物的性味和加工特点等基本属性。因此，营养食谱的设计，绝不是单纯依靠现代营养学知识，仅仅把各类满足能量和营养素数量要求的食物进行简单堆砌，实际上，营养食谱的编制还需要营养配餐工作者掌握一定的传统医学营养学知识（即中医营养学知识）。在现代营养学和传统医学营养学两大知识体系基础上设计出的营养食谱才更加贴近配餐对象的实际营养需求，这也是满足不同个体与群体个性化营养需要以及未来开展精准营养研究和工作努力的方向。

3）营养食谱设计要有计划性

设计的营养食谱要能够满足目标人群的营养需要，同时要能使用餐者愉快地接受。因此，食谱要尽量采用多种多样的食物，尽量采用当地生产和供应的食物，同时还要考虑到用餐者的经济状况、宗教信仰及饮食文化传统等方面的因素。按照营养食谱设计要求的不同，可设计不带量营养食谱（即只需确定一日三餐主副食种类）和带量营养食谱（即明确一日或一餐主副食种类及数量）两种。

4）营养食谱的完善

（1）膳食评价

用适宜的方法收集消费者的膳食资料，与《中国居民平衡膳食宝塔（2022）》建议的各类食物摄入量进行比较，发现其用餐过程中的主要偏差。根据用餐者的生理特征和体力活动强度选择适宜的膳食营养素参考摄入量指标，比较二者的差异，发现摄入不足或摄入过多的营养素。这种评价的结果既可作为膳食改善的基础，又可以作为再次设计类似食谱的依据。

（2）膳食改善

膳食改善的目的是纠正当前膳食中存在的不足，使其更加均衡合理，从而提供充足的而又不过多的能量和各种营养素以满足用餐者的营养需要。简单的方法就是以《中国居民平衡膳食宝塔（2022）》为标准，发现摄入不足和摄入过多的食物种类并进行相应的调整。比较准确的方法是计算出用餐者平均每人每日各类营养素的摄入量，并与相应的膳食营养素参考摄入量指标比较，发现摄入不足或摄入过多的营养素，采取适当干预措施加以改善，重新调整食谱，尽可能地达到预期的目标。

扩展视野

任务实施

第一步：布置任务，组织和引导学生思考并讨论营养食谱设计思路。

第二步：学生小组讨论，营养食谱设计时应按什么步骤进行？

第三步：教师结合学生的讨论结果，进行点评和知识总结。

实战演练

为满足不同群体对各种营养素的需要，对于经济条件较差的群体，该如何实现平衡膳食呢？

思考讨论 ....

在对经济条件较差群体进行营养食谱设计时，同学们的收获是什么？

任务 3　正常成年人营养需要量的确定

学习目标 ....

知识目标：熟记营养计算的相关公式和表格。

能力目标：熟练计算正常成年人营养需要量。

任务导入 ....

请同学们想一想，营养食谱主要是围绕什么设计的呢？

任务布置 ....

请同学们思考，自己每天需要消耗多少能量？

任务分析 ....

本任务应先厘清正常成年人能量计算的逻辑关系，并运用相关公式和表格进行营养计算。

相关知识 ....

通过聊天沟通，了解配餐对象饮食习惯和生活习惯，做好相关记录，为制订养生指导方案搜集相关资料。根据搜集的相关资料制订营养配餐指导方案，确定三餐所需能量和三餐生热营养素数量。

[例 6-1]　某大学食堂就餐人员中的一员：女大学生王某，身高 163 cm，体重 50 kg。计算其一日三餐所需能量及三大生热营养素的数量。

（1）自然情况（表 6-1-2）

表 6-1-2　大学生自然情况表

姓名	王某	性别	女	民族	汉
身高（cm）	163	体重（kg）	50	联系方式	
职业	大学生				

（2）自然情况分析

$$体重评价：BMI = \frac{实际体重（kg）}{身高（m）^2} = \frac{50}{1.63 \times 1.63} = 18.8，正常$$

劳动强度：中体力劳动

（3）计算（查表6-1-3得中等体力劳动每日每千克体重需要热量为35 kcal/kg）

标准体重 = 身高（cm）－105＝163－105＝58（kg）

建议每日需要热量：$35 \times 58 = 2\,030$（kcal/d）

早餐热量：$2\,030 \times 30\% = 609$（kcal/d）

午餐热量：$2\,030 \times 40\% = 812$（kcal/d）

晚餐热量：$2\,030 \times 30\% = 609$（kcal/d）

表 6-1-3　成人每人每天每千克体重热能供给表

体型	体力活动量（kcal/kg）			
	极轻体力活动	轻体力活动	中等体力活动	重体力活动
消瘦	20～25	35	40	45～50
正常	15～20	30	35	40
肥胖 / 超重	15	20～25	30	35

资料来源：葛可佑.中国营养科学全书：上、下册［M］.北京：人民卫生出版社，2004.

碳水化合物、脂肪和蛋白质供能分别占总热能的50%～65%、20%～30%、10%～15%。因此，三大营养素每日需要量分别为：

碳水化合物：$2\,030 \times (50\% \sim 65\%) \div 4 \approx 254 \sim 330$（g）

脂肪：$2\,030 \times (20\% \sim 30\%) \div 9 \approx 45 \sim 68$（g）

蛋白质：$2\,030 \times (10\% \sim 15\%) \div 4 \approx 51 \sim 76$（g）

扩展视野

任务实施

第一步：教师布置任务，组织和引导学生思考并讨论确定正常成年人营养需要量的思路。

第二步：每名同学分别计算自己的每日能量需要量及三大营养素需要量。

第三步：教师结合学生的计算结果，进行点评和知识总结。

实战演练

将自己一天膳食统计结果与课堂上计算的每日营养需要量进行比较，判断自己平时饮食状况是否能够满足一日能量需要。

思考讨论

将理论计算的营养需要量与实际统计的一天膳食记录进行比较，同学们有什么收获？

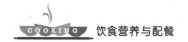
任务4 特殊生理阶段人群营养需要量的确定

学习目标

知识目标：熟记营养计算的相关公式和表格。

能力目标：熟练计算特殊生理阶段人群营养需要量。

任务导入

有人认为，女性怀孕后相当于一个人吃两个人的饭，因此建议吃得越多越好，对此你怎么看？

任务布置

请同学们思考，特殊生理阶段人群营养需要量该如何确定？

任务分析

本任务首先应厘清特殊生理阶段人群能量计算的逻辑关系，然后运用相关公式和表格进行营养计算。

相关知识

不同生理条件人群是指不同年龄和生理特征的人群，通常包含孕妇、乳母、婴儿、幼儿、学龄前儿童、学龄儿童、青少年、中年人、老年人，共9类人群。其中有代表性的几类人群（孕妇、婴幼儿、儿童、老年人）应被作为重点内容，其他不同生理条件人群由学生通过自学，课后自行完成带量营养食谱的设计，这里以孕妇和老年人作为特殊生理阶段人群的代表，仅提供了相关的理论和不带量食谱供参考。

1）孕妇营养需要量的确定

（1）孕妇的营养与膳食

妊娠是一个复杂的生理过程，孕期妇女对能量及各种营养素的需要量均有所增加。为了满足孕期对各种营养素的需要量，孕期的食物摄入量也应相应增加。由于不同时期胚胎的发育速度不同，孕妇的生理状态、机体的代谢变化和对营养素的需求也不同。

①备孕期营养与膳食。合理膳食和均衡营养是成功妊娠的重要保证。为了提高生育质量，夫妻双方都应做好孕前的营养准备。育龄妇女在计划妊娠前3个月左右应注意调理自身的饮食习惯和生活习惯，并使之达到最佳状态。具体应做到：

A. 多摄入富含叶酸的食物或补充叶酸制剂。叶酸是一种水溶性维生素，在体内参与氨基酸和核苷酸的代谢，是细胞增殖、组织生长和机体发育不可缺少的营养素之一。缺乏叶酸可导致胎儿神经管畸形（图6-1-1）或眼、口唇、腭、胃肠道、心血管、肾、骨骼等器官畸形的发生。

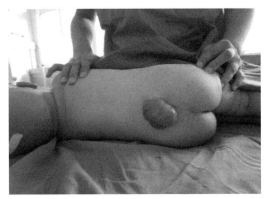

图 6-1-1　神经管畸形

　　B. 补充富含铁的食物。备孕期良好的铁营养是成功妊娠的必要条件，备孕期缺铁容易导致早产、孕期母体体重增长不足以及新生儿低出生体重，故备孕期女性应储备足够的铁以为孕期利用。含铁较多的食物有动物血、肝脏、红肉类、黑木耳、红枣等。如果缺铁严重可在医生的指导下服用补铁剂，在补铁的同时要适量增加维生素 C 和蛋白质的摄入以促进铁的吸收。

　　C. 注意补充含碘多的食物。女性围孕期和孕早期缺乏碘均可提高新生儿发生克汀病的风险。为满足对碘的需求，建议除正常摄入加碘食盐外，每周摄入一次海产食品，如海带、紫菜、海鱼等。

　　②孕早期营养与膳食。孕早期胎儿生长速度相对缓慢，平均每日增重约 1 g。孕妇的营养需要量与孕前基本相同，但大部分孕妇有不同程度的早孕反应，出现恶心、呕吐及食欲不振，影响营养素的摄入。因此，孕早期需合理调配膳食，防止剧烈妊娠反应引起营养素摄入不足或缺乏，从而导致胎儿生长发育不良。

　　A. 孕早期的膳食以清淡适口、易消化为宜，避免食用油腻食物，对轻度呕吐者要鼓励进食，不可使其因呕吐而拒食。妊娠早期受孕酮分泌增加的影响，孕妇的消化系统功能将发生一系列的变化：胃肠道平滑肌松弛、张力减弱、蠕动减慢，胃排空及食物肠道在停留时间延长，孕妇易出现饱腹感以及便秘等现象；孕早期消化液和消化酶分泌减少，孕妇易出现消化不良；由于贲门括约肌松弛，胃内容物可逆流入食道下部，引起烧心或反胃。以上消化功能的改变可导致孕妇出现早孕反应。所以，孕早期的膳食以清淡、易消化为宜。

　　B. 可采用少食多餐的方法，每日应至少摄入 40 g 蛋白质、150 g 碳水化合物，相当于 200 g 粮食、1 枚鸡蛋和 50 g 瘦肉才能维持孕妇的最低营养需要。

　　孕早期反应较重的孕妇，不必像常人那样强调饮食的规律性，更不可强制进食，进食的餐次、数量、种类及时间应根据孕妇的食欲和反应的轻重及时进行调整，应少食多餐，尤其是呕吐较严重的妇女，进食可不受时间的限制，坚持进食。应尽量适应妊娠反应引起的饮食习惯的短期改变，照顾孕妇个人的喜好，不要片面追求食物的营养价值，待妊娠反应减轻时逐渐纠正以保证进食量。孕早期的妇女应注意适当多吃蔬菜、水果、牛奶等富含维生素和矿物质的食物，为减轻早孕反应可食用面包干、馒头、饼干、鸡蛋等食物。

　　C. 保证摄入足量富含碳水化合物的食物。粮食摄入过少可引起能量摄入不足，孕妇体内脂肪动员增强可造成血液中酮体蓄积，并对胎儿大脑发育产生不良影响。怀孕早期应尽量多食用富含碳水化合物的谷类和水果，保证每天至少摄入 150 g 碳水化合物（约合谷类 200 g）。

日常生活中，谷类、薯类和水果富含碳水化合物。谷类一般含 75%，薯类含量为 15% ～ 30%，水果含量约为 10%，其中，水果的碳水化合物多为单糖和双糖，吸收较快。

D. 多摄入富含叶酸的食物并补充叶酸制剂。怀孕早期叶酸缺乏可提高胎儿发生神经管畸形及早产的风险。叶酸的良好食物来源为动物肝脏、鸡蛋、豆类、绿叶蔬菜、水果及坚果等。由于叶酸补充剂能比食物中的叶酸更好地被机体吸收利用，因此专家建议，受孕后每日应继续补充叶酸 400 μg（贯穿整个孕期）。因为叶酸除有助于预防胎儿神经管畸形外，也有利于降低妊娠高脂血症发生的危险。

此外，孕妇还要戒烟限酒。

③孕中期营养与膳食。孕中期胎儿生长速度加快，平均每日增重约 10 g，6 个月的胎儿体重可达 1 000 g 左右。此时，孕妇的早孕反应大多已消失或减轻，食欲开始好转，体重明显增加，这个时期更容易出现生理性贫血。孕中期必须提高铁的摄入量，经常食用瘦肉、动物内脏、动物血等含铁丰富且吸收率较高的食物。此外，应及时增加食物的品种和数量，适当增加鱼、禽、蛋、瘦肉、海产品、奶类食品的摄入，以保证摄入足够的能量和各种营养素。其中鱼类除提供优质蛋白质之外，还可提供 n-3 多不饱和脂肪酸（如二十二碳六烯酸），这对胎儿脑和视网膜功能的发育极为重要。蛋类中的蛋黄是卵磷脂、维生素 A 和维生素 B_2 的良好来源。建议从孕中期开始，每日增加总计 50 ～ 100 g 的鱼、禽、蛋和瘦肉的摄入量。孕妇从妊娠第 5 个月开始每日需储存钙 200 mg，应注意增加钙的摄入量，经常食用牛奶、虾皮、海带、豆制品和绿叶蔬菜等含钙丰富的食品。此时继续禁烟限酒，少吃刺激性食物。

④孕晚期营养与膳食。妊娠最后 3 个月胎儿生长迅速，此期间增长的体重约为出生时体重的 70%，其体重由 28 周的 1 000 g 左右增至 40 周的 3 000 g 左右，是蛋白质储存最多的时期，因此应增加优质蛋白质、钙和铁的摄入量，每日的膳食组成可在孕中期膳食的基础上再增加肉、禽、鱼、蛋等动物性食品 50 g，每周食用两次动物肝脏和动物血。

（2）孕妇营养食谱制订的基本原则

①膳食应清淡、适口，促进食欲。

②每餐不要吃得过饱，少食多餐。

③保证摄入足量富含碳水化合物的食物，孕中、晚期时适当增加富含蛋白质的食物原料。

④多摄入富含叶酸的食物并适当补充叶酸制剂。

⑤适当增加奶类食品，常吃富含铁和碘的食物，保证体重正常增长。

⑥戒烟限酒，少吃刺激性食物。

（3）确定孕妇全日能量需要量

特殊生理阶段人群能量需要量的确定主要采用查表法，即参考《中国居民膳食营养素参考摄入量（2023 版）》，可直接查出孕期的能量需要量水平。

［例 6-2］ 请查表确定某孕妇，30 岁，银行职员，孕中期的每日能量需要量。

①银行职员的身体活动水平可参照表 4-3-4，视为轻体力活动水平。

②查表，30 岁轻体力活动女性的每日能量需要量为 1 800 kcal，孕中期在此基础上增加

300 kcal，即该孕妇的每日能量需要量为 2 100 kcal。

（4）确定孕妇全日三大产能营养素的需要量

蛋白质的需要量可按照《中国居民膳食营养素参考摄入量（2023 版）》中给出的蛋白质推荐摄入量（RNI）确定，也可按照能量的 10% ～ 15% 计算需要量，碳水化合物和脂肪的需要量可根据供能比及其能量系数来计算。

［例 6-3］ 请计算上例中 30 岁孕妇的每日三大产能营养素需要量。

①蛋白质的需要量可查《中国居民膳食营养素参考摄入量（2023 版）》来确定，30 岁非孕女性蛋白质的推荐摄入量为 55 g/d，孕中期增加 15 g/d，即该孕妇蛋白质的每日需要量可确定为 70 g。

②脂肪的需要量用中间水平 25% 来计算：$2\,100 \times 25\% \div 9 \approx 58.3$（g）

③碳水化合物的需要量可按剩余能量来计算：$[2\,100 - (70 \times 4 + 2\,100 \times 25\%)] \div 4 \approx 323.8$（g）

（5）确定孕妇全日其他营养素的需要量

参照《中国居民膳食营养素参考摄入量（2023 版）》，查表确定不同生理状态人群的其他营养素需要量。

［例 6-4］ 请查表确定该 30 岁孕妇（孕中期）的每日钙需要量。

查表，孕妇的每日钙的推荐摄入量（RNI）比非孕状态的女性多 200 mg，即该孕妇每日钙的需要量为 1 000 mg。

2）老年人营养需要量的确定

（1）老年人的生理特点

衰老是人体进入老年后，最为突出的生理功能的改变。从组织学和功能学的角度来说，人体的衰老的特征是：细胞和构成物质的丧失，器官中功能细胞数逐渐减少，器官的功能逐渐衰退；细胞代谢减缓，细胞对营养物质的汲取随着年龄的增高而减少，导致整个机体代谢的改变。但这些变化过程并不是进入老年期才会发生，许多变化可以出现在中年期。

老年人各器官和系统的功能都会发生变化，主要表现为：

进入老年期，激素的合成及代谢均下降。胸腺至 40 ～ 50 岁时，仅残留 5% ～ 10% 的细胞，分泌量减少；前列腺素的合成减少，促使老年人出现相应的症状；甲状腺也发生改变，基础代谢随着年龄的增加而明显下降，75 岁的老年人，基础代谢率比 30 岁年轻人下降 26%；胰腺的功能下降，使葡萄糖耐量试验发生改变。

人体从 30 岁开始，心脏功能渐减，心率可出现减慢或加速；心搏出量自 20 岁后每年下降约 1%，到 60 ～ 70 岁时，心搏出量可减少 30% ～ 40%；血管也会随年龄的增加而出现弹性下降，最终使血管内阻力增加；毛细血管和静脉也发生一定的变化，可出现管腔变小。

消化系统器官功能的改变也是显而易见的。随着年龄的增加，牙齿易脱落，齿龈及齿根逐渐发生萎缩；舌表面味蕾退化，味觉功能下降；咸味阈值升高，导致老年人摄入过多的盐；口腔黏膜上皮角化增加，唾液分泌减少，易发生口干，出现吞咽困难，易发生口腔黏膜溃疡；唾液淀粉酶活性减弱，使老年人的消化系统从口腔开始就发生改变；食道蠕动及胃排空速度均减低；胃酸中游离盐酸及总酸度均下降，至老年期可下降 40%～50%；各种消化酶的分泌减少，不利于食物的消化；肠道血管硬化的出现，使小肠对各种营养素的吸收减少，以钙、铁、糖更为明显；胰腺分泌的脂肪酶减少，导致脂肪吸收率下降；肠道肌张力减弱，老年人易出现便秘；胆石症发病率随年龄增加而增高。

随着年龄的增加，肾单位数可减少 30%～40%，肾动脉硬化加重，肾排泄功能也随之减退；肾小球滤过率、葡萄糖转运量等均有降低。

老年人血红蛋白减少，红细胞脆性增加；骨髓红细胞摄取铁减少；因此，老年人缺铁性贫血的发病率比较高。由于体内代谢的改变，血液中胆固醇的含量及甘油三酯的含量增高，使老年人患冠心病的可能性远远高于年轻人。

老年人由于代谢的减少，心功能和呼吸系统功能的降低，运动的能力、强度和时间等都明显下降或减少，能量的消耗减少。特别是一些老年人的消化系统功能退化比较慢，食欲比较好时，更会产生这种现象，最终使体重超重。

（2）老年人的营养需要

①能量。老年人基础代谢率降低及活动量减少，所需要的能量供应也应相应减少。体重是衡量能量摄入与消耗是否平衡的可靠指标。超重和肥胖，或体重过低，都不利于健康和长寿（表 6-1-4）。

表 6-1-4 我国老年人每日能量推荐摄入量

年龄（岁）	身体活动水平	RNI（MJ/d）		RNI（kcal/d）	
		男	女	男	女
60～69	轻体力活动	7.94	7.53	1 900	1 800
	中体力活动	9.20	8.36	2 200	2 000
70～79	轻体力活动	7.94	7.10	1 900	1 700
	中体力活动	8.80	8.00	2 100	1 900
≥80	轻体力活动	7.74	7.10	1 900	1 700

②蛋白质。过去对老年人蛋白质的供给存在有两种看法：一种认为老年人的蛋白质供给量应大于青壮年，理由是机体对蛋白质的利用率低，分解大于合成，为补偿机体消耗、维持正常代谢、增强抵抗力，需要足够的量；另一种观点则认为，老年人的蛋白质供给应与青年人相同，持这种观点的人基于"高蛋白会增加胃肠道、肝脏、肾脏的负担"的理论。

现在多数人认为，老年人随着年龄的增加，个体差异增大，发生退行性疾病与影响代谢的疾病的概率增加，因而蛋白质以及能量的供给比较复杂，只有在正常成年人的基础上增加 10% 才是安全的。也就是说，在成年人蛋白质的供给量 1.16 g/（kg·d）的基础上调整为 1.27 g/（kg·d），或者按照总能量摄入的 15% 供给。

③脂肪。老年人胆汁的分泌减少，酯酶的活性下降；血脂水平明显增加，胆固醇、甘油三酯和游离脂肪酸亦有增加。因此，老年人脂肪的摄入量不宜高。近年来的研究表明，4～14 个碳原子的饱和脂肪酸易造成动脉粥样硬化（Atherosclerosis，AS）；16 碳的饱和脂肪酸棕榈油酸盐不影响血清总胆固醇和低密度脂蛋白胆固醇；n-3 系多不饱和脂肪酸，如

二十碳五烯酸（EPA）和二十二碳六烯酸（DHA），有降低血液黏度防止血栓形成和动脉粥样硬化的作用；说明膳食脂肪的结构与动脉粥样硬化发生相关。脂肪中还含有人体不可缺乏的必需脂肪酸和一些脂溶性维生素，老年人过分禁忌脂肪是不合适的。

④碳水化合物。老年人营养中的碳水化合物是容易被忽视的一个问题。其实，碳水化合物的质与量，以及供给方式都会对老年人的健康与营养素的代谢产生很大的影响。当膳食中含有很高比例的碳水化合物热量时，血清往往变浊，β-脂蛋白浓度升高，老年人的糖耐量能力降低。膳食中的碳水化合物中以淀粉为佳，而用蔗糖来替代淀粉，则更容易形成高脂血症，还可能与糖尿病有关。摄入碳水化合物的频率，从每日3次改为6次以上，更有利于老年人对糖的代谢与利用。

由于老年人的消化器官存在缺陷，例如牙齿脱落、胃纳变小，而食用甜食又往往被认为是生活水平提高的错觉，因此如何处理碳水化合物的摄入问题，使"精"与"粗"相配合，是一个值得注意的问题。总的来说，精制糖应该得到尽可能控制。

我国老年人营养专业人士建议，碳水化合物热能占总热能的55%～65%为宜。碳水化合物中有些不能被人体吸收利用的膳食纤维能增加粪便的体积，促进肠道蠕动，对降低血脂、血糖和预防结肠癌、乳腺癌有良好作用。

⑤维生素。人体衰老过程中的表现与维生素缺乏的表现类似。充足的维生素有利于减缓衰老。维生素A和β-胡萝卜素的摄入量充足，可以降低肺癌发生的概率；维生素D的补充有利于预防老年人的骨质疏松症；维生素E是一种天然的脂溶性抗氧化剂，能减少多不饱和脂肪酸氧化，预防体内过氧化物的生成，对消除衰老的组织细胞中的脂质过氧化物——脂褐质有着积极的作用，且能改善皮肤的弹性，推迟性腺萎缩，有延缓衰老的作用。

老年人进食量的减少，会导致维生素的摄入量不足，一些慢性病也会导致继发性维生素缺乏症。进食量少的老年人补充一些维生素是有益的，但是如果能从食物中摄取，效果比添加这些维生素片剂明显。

⑥无机盐。老年人常常出现钙的负平衡，机理还不十分清楚。但一部分男性从50岁开始，女性从40岁开始就出现骨质逐步损失的现象。关于老年人的骨质疏松症和钙负平衡等的研究观察表明，老年人对钙的需求比成年人高。老年人对钙的消化吸收率下降，意味着老年人应消费更多的乳制品、豆制品和其他含钙丰富的食物，必要时适当使用含钙的片剂，并且尽可能增加体力活动与户外活动，以延缓骨骼衰老。

除了一些受关注的无机盐，如铁盐、钠盐对老年人的健康起一定的作用，一些微量元素与老年性疾病的关系更加值得人们注意。其中铬、锰具有防止脂质代谢失常的作用；镁具有抗动脉硬化的作用，这与镁元素能改善脂质代谢，防止动脉壁损伤有关。同时，镁也能保持良好的心肌结构；钠与高血压的发病有密切关系；而钾具有拮抗钠的作用，食物中钾与钠之比最好为5∶1。

（3）老年人的膳食调整

老年人营养是一个复杂的问题，有其自身的特殊性。对老年人的膳食调整，至少要注意下面几个原则：

①平衡膳食。老年人的膳食仍然以平衡膳食的要求为基本。根据自身的需要，选择多种食物，严格的素食或限制进食量都是不合理的；各种营养素之间的平衡也十分重要。任何一种营养素大量出现在人体内时，都会干扰其他营养素的代谢过程，甚至造成人体营养素代谢的紊乱。所以，老年人在进行营养补充或服用一些保健品时，要充分注意到这一点。

老年人退休后生活发生了比较大的变化，有些老年人的体力活动时间与程度会有所减少和下降，而一些老年人反而有所上升。应根据老年人的具体情况确定其能量的供给。最适合的方法是根据体重的变化状况而定，以保持适宜体重的能量供给为宜。

②适当照顾老年人原有膳食习惯和爱好。不良饮食习惯的改变必须是一个逐渐的过程，如要改变老年人过咸、过甜的饮食习惯，必须有一个相对比较长的适应时间。如果突然改变，会造成消化系统的不适应，可能会产生相反的结果。

老年人在选择食物时，要注意其加工的程度，不宜太粗，也不宜过细过精。食物过于粗糙，会加重消化道的负担，不利于营养素的消化吸收；过于精制，也会导致一些营养素的过多或缺乏。选择主食时，以标准米、标准面为佳；如果选择了精制的米、面，就要注意每周都选择一些粗粮、杂粮，作为补充。

③采用合理的、适合老年人的烹调方法。采用合理的、适合老年人的烹调方法，不但可以增加老年人的食欲，同时也有利于老年人对食物中营养素的消化吸收。但也要注意，并不是说老年人食物的烹调就只能采用炖、焖等方法，如果口腔的功能退化并不明显，也可以选择其他的烹调方法。

④膳食制度。老年人的膳食制度应是少食多餐，不必拘泥于一日三餐，特别要避免暴饮暴食，晚餐过饱。老年人的饮水也要注意，一次不宜过多、过猛，晚上尽量少饮，以免因为夜尿影响睡眠。

⑤进餐环境。创造一个愉快的进餐环境，对老年人的食欲十分重要。现代社会，家庭人口结构发生改变，老年人独居的现象比较普遍。特别是丧偶的老年人，会因为心理的改变、活动能力的下降、疾病的增加等，出现对食物的兴趣下降。解决这个问题需要社会和家庭的共同努力，给老年人营造一个温暖、愉快、和睦的气氛。

（4）确定老年人全日能量需要量

主要采用查表法，即参考《中国居民膳食营养素参考摄入量（2023版）》，直接查出老年人不同身体活动水平的能量需要量。

［例6-5］ 某老年男性，退休，72岁，身体活动水平为轻体力活动水平，查表其每日能量需要量为2 050 kcal。

（5）确定老年人全日三大产能营养素的需要量

采用查表结合计算的方法确定三大产能营养素需要量。

（6）确定老年人全日其他营养素的需要量

参照《中国居民膳食营养素参考摄入量（2023版）》，可查表确定72岁老年男性每日铁的需要量为12 mg，每日维生素E的需要量为14 mg，其他矿物质及维生素的每日推荐摄入量可参照相关表。

扩展视野

任务实施

第一步：布置任务，组织和引导学生思考并讨论特殊生理阶段人群营养需要量确定的思路。

第二步：学生分组，分别计算孕妇、乳母、婴儿、幼儿、学龄前儿童、学龄儿童、青少年、中年人、老年人等不同人群每日能量需要量及三大营养素需要量。

第三步：教师结合学生的计算结果，进行点评和知识总结。

实战演练

将不同特殊生理阶段人群营养需要量进行比较，同学们从中可以看出什么？

思考讨论

总结人在不同生理阶段营养需要量变化的规律，同学们能发现什么？

任务 5　患病人群营养需要量的确定

学习目标

知识目标：熟记营养计算的相关公式和表格。

能力目标：熟练计算患病人群营养需要量。

任务导入

两名同学展开讨论，同学甲认为胖人应该吃得更多，同学乙认为瘦人应该吃得更多。请问你怎么看这两名同学的观点呢？

任务布置

请同学们思考，患病人群营养需要量该如何确定？

任务分析

本任务应先厘清患病人群能量计算的逻辑关系，然后运用相关公式和表格进行营养计算。

相关知识

不同病理条件人群是指患常见疾病的人群，这类疾病通常是临床常见的营养相关疾病，如高血压、高脂血症、冠心病、糖尿病和肥胖等疾病。近年来，慢性非传染性疾病的发病率（简称慢性病）已经超过了急性传染病，成为威胁中国人健康的最大因素。超重、肥胖、高血压、血脂异常、糖尿病等疾病的发病率逐年升高，已成为我国普遍的健康问题。慢性病的发生与饮食方式有密切关系，实践证明合理膳食是防治慢性病重要而有效的方法，而针对慢性病患者的营养食谱编制显得尤为重要。本任务以单纯性肥胖症人群为例，介绍患者营养需要量的确定方法。

随着国人生活水平的提高，肥胖人群的比例在逐年上升，肥胖症会影响人们的生活和工作质量，当然也能引起心脑血管疾病的发生，对人的健康危害很大，需要引起足够重视。

"管住嘴，迈开腿"，通过科学合理的手段进行减肥，使肥胖人群达到正常体重是迫在眉睫的一项大事。

1）肥胖症概述

肥胖症是能量摄入超过能量消耗而导致体内脂肪堆积过多或分布异常并导致体重增加的一种多因素的慢性代谢性疾病。肥胖症一般可分为单纯性肥胖和继发性肥胖。单纯性肥胖直接引起于长期的能量摄入超标，因而需控制能量的摄入和增加能量的消耗。父母肥胖等遗传因素也是单纯性肥胖发生的一个重要方面。继发性肥胖主要是指继发于某种疾病所引起的肥胖，一般都有明显的疾病因素可寻。在我国，肥胖人数也日益增多，肥胖已经成为不可忽视的严重威胁国民健康的危险因素。若肥胖者的脂肪分布于身体上部或腹部，即过多体重分布于内脏周围，称为中心性肥胖。

不少人盲目减肥，有的人过度节食，有的人吃泻药或未经国家相关部门审批的减肥药和减肥茶。殊不知这样的方法只能是减去了健康而不是减去了脂肪。所以减肥要慎重，真正健康的减肥应以健康的生活方式、合理的饮食方式为基础，配合积极的体育锻炼。

2）肥胖症的膳食原则

①进食低能量膳食，限制摄入脂肪和糖类含量过高的食品，以形成能量的负平衡，控制能量一定要在平衡营养的前提下进行，逐步降低，并适可而止。

②对低分子糖、饱和脂肪酸和乙醇的摄入应严格控制，这类食品包括蔗糖、麦芽糖、蜜饯、肥肉、猪牛羊的肥油、酒及酒精饮料。

③粗杂粮含有较多的维生素、无机盐及膳食纤维，是较好的降脂减肥食品，魔芋因其含有的葡甘聚糖吸水性强、黏度大、膨胀率高而具有减肥效果。

④多食新鲜蔬菜和水果，膳食中必须有足够量的新鲜蔬菜，尤其是绿叶蔬菜，如菠菜、芹菜、小白菜、冬笋、豆芽等。蔬菜和水果含膳食纤维多，水分充足，属低热量食物，有充饥作用，也可以防止维生素和无机盐的缺乏。

⑤一日三餐要定时定量，进餐时要细嚼慢咽。不吃零食，尤其不吃甜食，不饮甜饮料，同时配合一定的体育锻炼。

3）确定单纯性肥胖症患者全日能量需要量

慢性病患者能量需要量的确定主要采用计算法，通过计算标准体重或 BMI 指数来判断患者的体型，再根据就餐者的标准体重和身体活动水平来确定能量需要量。身体活动水平的分级可参考表 4-3-4。每日膳食能量供给量的标准可参考表 6-1-3。

［例 6-6］某男性，50 岁，公务员，身高 168 cm，体重 82 kg，空腹血糖 6.2 mmol/L，血压 130/82 mmHg，血浆总胆固醇 4.90 mmol/L，血浆甘油三酯 1.56 mmol/L，计算其每日能量需要量。

①使用 Broca 改良公式，计算标准体重（理想体重）。

$$标准体重 = 身高（cm）- 105 = 168 - 105 = 63（kg）$$

②评价目前体型，可采用标准体重法或 BMI 指数法。

$$实际体重与标准体重比（\%）= \frac{实际体重 - 标准体重}{标准体重} \times 100\%$$

$$= \frac{82-63}{63} \times 100\% \approx 30\%$$

在 ±10% 以内为正常体型，在 10% ~ 20% 为超重，大于 20% 为肥胖，所以该配餐对象体型为肥胖。

亦可计算 BMI 指数，判断其肥胖程度。

$$\text{BMI}（\text{kg/m}^2）= 实际体重（\text{kg}）\div 身高^2（\text{m}^2）$$
$$= 82 \div 1.68^2 \approx 29.1$$

根据中国营养学会推荐的我国成人 BMI 指数判断标准（18.5 ~ 23.9 为正常，≥ 24 为超重，≥ 28 为肥胖），亦可判断该配餐对象体型为肥胖。

由于该男性肥胖，虽血糖、血压、血脂尚属正常范围，但亦不能按照正常成人能量需要量来编制食谱，可查表 6-1-3，计算每日能量需要量。该男性为轻体力活动、体型肥胖，按单位标准体重的能量需要量为 20 ~ 25 kcal/kg 标准体重计算。

③全日能量需要量 = 标准体重 × 单位标准体重的能量需要量
$$= 63 \times（20 ~ 25）$$
$$= 1\,260 ~ 1\,575（\text{kcal}）$$

4）确定单纯性肥胖症患者全日三大产能营养素的需要量

全日三大产能营养素需要量的确定，可根据各营养素的供能比及其能量系数来计算。一般来说，常见慢性病患者需保证蛋白质和碳水化合物的摄入，其供能比可分别控制在 10% ~ 15%、50% ~ 65% 的范围内，脂肪的摄入量需严格控制在供能比 25% 以下。此外，一些特殊疾病，如肝性脑病、急慢性肾功能衰竭、肾病综合征等需要控制蛋白质的摄入量，因此食谱编制中三大产能营养素的需要量可根据病情调整。

［例 6-7］　请计算上例中 50 岁男性的每日宏量营养素需要量。

该 50 岁肥胖男性的每日能量需要量确定为 1 260 ~ 1 575 kcal，考虑到其 BMI 指数较高，血脂血压水平尚正常，而且食欲既往较好，不宜将能量摄入量控制得太低，故可将其食谱编制中的能量需要量确定为 1 575 kcal，其中能量分配考虑为蛋白质占 15%，脂肪占 25%，碳水化合物占 60%。若该配餐对象血脂或血压水平有异常，可考虑降低食谱中能量需要量水平，但不能低于 1 260 kcal。

①蛋白质的需要量可按占总能量的 15% 来计算：
$$每日蛋白质的需要量 = 1\,575 \times 15\% \div 4 \approx 59（\text{g}）$$
②脂肪的需要量可按占总能量的 25% 来计算：
$$每日脂肪的需要量 = 1\,575 \times 25\% \div 9 \approx 43.8（\text{g}）$$
③碳水化合物的需要量可按剩余能量的 60% 来计算：
$$碳水化合物的需要量 = 1\,575 \times 60\% \div 4 \approx 236.3（\text{g}）$$

5）确定单纯性肥胖症患者全日其他营养素的需要量

慢性病患者其他营养素需要量的确定，也可参照《中国居民膳食营养素参考摄入量（2023 版）》，按照年龄和性别查表确定。此外，某些慢性病对部分营养素的摄取量有特殊要求的，可根据病情作出调整。如痛风患者需严格限制嘌呤摄入量；高血压患者需采用低钠盐膳食；冠心病、高脂血症、胆结石患者等要将每日膳食中胆固醇摄入量控制在 300 mg 以内等。更多疾病营养配餐要求可参见模块九相关内容。

扩展视野

任务实施

第一步：布置任务，组织和引导学生思考并讨论患者人群营养需要量确定的思路。

第二步：学生分组，分别计算高血压、高脂血症、冠心病、糖尿病和肥胖等不同人群每日能量需要量及三大营养素需要量。

第三步：教师结合学生的计算结果，进行点评和知识总结。

实战演练

将不同患病人群营养需要量进行比较，从中可以看出什么？

思考讨论

通过比较不同患病人群营养需要量，你能发现营养与疾病的关系吗？

项目 2　食谱编制方法与应用

在人们的日常膳食中，为保证合理摄入营养和促进健康，需要制订能够科学地体现平衡膳食理论和营养素参考摄入量的膳食计划，即编制营养食谱。

营养食谱与普通食谱不同，是在膳食平衡理论的指导下，对配餐进行量化，即"带量食谱"。只有量化的营养食谱才能确保人们日常膳食摄入的营养素种类齐全、比例合理、数量适宜。编制营养食谱，就是在人们的一日三餐当中具体落实《中国居民膳食营养素参考摄入量（2023 版）》和《中国居民膳食指南（2022）》的基本原则与要求。因此，掌握正确的食谱编制方法，并能够合理运用，为不同群体编制出科学合理的营养食谱，是从事营养咨询服务与健康管理等工作必备的专业岗位技能。营养食谱的实施，可以确保正常人能够摄入均衡的营养，也可以对某些患有营养性疾病的人群进行治疗或辅助治疗，还可以帮助膳食经营管理者开展膳食营养相关工作。

目前，常用的食谱编制方法主要有以下几种：计算法、食物交换份法、膳食软件法及膳食宝塔法。这四种食谱编制方法各有特点，适合于不同的工作环境和不同的服务对象。计算法适用于个体或家庭营养配餐，营养素计算比较烦琐，但相对准确，也是其他三种食谱编制方法的基础。膳食软件法使用起来较为方便，而在软件开发中，数据库的建立需要庞大的数据资料支持。食物交换份法常被作为制订食谱使用。平衡膳食宝塔法用以提供膳食营养指导，根据进食量因人而异进行膳食营养指导。

任务 1　计算法食谱编制

学习目标

知识目标：熟悉能量及营养素的基本计算方法。

能力目标：掌握主、副食的定量计算，掌握一餐及一日食谱的定量计算。

任务导入

请同学们想一想，营养配餐软件中的营养食谱是如何形成的？

任务布置

请同学们思考，如何利用计算法进行营养食谱编制？

任务分析

本任务包括以下工作：明确配餐人群营养需求，确定配餐对象全日能量供给量；计算宏量营养素全日应提供的能量；主、副食品种和数量的确定；合理分配三餐食物，根据各理论依据、配餐要求和注意事项等，开始食谱的编制；计算营养素及能量的提供量，切实合理地对所制食谱进行调整（结合当地食物的品种、生产季节、经济条件和厨房烹调水平，合理选择各类食物，达到平衡膳食）。

相关知识

用计算法进行营养配餐，是在确定配餐对象能量需要的基础上，对能量按餐次、营养素进行合理分配，在确定主、副食种类之后，根据碳水化合物和蛋白质需要量，确定主、副食（主要提供蛋白质的副食）食物数量，然后参照平衡膳食宝塔，确定蔬菜水果的品种和数量以及油、盐的数量，最后编制成食谱。

1）计算法设计营养食谱的步骤

计算法食谱编制的主要思路是通过调查了解某人的饮食习惯和生活习惯，制订养生指导方案，从其一天所需的热能入手，计算出一日三餐所需要的三大产能营养素的数量，进一步确定一日三餐主、副食原料的数量，设计一日三餐的营养菜点并形成食谱，在应用中不断完善该营养食谱，并做到能够适当调整与变化。计算法食谱编制的步骤包括：

①了解配餐对象饮食习惯和生活习惯，做好相关记录。

②制订养生指导方案。

③确定一日所需热能供给量。人体一天所需热能的计算方法主要有两种：

a. 根据我国建议的《中国居民膳食营养素参考摄入量（2023版）》确定用餐者的热能需要量，这是最常用、最方便的一种方法；

b. 根据标准体重计算热能的需要量。

④计算三大热能营养素一日供给量。我国目前建议每人每日或每餐的膳食组成为蛋白质10%～15%，脂肪20%～30%，碳水化合物55%～65%，然后根据每餐供热比早餐30%、午餐40%、晚餐30%和三大生热营养素的能量系数，即碳水化合物4 kcal/g、蛋白质4 kcal/g、脂肪9 kcal/g，计算蛋白质、脂肪和碳水化合物的每日需要量或每餐需要量。

⑤确定主食的种类和数量。根据食物营养成分表，计算出主食原料的数量。

⑥确定副食的种类和数量。根据食物营养成分表，计算出副食原料的数量。

⑦确定油、糖等纯热能物质的数量。

⑧确定烹调方法并形成食谱。

⑨进行食谱的完善。在营养成分保证相对稳定的情况下，相似的原料可以互相替换，做到一日原料不重样，菜点口味多变，烹调方法多样，始终能够引起食欲，做到好吃又营养。还应在食谱应用的过程中不断发现问题、解决问题，使营养食谱越发完善。

2）计算法食谱编制示例

用计算法设计大学生一日早餐食谱。

（1）了解饮食习惯和生活习惯，做好相关记录

（2）制订养生指导方案

①自然状况（表 6-2-1）。

表 6-2-1　大学生自然状况表

姓名	吕××	性别	女	民族	汉
身高（cm）	169	体重（kg）	62	联系方式	
职业	大学生				

②自然情况分析。

体重评价：BMI＝21.7，正常

劳动强度：中等体力劳动

③生活方式分析。

生活习惯：良好

饮食习惯：良好，适量摄入各种维生素，注意补充优质蛋白质

④计算。

标准体重：169－105＝64（kg）

建议每日需要能量：35×64＝2 240（kcal/d）（参照表 6-1-3）

三大生热营养素热比为蛋白质 15%、碳水化合物 60%、脂肪 25%，则一天需要的三种产能营养素分别为蛋白质 84 g、碳水化合物 336 g、脂肪 62 g。

（3）三餐所需能量和三餐生热营养素数量的确定

早餐能量：2 240×30%＝672（kcal）

碳水化合物：672×60%÷4＝100.8（g）

蛋白质：672×15%÷4＝25.2（g）

脂肪：672×25%÷9≈18.7（g）

午餐能量：2 240×40%＝896（kcal）

碳水化合物：896×60%÷4＝134.4（g）

蛋白质：896×15%÷4＝33.6（g）

脂肪：896×25%÷9≈24.9（g）

晚餐能量：2 240×30%＝672（kcal）

碳水化合物：672×60%÷4＝100.8（g）

蛋白质：672×15%÷4＝25.2（g）

脂肪：672×25%÷9≈18.7（g）

（4）确定早餐主、副食的品种和数量

早餐主、副食品种的确定（设计不带量食谱）：

主食：米饭（大米）、馒头（面粉）。

副食：香葱牛肉（牛肉、葱白）、凉拌豆干（豆腐干）、香菇油菜（鲜香菇、油菜）、瓜片紫菜汤（黄瓜、干紫菜）。

早餐主、副食数量的确定（设计带量食谱）：

主食：大米、富强粉。

所需大米质量：$100.8 \times 50\% \div 77.6\% \approx 64.9$（g）

所需富强粉质量：$100.8 \times 50\% \div 75.8\% \approx 66.5$（g）

主食中蛋白质含量：$64.9 \times 8.0\% + 66.5 \times 10\% \approx 11.8$（g）

副食：牛肉、豆干。

副食中蛋白质含量：$25.2 - 11.8 = 13.4$（g）

副食中 2/3 的蛋白质由动物性食物供给，1/3 由豆制品供给，因此：

动物性蛋白质含量：$13.4 \times 66.7\% \approx 8.9$（g）

豆制品蛋白质含量：$13.4 \times 33.3\% \approx 4.5$（g）

如果早餐副食选择牛肉或鸡腿肉中的一种，则其质量分别为：

牛肉（前腱）质量：$8.9 \div 20.25\% \approx 44.0$（g）

鸡腿肉质量：$8.9 \div 16.2\% \approx 54.9$（g）

如果早餐副食豆制品选择以下任何一种，则其质量分别为：

豆腐（北）质量：$4.5 \div 12\% = 37.5$（g）

豆腐干质量：$4.5 \div 15.8\% \approx 28.5$（g）

素虾（炸）质量：$4.5 \div 27.6\% \approx 16.3$（g）

同样的道理可以算出午餐和晚餐主副食的数量。

（5）确定烹调用油的数量

就餐者全天脂肪来源主要包括日常食品和烹调用油中所含的脂肪。为了保证摄入的膳食脂肪酸构成合理，建议使用植物油作为烹调用油。烹调用油数量计算公式为：

烹调用油量 = 全天脂肪需要量 - 所有食物提供的脂肪量

在实际应用中，成年人烹调用油量也可按照《中国居民平衡膳食宝塔（2022）》的要求，即推荐每天的烹调油摄入量为 25 ～ 30 g，成年人脂肪提供能量应占总能量的 30% 以下。前面已计算该女生每日需要能量 2 240 kcal /d，若按照成人脂肪提供能量占总能量的上限比例计算，该女生由早餐提供的脂肪最多：$2\,240 \times 30\% \div 9 \times 30\%$（早餐占全天总能量比例）$= 22.4$（g）。其早餐所吃食物中脂肪含量计算见表 6-2-2。

表 6-2-2　某女大学生早餐所摄入各类食物脂肪含量

食物名称	脂肪含量（%）	食用量（g）	提供脂肪量（g）
牛肉（前腱）	1.3	44.0	0.57
葱白	0.3	10	0.03
豆腐干	11.3	28.5	3.22
油菜	0.2	100	0.2
香菇	0.3	50	0.15
黄瓜	0.2	30	0.06
干紫菜	1.1	2	0.02
合计			4.25

资料来源：①杨月欣，中国疾病预防控制中心营养与健康所.中国食物成分表：标准版（第一册）
　　　　　[M].6 版.北京：北京大学医学出版社，2018.
　　　　②杨月欣，中国疾病预防控制中心营养与健康所.中国食物成分表：标准版（第二册）
　　　　　[M].6 版.北京：北京大学医学出版社，2019.

烹调用油量：22.4 − 4.25 ＝ 18.15（g）

从早餐中各类食物脂肪含量可以判断，该早餐脂肪含量并不高，因此，建议早餐中烹调用油量不宜超过 18.15 g。

（6）某女大学生一日早餐食谱制订

考虑到大学生群体是新一代年轻人，本身就是新奇与个性的结合体，其对于不同食物口味与口感的多元化需求，显示出了其口味趋势的方向，同时也影响了所设计出的菜品味道的受欢迎程度。因此在营养食谱设计中，应尽量丰富菜品原料和菜品烹调方法的选择，注意调味手段的合理运用。该大学生一日早餐带量食谱初步确定见表 6-2-3。

表 6-2-3　某女大学生一日早餐带量食谱

餐别	主食	副食
早餐	原料：大米 64.9 g、面粉 66.5 g	原料：牛肉 44.0 g、葱白 10 g、豆腐干 28.5 g、油菜 100 g、香菇 50 g、黄瓜 30 g、干紫菜 2 g
	食物：大米饭、馒头	食物：香葱牛肉、凉拌豆干、香菇油菜、瓜片紫菜汤

（7）食谱的复核计算

由于食谱编制计算过程省略了蔬菜和水果的计算，因此在食谱初步完成编制后，还需根据食物成分表和《中国居民膳食营养素参考摄入量（2023 版）》，复核计算该食谱实际提供的各类营养素数量。实际工作中一般应用营养配餐软件进行能量和营养素的复核计算。

（8）食谱完善与调整变化

根据食谱复核计算的结果，将所选择食物的营养素供给量，与就餐对象营养素供给量标准进行比较，如果某种营养素的供给量与标准相差过大，则必须进行适当的调整，调整食谱中食物品种、数量以及搭配，直至基本符合要求。

需要强调的是，有些营养素的摄入只要在一段时期内保持平衡即可，并不需要每天都达到供给量标准的摄入要求，如维生素 A、维生素 D、钙、铁等，只需在一周内保持平衡即可，但蛋白质、水溶性维生素等需每天都达到需要量。食谱的调整与变化见表 6-2-4。

表 6-2-4　食谱的调整与变化

餐别	主食 1	副食 1	主食 2	副食 2
早餐	大米饭 馒头	香葱牛肉 凉拌豆干 香菇油菜 瓜片紫菜汤	菜肉包子 二米粥	煎鸡排 炝海带丝

（9）建议

①适量运动，增强体质。

②多吃水果蔬菜类食物，注意坚果类原料的补充。

③保持愉快的心情。

3）计算法编制食谱的优缺点

优点：逻辑性强，可用于电脑程序设计。

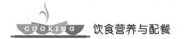

缺点：烦琐，人为设定条件多，实际应用少、效率低。

总之，计算法编制食谱逻辑性强，相对准确，可用于电脑程序设计，但编制过程烦琐，计算复杂，人为设定条件多，在日常生活中称重麻烦，实际应用难。

扩展视野

任务实施

第一步：布置任务，组织和引导学生思考并讨论计算法营养食谱编制的思路。

第二步：每名同学分别利用计算法为自己编制营养食谱。

第三步：教师结合学生的计算结果，进行点评和知识总结。

实战演练

将自己一天膳食统计结果与课堂上利用计算法编制的每日营养食谱进行比较，对自己平时饮食状况进行评价。

思考讨论

将理论编制的营养食谱与实际统计的一天膳食记录进行比较，你有什么收获？

任务2 食物交换份法食谱编制

学习目标

知识目标：理解食物交换份法的食谱编制。

能力目标：熟悉并能够应用各类食物原料能量等值交换份表，掌握利用食物交换份法编制营养食谱。

任务导入

面对鲜香诱人的食物，糖尿病患者是吃还是少吃，还是干脆放弃？如何做到既品尝美食，又将血糖控制在理想水平？

任务布置

请同学们思考，如何利用食物交换份法进行营养食谱编制？

任务分析

本任务首先应明确配餐人群营养需求，应用计算法编制一日食谱，然后根据就餐者的饮食习惯、市场供应等情况，用食物交换份法便捷地在同一类食物中更换品种和烹调方法，编制出一周或一个月食谱。

相关知识

家庭或个人可以应用计算法进行食谱编制，但在编制过程中有比较复杂的营养素计算，不够方便。因此，若能将营养素计算过程简化，就可以更方便地制订家庭或个人营养食谱，指导其科学合理地安排日常饮食生活。食物交换份法即是一种方便快速的食谱编制方法。

食物交换份法是将人们日常食用的食物，按照所含营养素数量的相近值进行分类，通常以大约能够提供 90 kcal 能量的食物为一个食物交换份，根据食物来源和性质不同，可分为四大类，一定数量的同类食物所含蛋白质、脂肪、碳水化合物和能量相近，然后将每类食物的内容列表，配餐时可将同类食物交换使用，应用食物交换份法编制食谱时，可以根据不同就餐者的能量需求，按照三大产能营养素的合理分配比例，计算并确定所需各类食物的交换份数和实际重量，然后根据每份食物等值交换表选择食物。不同单位应用的食物交换份表也有所不同。

食物交换份法是一个比较简单粗略且易于掌握的方法，同类食物可以任意互换，灵活搭配，方便就餐者根据自己的需求安排丰富的膳食。食物交换时必须注意同类别、等能量交换，即以粮换粮、以豆换豆、以菜换菜、以鱼禽畜肉换相应的鱼禽畜肉等。在实际食谱编制中，通常将计算法与食物交换份法结合使用。即先应用计算法编制一日食谱，然后根据就餐者的饮食习惯、市场供应等情况，用食物交换份法快捷地在同一类食物中更换品种和烹调方法，编制出一周或一个月食谱。

1）食物交换份法食谱编制步骤

①根据食物所含类似营养素的数量，常用食物可分为四大类：

a. 谷薯类：米、面、杂粮及薯类，主要提供碳水化合物、蛋白质、膳食纤维及 B 族维生素。

b. 动物性食物及大豆类：肉、禽、鱼、蛋、奶、大豆类，主要提供蛋白质、脂肪、矿物质、维生素 A 和 B 族维生素。

c. 蔬果类：鲜豆、叶菜、根茎、茄果类，提供膳食纤维、矿物质、维生素 C 和胡萝卜素。

d. 纯热能食物：动植物油、淀粉、食用糖、酒类，主要提供能量。植物油还可提供维生素 E 和必需脂肪酸。

②列出各类食物每一个食物交换份中所含三大产能营养素的数量，见表 6-2-5。

表 6-2-5 每一交换份食物三大产能营养素含量表

组别	食物类别	每份质量（g）	能量（kcal）	蛋白质（g）	脂肪（g）	碳水化合物（g）	主要营养素
谷薯组	谷薯类	25	90	2.0	—	20.0	碳水化合物膳食纤维
蔬果组	蔬菜类	500	90	5.0	—	17.0	矿物质
	水果类	200	90	1.0	—	21.0	维生素
	大豆类	25	90	9.0	4.0	4.0	膳食纤维

续表

组别	食物类别	每份质量 （g）	能量 （kcal）	蛋白质 （g）	脂肪 （g）	碳水化合物 （g）	主要营养素
肉蛋组	奶类	160	90	5.0	5.0	6.0	蛋白质
	肉蛋类	50	90	9.0	6.0	—	脂肪
	坚果类	15	90	4.0	7.0	2.0	矿物质
油脂组	油脂类	10	90	—	10.0	—	脂肪
	食糖类	20	90	—	—	20.0	蔗糖

注：表中"—"表示未检测，理论上食物中应该存在一定量的该种成分，但未实际检测。

③按类别列出各类食物每个交换份的质量，见表 6-2-6—表 6-2-13。

表 6-2-6　谷薯类食物等值交换份表

食物名称	质量（g）	食物名称	质量（g）
大米、小米、糯米、薏米	25	干粉条、干莲子	25
高粱米、玉米碴	25	油条、油饼、苏打饼干	25
面粉、米粉、玉米面	25	烧饼、烙饼、馒头	35
混合面	25	咸面包、窝窝头	35
燕麦片、莜麦面	25	生面条、魔芋生面条	35
荞麦面、苦荞面	25	马铃薯	100
各种挂面、龙须面	25	湿粉皮	150
通心粉	25	鲜玉米（1个，带棒芯）	200
绿豆、红豆、芸豆、干豌豆	25		

注：每份谷薯类食物含蛋白质 2 g、碳水化合物 20 g、能量 90 kcal（376 kJ）。根茎类一律以净食部分计算。

表 6-2-7　蔬菜类食物等值交换份表

食物名称	质量（g）	食物名称	质量（g）
大白菜、圆白菜、菠菜、油菜	500	白萝卜、青椒、茭白、冬笋	400
韭菜、茴香、茼蒿	500	倭瓜、南瓜、菜花	350
芹菜、苤蓝、莴笋	500	鲜豇豆、扁豆、洋葱、蒜苗	250
西葫芦、番茄、冬瓜、苦瓜	500	胡萝卜	200
黄瓜、茄子、丝瓜	500	山药、荸荠、藕、凉薯	150
芥蓝、瓢菜（瓢儿菜）	500	茨菇、百合、芋头	100
蕹菜、苋菜、龙须菜	500	毛豆、鲜豌豆	70
鲜豆芽、鲜蘑、水浸海带	500		

注：每份蔬菜类食物含蛋白质 5 g、碳水化合物 17 g、能量 90 kcal（376 kJ）。每份蔬菜一律以净食部分计算。

表 6-2-8　肉、蛋类食物等值交换份表

食物名称	质量（g）	食物名称	质量（g）
熟火腿、香肠	20	鸡蛋（1个，带壳）	60
肥瘦猪肉	25	鸭蛋、松花蛋（1个，带壳）	60
熟叉烧肉（无糖）、午餐肉	35	鹌鹑蛋（6个，带壳）	60
熟酱牛肉、熟酱鸭、大肉肠	35	鸡蛋清	150
瘦猪、牛、羊肉	50	带鱼	80
带骨排骨	50	草鱼、鲤鱼、甲鱼、比目鱼	80
鸭肉	50	大黄鱼、黑鲢、鲫鱼	80
鹅肉	50	对虾、青虾、鲜贝	80
兔肉	100	蟹肉、水发鱿鱼	100
鸡蛋粉	15	水发海参	350

注：每份肉类食物含蛋白质 9 g、脂肪 6 g、能量 90 kcal（376 kJ）。除蛋类为市品重量，其余一律以净食部分计算。

表 6-2-9　大豆类食物等值交换份表

食物名称	质量（g）	食物名称	质量（g）
腐竹	20	北豆腐	100
大豆	25	南豆腐（嫩豆腐）	150
大豆粉	25	豆浆	400
豆腐丝、豆腐干、油豆腐	50		

注：每份大豆及其制品含蛋白质 9 g、脂肪 4 g、碳水化合物 4 g、能量 90 kcal（376 kJ）。

表 6-2-10　奶类食物等值交换份表

食物名称	质量（g）	食物名称	质量（g）
奶粉	20	牛奶	160
脱脂奶粉	25	羊奶	160
乳酪	25	无糖酸奶	130

注：每份奶类食物含蛋白质 5 g、碳水化合物 6 g、能量 90 kcal（376 kJ）。

表 6-2-11　水果类食物等值交换份表

食物名称	质量（g）	食物名称	质量（g）
柿子、香蕉、鲜荔枝	150	李子、杏	200
梨、桃、苹果	200	葡萄	200

续表

食物名称	质量（g）	食物名称	质量（g）
橘子、橙子、柚子	200	草莓	300
猕猴桃	200	西瓜	500

注：每份水果含蛋白质 1 g、碳水化合物 21 g、能量 90 kcal（376 kJ）。每份水果一律以市品质量计算。

表 6-2-12　油脂类食物等值交换份表

食物名称	质量（g）	食物名称	质量（g）
花生油、香油（1 汤匙）	10	芝麻酱	20
玉米油、菜籽油（1 汤匙）	10	花生米、核桃、杏仁	20
豆油、红花油（1 汤匙）	10	葵花籽、南瓜子	30
猪油、牛油、羊油、黄油（1 汤匙）	10	西瓜籽（带壳）	40

注：每份油脂类食物含脂肪 10 g、能量 90 kcal（376 kJ）。

④列出不同能量需要量所需的各类食物交换份数和质量，供编制食谱，见表 6-2-13。

表 6-2-13　不同能量水平所需各类食物交换份数

能量（kcal）	交换单位（份）	谷薯类		蔬果类		肉蛋类		豆乳类			油脂类	
		质量（g）	单位（份）	质量（g）	单位（份）	质量（g）	单位（份）	豆浆量（g）	牛奶量（g）	单位（份）	质量（g）	单位（份）
1 200	14	150	6	500	1	150	3	200	250	2	20	2
1 400	16	200	8	500	1	150	3	200	250	2	20	2
1 600	18	225	9	500 200	2	150	3	200	250	2	20	2
1 800	20	275	11	500 200	2	150	3	200	250	2	20	2
2 000	22	325	13	500 200	2	150	3	200	250	2	20	2
2 200	24.5	375	15	500 200	2	150	3	200	250	2	25	2.5
2 400	27	425	17	500 200	2	150	3	200	250	2	30	3
2 600	29	475	19	500 200	2	150	3	200	250	2	30	3
2 800	31	500	20	500 200	2	175	3.5	200	250	2	35	3.5

注：本表所列食物搭配并非固定模式，可根据进餐者的饮食习惯，并参照有关内容加以调整。

⑤根据不同能量水平的各类食物需要量，参考各类食物等值交换份表，确定不同能量水平所需要的食物交换份数，然后拟订粗配食谱。

2）食物交换份法的应用——食物交换份法食谱编制示例

［例 6-8］　某女会计，52 岁，轻体力活动水平，体重正常。请运用食物交换份法为这位女会计编制一日营养食谱。

（1）确定全天所需能量和食物份数

由《中国居民膳食营养素参考摄入量（2023 版）》可知，轻体力活动 52 岁女性每日能量需要量为 1 750 kcal。每份食物可提供 90 kcal 的能量，1 750 kcal 能量对应的食物交换份数为 1 750 ÷ 90 ≈ 19 份，则达到每日能量需要量所需的份数为 20 份。

（2）确定每类食物的交换份数

查表 6-2-13 不同能量水平所需各类食物交换份数可知，要获得 1 750 kcal 能量，需要谷薯类食物 11 个交换份、蔬果类食物 2 个交换份、肉蛋类食物 3 个交换份、豆乳类食物 2 个交换份、油脂类 2 个交换份。

（3）确定三餐中各类食物份数及质量

将食物份数和质量大致按 30%、40%、30% 的比例分配至一日三餐中，见表 6-2-14。

表 6-2-14　一日三餐食物份数与质量表

食物类别	早餐（30%）	午餐（40%）	晚餐（30%）
谷薯类（11 份）	3 份（75 g）	5 份（125 g）	3 份（75 g）
蔬果类（2 份）	0.5 份（水果 100 g）	1 份（蔬菜 250 g，水果 100 g）	0.5 份（蔬菜 250 g）
肉蛋类（3 份）	1 份（鸡蛋 60 g）	1 份（肉 50 g）	1 份（鱼 80 g）
豆乳类（2 份）	1.5 份（乳 240 g）		0.5 份（豆腐 150 g）
油脂类（2 份）		1 份（10 g）	1 份（10 g）

（4）根据各类食物交换份表制订一日营养食谱

应用食物交换份法设计某女会计一日营养食谱，见表 6-2-15。

表 6-2-15　某女会计一日营养食谱

餐次	菜点名称	食物名称	食物数量（g）	食物（份）
早餐 （6 份）	牛奶	牛奶	240	1.5
	面包	面包	75	3
	苹果	苹果	100	0.5
	鸡蛋	鸡蛋	60	1
午餐 （8 份）	米饭	大米	125	5
	青瓜炒肉片	青瓜	100	0.2
		瘦肉	50	1
	蒜蓉生菜	生菜	150	0.3
	葡萄	葡萄	100	0.5
		花生油	10	1

续表

餐次	菜点名称	食物名称	食物数量（g）	食物份
晚餐 （6份）	馒头	面粉	75	3
	鲫鱼豆腐汤	鲫鱼	80	1
		豆腐（南）	150	0.5
	香菇油菜	香菇	100	0.2
		油菜	150	0.3
		花生油	10	1

扩展视野

任务实施

第一步：布置任务，组织和引导学生思考并讨论食物交换份法营养食谱编制的思路。

第二步：学生利用食物交换份法为自己编制营养食谱。

第三步：教师结合学生的计算结果，进行点评和知识总结。

实战演练

请同学们分别对利用计算法和食物交换份法为自己编制的每日营养食谱进行比较，判断其是否满足自己的营养需求。

思考讨论

通过比较计算法与食物交换份法营养食谱编制的差异，你有什么体会？

任务 3 膳食软件法食谱编制

学习目标

知识目标：理解并掌握膳食软件法的食谱编制。

能力目标：培养具有进行营养咨询和为不同生理条件人群设计营养食谱的能力。

任务导入

如果你是一名职业配餐师，请问如何选购营养配餐软件？

任务布置

请同学们思考，如何操作膳食软件进行营养食谱编制？

任务分析

本任务首先应熟悉营养配餐软件操作方法，运用营养配餐软件方便地实现针对特定对象的配餐、营养评价和咨询。

相关知识

应用膳食软件法进行食谱编制的方法，具有方便、快捷、准确、高效的特点。正版配餐软件是以膳食平衡理论为基础，以《中国食物成分表：标准版》（第 6 版）作为食物成分数据库，以《中国居民膳食营养素参考摄入量（2023 版）》和平衡膳食宝塔作为营养素摄入量对比、三餐及三大营养素供能比分析的依据，针对不同性别、年龄、劳动强度和生理状态的人群设计。配餐软件可以为不同人群组合或个人设计一餐、一日、一周甚至一个月的营养食谱，主要特性是界面清晰、自动分析、省时高效、菜肴和食谱库增减配置灵活、食物及菜肴营养素含量查询方便、配餐及查询结果灵活输出、数据权威、科学可靠。目前，一款膳食软件同时拥有电脑版、网络版和手机移动版已成为新发展趋势，可满足用户多样化的使用需求。

1）膳食软件的基本功能

（1）内置庞大的营养资料数据库

由于营养配餐工作涉及的内容很广、数据很多，很多数据仅靠营养师的记忆是做不到的，往往需要查阅大量的书籍和文件，因此一般软件都应提供与营养知识有关的数据资料库，为客户提供参考。

（2）拥有丰富的菜肴与食谱数据库

根据我国不同地域的饮食特点，软件储备有丰富的地方菜肴和食谱，以及适合进行保健养生和辅助相关疾病治疗的菜肴和食谱。操作者可以根据配餐对象的需求，方便地选择合理的菜肴和食谱。

（3）配餐对象基本信息的录入、修改与删除

软件应适用于不同个体和人群，能够选择信息登记记录、存档，方便对不同对象的就餐计划进行分类、指导、查询和调用。

（4）内含常见疾病症状与饮食要求

设计膳食餐谱时，应该充分考虑到不同对象、不同身体健康状态对饮食的要求。而熟练地掌握这些知识对初学者来说有一定的困难，因此，智能软件应提供常见疾病症状与饮食要求以供参考。

（5）食物选择与食物数量的确定

这是膳食配餐软件的主要功能部分。为就餐对象设计餐谱，应先正确地选择食物种类，进行合理配置，并确定合理的食物摄入数量，为设计食谱打好基础。

（6）个性菜肴的制作

膳食越人性化，越受欢迎。中国餐饮的特点之一是多样化，不同的家庭、酒店所制作的同一名称的菜肴所用的配料都不同，因此，软件所具备的功能，应能利用不同种类和数量的食物原料，设计出个性化的菜肴。

（7）食物营养分析

设计出的营养餐谱是否科学合理，要有各营养素摄入量之间的比较，因此，软件应具备对所选食物的营养成分作出分析的功能。通过将计算摄入的各种营养素的数量与推荐标准相比较找出差距，以利于食谱设计的改进，最终达到科学合理的膳食标准。食物营养分析一般包括营养素成分及来源分析、产能物质及来源分析等。

（8）人体营养状况的评价

不同个体、人群健康状况不同，因此所需营养成分的量也不同。所有科学合理的配餐都是根据不同个体、人群的营养需求设计而成的，智能膳食配餐软件必须具备对一种或多种人体营养状况进行评价的功能。

（9）存档功能

各种配餐及营养分析都应能够在相应的服务对象文件夹下进行存档，以备日后查询和分析使用。

选择智能配餐软件时应注意如下几个问题：操作是否简便、配餐运算的依据是否科学、营养分析是否综合全面、价格是否适宜、能否提供升级更新服务等。

2）膳食软件法食谱编制的应用

（1）输入配餐对象的基本信息

如配餐对象姓名、年龄、性别、身高、体重、女性是否为特殊生理时期、劳动强度等，以确定配餐对象的能量需求。

（2）确定能量及各营养素的需要量

查看、调整并确定配餐对象的能量以及各营养素的需要量。

（3）进行营养食谱的设计

分别在不同的餐别（早、中、晚）中，按食物类别进行食物种类的选择，同时确定每类食物的数量。

（4）输出膳食设计与分析报告

设计完成食谱后，可输出膳食分析报告，包括能量、三大产能营养素、主要维生素及矿物质的提供量。

（5）根据分析报告进行食谱评价与调整

膳食分析报告中包括能量和营养素的评价、三大产能营养素的功能评价、三餐能量分配情况评价、蛋白质来源评价、矿物质和维生素的来源评价等。根据评价结果，对不符合要求的项目，通过增减相应食物量和更换食物品种进行调整，将调整后膳食分析报告保存或打印出来。

扩展视野

任务实施

第一步：布置任务，组织和引导学生思考并讨论膳食软件法营养食谱编制的思路。

第二步：将学生分组，安排实践课练习针对不同人群利用营养配餐软件进行营养食谱编制。

第三步：教师结合学生的设计结果，进行点评和知识总结。

实战演练

现有怀孕 25 周家庭主妇张 ××，27 岁，身高 165 cm，体重 70 kg，孕前体重 55 kg，经常怕冷，请为她设计一日营养食谱。

思考讨论

假如你是月子中心的营养配餐师，请思考如何进行个性化营养配餐。

任务4　膳食宝塔法食谱编制

学习目标

知识目标：理解膳食宝塔法的食谱编制。

能力目标：掌握利用膳食宝塔法编制营养食谱。

任务导入

由《中国居民膳食指南（2022）》中的相关信息可知，目前针对 18 ～ 49 岁成年男性轻身体活动水平，中国居民膳食能量需要量（EER）为 2 250 kcal（与推荐摄入量 RNI 保持一致），相比 2000 年 RNI 2 400 kcal 的能量推荐摄入量，数值有所下降，而目前 2 400 kcal 能量需要量水平适合 18 ～ 49 岁男性轻或中身体活动水平。请问你能从中分析出什么呢？

任务布置

请同学们研究如何利用膳食宝塔法进行营养食谱编制？

任务分析

本任务利用膳食宝塔法进行营养食谱编制就是围绕配餐对象能量需求进行的，因此，如何根据配餐对象生理条件、身体活动水平等判断其能量需要量就是设计营养食谱时的关键。

相关知识

当我们缺乏足够的配餐对象资料，或是对于普通健康人来说，不需要每天进行精确计算时，那么配餐只需达到各类食物基本平衡即可。因此，可以利用《中国居民平衡膳食宝塔（2022）》推荐的食物量快速进行营养食谱的设计，省去大量的计算工作。该方法快速、简单，较为粗略，但只要食物选择恰当，按照同类互换、多种多样的原则搭配一日三餐，同样可以保证配餐对象获得全面、均衡、适度的营养。膳食宝塔法也可用于膳食结构评价。

1）膳食宝塔法应用步骤

膳食宝塔法是根据配餐对象的能量需要量，参考平衡膳食宝塔，粗略确定配餐对象一日或一餐各类食物需要量。

（1）确定配餐对象的能量需要量

《中国居民平衡膳食宝塔（2022）》建议的每人每天各类食物适宜摄入量适用于一般健康成年人，通常可根据配餐对象的能量需求来确定其所需食物的数量，应用时需要根据个人具体情况作适当调整。每个人如何选择食物量，首先要看其能量需求水平，见表6-2-16。

表 6-2-16　不同能量需求水平的平衡膳食模式和食物量

单位：g/（d·人）

食物种类	不同能量摄入水平										
	1 000 kcal	1 200 kcal	1 400 kcal	1 600 kcal	1 800 kcal	2 000 kcal	2 200 kcal	2 400 kcal	2 600 kcal	2 800 kcal	3 000 kcal
谷类	85	100	150	200	225	250	275	300	350	375	400
蔬菜	200	250	300	300	400	450	450	500	500	500	500
水果	150	150	200	200	200	300	300	350	350	400	400
畜禽肉类	15	25	40	40	50	50	75	75	75	100	100
蛋类	20	25	40	40	40	50	50	50	50	50	50
水产品	15	20	40	40	50	50	75	75	75	100	125
乳制品	500	500	300	300	300	300	300	300	300	300	300
大豆	5	15	15	15	15	15	25	25	25	25	25
坚果	适量	适量	适量	10	10	10	10	10	10	10	10
烹调油	15～20	20～25	20～25	25	25	25	30	30	30	35	35
食盐	<2	<3	<4	<5	<5	<5	<5	<5	<5	<5	<5

资料来源：中国营养学会.中国居民膳食指南（2022）[M].北京：人民卫生出版社，2022.

（2）根据配餐对象的能量需求水平确定食物需要量

《中国居民平衡膳食宝塔（2022）》推荐的每人每日各类食物适宜摄入量范围适用于一般健康成年人，食物量是根据不同能量需要量水平设计，宝塔标明了在1 600～2 400 kcal能量需要量水平时，一段时间内成年人每人每天各类食物摄入量的建议值范围。

经设计的平衡膳食模式完全符合不同能量水平下营养素的需要，表6-2-16列出了从1 000～3 000 kcal能量水平下各类食物的用量，即涵盖2岁以上人群能量需要量的膳食组成。按照11个能量水平分别建议了11类食物的摄入量，应用时要根据自身的能量需要进行选择。

平衡膳食宝塔推荐的各类食物量是一段时期内需要摄入食物量的平均值和比例，实际生活中不可能也不需要每天都完全按照平衡膳食宝塔的推荐量进食，事实上每人每天摄入的食物品种和数量是不完全一样的，关键在于日常膳食当中要经常按照平衡膳食宝塔推荐的各层各类食物的大体比例进食。例如，人不需要每天都吃 50 g 鱼，每周吃 2 ～ 3 次，每次 150 ～ 200 g 鱼即可；根据个人饮食习惯，喜欢吃鱼或鸡的人，可以多吃点鱼或鸡而少吃猪肉。

（3）食物同类互换，调配丰富多彩的膳食

营养食谱设计要兼顾营养与美味，根据同类互换、多种多样的原则搭配一日三餐。同类互换指的是以粮换粮，以豆换豆，以肉换肉。多种多样指的是选用品种、形态、颜色、口感多样的食物和采用不同的烹调方法。

（4）将食物合理分配至三餐，设计完成食谱

我国居民通常习惯于一日三餐，三餐食物量的分配及间隔时间要与人们作息时间和劳动状况相符合。一般早餐和晚餐的量各占全天 30%，午餐的量占 40% 为宜，也可根据个人特殊需求和习惯进行适当调整。

2）膳食宝塔法食谱编制的应用——成年人

[例 6-9] 某男大学生，中等身体活动水平，查《中国居民膳食营养素参考摄入量（2023版）》，确定其一日能量需要量为 2 600 kcal，请应用膳食宝塔法为其编制一日营养食谱。

（1）根据能量水平确定食物需要量

由表 6-2-16 可知，该大学生各类食物的建议摄入量是谷类 350 g、蔬菜 500 g、水果 350 g、畜禽肉类 75 g、蛋类 50 g、水产品 75 g、乳制品 300 g、大豆 25 g、坚果 10 g、烹调油 30 g、食盐 5 g。

（2）将以上食物分配到一日三餐中

按照 3：4：3 的大致比例把一日的食物分配到一日三餐中。食物分配见表 6-2-17。

表 6-2-17 一日三餐各类食物分配量表

单位：g

餐次 / 食物	谷类	蔬菜	水果	肉类	蛋类	水产品	乳类	大豆类	坚果	烹调油	食盐
早餐	100	0	100	0	50	0	200	0	0	0	0
午餐	150	250	150	75	0	0	0	25	10	20	3
晚餐	100	250	100	0	0	75	100	0	0	10	2
合计	350	500	350	75	50	75	300	25	10	30	5

（3）按照食物互换表来选择具体的食物

食物选择见表 6-2-18。

表 6-2-18 一日三餐各类食物选择表

单位：g

餐次 / 食物	谷类	蔬菜	水果	肉类	蛋类	水产品	乳类	大豆类	坚果	烹调油	食盐
早餐	100	0	100	0	50	0	200	0	0	0	0
	豆沙包		猕猴桃		鸡蛋		鲜牛乳				

续表

餐次 食物	谷类	蔬菜	水果	肉类	蛋类	水产品	乳类	大豆类	坚果	烹调油	食盐
	150	250	150	75	0	0	0	25	10	20	3
午餐	黑米	西芹	梨	牛肉				豆腐干	开心果	花生油	食盐
	50	100									
	粳米	芥蓝						50			
	100	150									
	100	250	100	0	0	75	100	0	0	10	2
晚餐	米饭	青椒	苹果			鲈鱼	酸奶			花生油	食盐
		100									
		胡萝卜									
		50									
		土豆									
		100									
合计	350	500	350	75	50	75	300	25	10	30	5

（4）编制一日营养食谱

结合不同烹调方法的选择，一日营养食谱设计见表 6-2-19。

表 6-2-19　某男大学生一日营养食谱

餐次	菜点名称	食物名称	食物数量（g）
早餐	牛奶	鲜牛乳	200
	豆沙包	小麦粉	75
		豆沙	25
	猕猴桃	猕猴桃	100
	鸡蛋	鸡蛋	50
午餐	黑米饭	粳米	100
		黑米	50
	西芹炒牛肉豆腐干	西芹	100
		牛肉	75
		豆腐干	50
	上汤芥蓝苗	芥蓝	150
	梨	梨	150
	开心果	开心果	10
		花生油	20
		食盐	3

续表

餐次	菜点名称	食物名称	食物数量（g）
晚餐	米饭	粳米	100
	清蒸鲈鱼	鲈鱼	75
	素炒三丝	青椒	100
		胡萝卜	50
		土豆	100
	苹果	苹果	100
	酸奶	酸奶	10
		花生油	10
		食盐	2

（5）同类互换

设计多样化美味营养食谱。

扩展视野

任务实施

第一步：布置任务，组织和引导学生思考并讨论膳食宝塔法营养食谱编制的思路。

第二步：每名同学分别利用膳食宝塔法为自己编制营养食谱。

第三步：教师结合学生的计算结果，进行点评和知识总结。

实战演练

请同学们将课堂上分别对利用计算法、膳食宝塔法编制的每日营养食谱进行比较，判断其是否满足自己的营养需求。

思考讨论

对比膳食宝塔法、计算法、食物交换份法和膳食软件法营养食谱的差异，体会四种常用营养食谱编制方法的优缺点和应用范围。

任务 5　膳食食谱评价与膳后总结

学习目标

知识目标：掌握食谱评价的依据、内容和过程。

能力目标：根据食谱的制订原则，对营养食谱进行膳食分析与膳后总结。

任务导入

为提高优质蛋白质摄入的比例，在对食谱中的蛋白质进行调整时应遵循什么原则？

任务布置

请同学们思考，如何进行膳食食谱评价与膳后总结？

任务分析

本任务首先计算食谱所供热能和营养素，与《中国居民膳食营养素参考摄入量（2023版）》进行比较，相差10%以内，可认为其合乎要求，否则要增减或更换食品的种类或数量。

相关知识

1）膳食食谱的计算与分析

营养食谱设计完成后，还需对食谱营养素摄入情况等各方面进行评估，以确定所编制的食谱是否符合膳食平衡相关理论，能否满足配餐对象的营养需求。食谱评价是一个分析、调整食谱，使其更加科学合理的过程。进行食谱评价时，应先根据食物成分表初步核算该食谱所提供的能量和各种营养素的含量，然后与 DRIs 推荐量进行比较，相差在 ±10% 以内，可以认为符合要求，否则需要调整食物的种类或数量，以达到推荐量的要求。

评价时无须要求每天或每餐营养食谱的能量和营养素均达到供给量标准推荐的水平。通常每天摄入的能量、蛋白质、脂肪、碳水化合物和水溶性维生素的数量应接近供给量标准，其他营养素可以一周为单位进行计算、评价。

（1）食谱评价的内容

①对食物多样化的评价。

②对食物量的评价。

③对能量和营养素的摄入量的评价。

④对三餐的能量摄入分配的评价。

⑤对蛋白质来源的评价。

⑥对三大营养素供能比的评价。

（2）食谱评价的步骤

①按类别将食物归类排序，并列出数量。

②根据食物成分表计算每种食物所含各种营养素的数量。

③食物中某营养素含量＝食物质量（g）× 可食部比例 ×100 g 食物中该营养素含量 ×100%

④计算所有食物提供的各种营养素总量，将计算结果与 DRIs 中同类人群的供给量标准进行比较评价。

⑤根据三大产能营养素的生热系数，分别计算供能比。

⑥计算优质蛋白质占总蛋白的比例。

⑦计算三餐供能比。

（3）食谱计算与分析示例

[例6-10] 以某一轻体力活动女文员为例，该女文员现处于怀孕中期，以下是其一日食谱，见表6-2-20，请对该食谱进行分析评价与调整。

表 6-2-20 某女文员一日食谱

餐次	菜点名称	食物名称	食物数量（g）
早餐	牛奶	牛奶	250
	鸡蛋	鸡蛋	50
	馒头	馒头	100
	苹果	苹果	100
午餐	西红柿面条	面条	120
		西红柿	50
	黄瓜炒鸡片	鸡肉	30
		黄瓜	250
	苹果	苹果	250
		花生油	15
		食盐	1
晚餐	米粥	米粥	50
	花卷	花卷	75
	土豆炖瘦肉	土豆	250
		猪瘦肉	30
		花生油	10
		食盐	1

评价过程如下。

①按类别将食物归类排序并列出数量。

食物归类排序见表6-2-21。

表 6-2-21　食谱中食物种类及数量

食物类别	食物原料及质量
谷薯类	馒头 100 g、面条 120 g、米粥 50 g、花卷 75 g、土豆 250 g
蔬果类	西红柿 50 g、黄瓜 250 g、苹果 350 g
畜禽肉及鱼虾类	鸡肉 30 g、猪瘦肉 30 g
蛋类	鸡蛋 50 g
豆类及其制品	—
奶类	牛奶 250 g
纯热能食物	花生油 25 g

评价：该食谱食物结构较为合理，满足了食物多样化的要求；但动物性食物中，无鱼虾类；无豆制品；水果只有一种。建议补充鱼虾类食物和豆制品的摄入，并增加水果的品种。

②计算食谱三餐营养素含量（表 6-2-22—表 6-2-24）。

表 6-2-22　某女文员早餐食物营养成分计算表

食物名称	数量（g）	热量（kcal）	蛋白质（g）	脂肪（g）	糖（g）	维生素 B$_1$（g）	维生素 B$_2$（g）	维生素 C（g）	钙（mg）	钠（mg）
牛奶	250	136	7.5	7.25	10.25	0.05	—	—	337.5	91.25
鸡蛋	50	77	6.3	5.50	0.50	0.10	0.13	—	19.50	66.00
馒头	100	233	7.8	1.00	48.30	0.05	0.07	—	18.00	165.00
苹果	100	48	0.3	—	11.80	0.01	0.02	4	13.00	2.10
合计	500	494	21.9	13.75	70.85	0.21	0.22	4	388.00	324.40

表 6-2-23　某女文员午餐食物营养成分计算表

食物名称	数量（g）	热量（kcal）	蛋白质（g）	脂肪（g）	糖（g）	维生素 B$_1$（g）	维生素 B$_2$（g）	维生素 C（g）	钙（mg）	钠（mg）
面条	120	410.0	12.7	0.6	88.6	0.10	0.06	—	16.8	15.5
鸡肉	30	54.0	5.6	3.4	0.4	0.02	0.04	0.0	17.6	77.4
西红柿	50	9.0	0.5	0.2	1.5	0.02	0.01	—	4.5	—
黄瓜	250	32.5	1.8	—	6.5	0.05	1.30	12.5	42.5	6.3
花生油	15	139.0	0.0	15.0	0.0	0.00	0.00	9.6	0.0	0.0
苹果	250	120.0	0.8	—	29.5	0.03	0.05	10.0	32.5	5.3
食盐	1	0.0	0.0	0.0	0.0	0.00	0.00	0.0	0.0	251.0
合计	716	764.5	21.4	19.2	126.5	0.22	1.46	32.1	113.9	355.5

表 6-2-24 某女文员晚餐食物营养成分计算表

食物名称	数量（g）	热量（kcal）	蛋白质（g）	脂肪（g）	糖（g）	维生素 B₁（g）	维生素 B₂（g）	维生素 C（g）	钙（mg）	钠（mg）
米粥	50	23	0.6	0.2	4.9	—	0.02	—	4.0	1.4
花卷	75	162	4.8	0.8	34.2	—	0.02	—	14.3	71.0
土豆	250	213	4.8	—	49.0	0.25	0.08	20.0	37.5	8.3
猪瘦肉	30	45	6.0	2.4	—	1.50	0.08	1.7	—	21.0
花生油	10	90	0.0	10.0	0.0	—	0.00	5.2	0.0	0.0
食盐	1	0	0.0	0.0	0.0	0.00	0.00	0.0	0.0	251.0
合计	416	533	10.2	13.4	88.1	1.75	0.20	26.9	55.8	352.7

③累计计算并评价营养素含量。

该女文员全天摄入总能量为：

$$\sum 总 = 494（早）+ 764.5（午）+ 533（晚）= 1\,791.5（kcal）$$

评价：孕中期妇女每天摄入总能量为 2 100 kcal，1 791.5 ÷ 2 100 × 100% ≈ 85%，因此，该女文员总能量摄入不足。

④计算三大产能营养素供能比。

计算：

蛋白质供能比：（21.9 + 21.4 + 10.2）× 4 ÷ 1 791.5 × 100% ≈ 12%

脂肪供能比：（13.75 + 19.2 + 13.4）× 9 ÷ 1 791.5 × 100% ≈ 23%

碳水化合物供能比：（70.85 + 126.5 + 88.1）× 4 ÷ 1 791.5 × 100% ≈ 64%

评价：孕中期蛋白质、脂肪、碳水化合物适宜的供能比分别为 12% ～ 14%、20% ～ 30%、50% ～ 65%。该女文员食谱三大产能营养素供能比例比较适宜。

⑤计算及评价蛋白质摄入总量及质量。

计算：

实际蛋白质摄入总量：21.9 + 21.4 + 10.2 = 53.5（g）

实际摄入优质蛋白质数量：7.5 + 6.3 + 5.6 + 6 = 25.4（g）

孕中期蛋白质摄入应比孕前摄入多 15 g，即：55 + 15 = 70（g）

优质蛋白质应占蛋白质总量的 50% 以上，即：70 × 50% = 35（g）

实际摄入蛋白质与应摄入蛋白质的比例：53.5 ÷ 70 × 100% ≈ 76.4%

实际摄入优质蛋白质与应摄入总蛋白质的比例：（25.4 ÷ 70）× 100% ≈ 36.3%

评价：该女文员蛋白质总量摄入不足，优质蛋白质未达孕期要求 50% 以上，同样存在优质蛋白质摄入不足。

⑥计算三餐能量分配比。

计算：

早餐供能比：494 ÷ 1 791.5 × 100% ≈ 27.6%

午餐供能比：764.5 ÷ 1 791.5 × 100% ≈ 42.7%

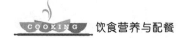

晚餐供能比：$533 \div 1\,791.5 \times 100\% \approx 29.8\%$

评价：三餐能量分配比较接近适宜的30%、40%、30%。

⑦计算矿物质摄入量（以钙为例）。

计算：

实际钙的总摄入量：$338 + 113.9 + 55.8 = 507.7$（mg）

评价：根据中国居民膳食营养素推荐摄入量（RNI）的要求，孕中期妇女每日钙的推荐摄入量为1 000 mg，而其实际钙摄入量占每日钙的推荐摄入量的比例为$507.7 \div 1\,000 \times 100\% \approx 51\%$，表明该女文员钙摄入不足。

⑧改善饮食建议。

该孕中期女文员能量、蛋白质、优质蛋白质、钙等均摄入不足，长期按此模式进食，孕妇及胎儿健康将受影响。

建议：每天能量摄入应增加到2 100 kcal，蛋白质摄入应增加到72～84 g，且优质蛋白质达36 g以上。增加钙的补充，每天应不少于1 000 mg，还需要观察铁、锌、碘及各类维生素的摄入，以保证孕妇及胎儿健康。

2）膳后总结

膳后要对膳食食谱的可行性、经济性、方便性等方面的特性，烹饪方法的合理性，以及就餐者的口味要求等方面进行分析和总结。分析营养餐谱中存在的不足，并寻求解决的方案。

保存食谱，将食谱归档管理，有利于营养餐谱资料的收集和整理，也有利于营养餐的创新提高。应随时记录用餐者的用餐情况以及筛选优良营养餐。

（1）意见收集及分析

营养工作者必须随时收集用餐者的意见。用餐者对食谱安排和餐食质量的客观评价，直接反映膳食计划的接受度和执行效果。要冷静分析用餐者的意见和建议，不断加以改进，才能提高客户满意度。收集意见的方法很多，常用的有直接访谈、建立意见收集渠道、查看就餐情况、与厨师共同研究食谱和召开研讨会等。随后，应将意见汇总，逐条分析，根据分析结果，提出改进方案，并进行落实。

（2）食谱录入及保存

保存食谱，将食谱进行存档管理，是营养工作者应定期完成的工作。食物归类存档的目的，一是进行营养餐资料的收存与整理，二是进行营养餐的科学研究。

食谱分类归档的方法是将各类食谱分类保存。食谱分类常按以下几种方式进行：按春、夏、秋、冬四季归类存档，按餐标归类存档，按就餐者的工作特点和营养标准归类存档，学生营养餐按不同年龄段归类存档。归档时还可按就餐者的意见、菜肴色彩、效果、口感及创新特点等进行归档。

（3）撰写膳后总结

撰写膳后总结，不仅要实事求是，还应进行一定程度的抽象概括，使总结具有科学性。在营养配餐工作中注意积累和总结经验，是营养工作者逐步提高配餐能力的重要过程。总结程序简单明了，基本步骤如下：

①确定总结的主题和研究对象。

②收集与整理资料。

③材料提炼。

④撰写总结提纲。

⑤征求意见，修改定稿。

扩展视野

任务实施

第一步：布置任务，组织和引导学生思考并讨论膳食食谱评价与膳后总结的步骤。

第二步：每名同学分别对之前利用计算法为自己编制的营养食谱进行评价和调整。

第三步：教师结合学生的评价结果，进行点评和知识总结。

实战演练

为提高饮食中的优质蛋白质比例，进行食谱蛋白质调整时应遵循蛋白质互补原则。

①食物的生物学种属相距越远越好，如动物性和植物性食物之间的混合比单纯植物性食物之间的混合要好。

②搭配的种类越多越好，充分发挥各种食物在营养上的互补作用，使其营养全面平衡。

③同时食用最好，次数越多越好。

思考讨论

请同学们思考，在对食谱中的蛋白质进行调整时，各种食物的数量如何确定。

模块7

科学配餐实践

项目 1 特殊生理阶段人群的营养配餐与设计

任务 1 孕妇营养配餐与设计

学习目标

知识目标：掌握孕妇食谱编制方法。

能力目标：进行营养咨询及具有为孕妇设计营养食谱的能力。

任务导入

为什么孕妇会出现恶心、呕吐等妊娠反应？

任务布置

请根据孕妇不同时期的生理特点和膳食原则，为其设计营养食谱。

任务分析

本任务应先熟悉孕妇处于妊娠期不同阶段的生理特点及营养需求，明确不同阶段各营养素的推荐标准，然后据此结合孕妇本身生理特点及饮食习惯选择食谱中的不同种类食物，并根据理论依据和膳食原则设计孕妇营养食谱。

相关知识

特殊生理阶段人群包括孕期妇女、哺乳期妇女、婴儿、幼儿、儿童、青少年及老年人。除一般人群膳食指南外，考虑到这些人群生理和营养需要的特殊性，人们往往专门为孕期妇女、哺乳期妇女、6 月龄内婴儿、7～24 月龄婴幼儿、学龄前儿童（幼儿）、学龄儿童（不包括上面提到的儿童和青少年）及老年人等特定人群制订膳食食谱。

由于备孕期和孕期妇女在膳食、营养和身体活动方面具有很多相似特征，因此将备孕期和孕期妇女膳食计划合并。当代老年人预期寿命延长，老年人群特别是 80 岁以上老年人的人数增加，其系统功能衰退更显著且常患多种慢性病，需要更专业、精细、个体化的指导，因此将老年人膳食指导细分为一般老年人和高龄老年人两个部分。

0～24 月龄婴幼儿喂养指南全面地给出了膳食准则和喂养指导，以期更好地指导婴幼儿母乳喂养和辅食添加。

对其他特定人群，此处均在一般人群膳食指南的基础上给予了补充说明。因此在给 2 岁以上其他特定人群指导时，应结合一般人群膳食指南和特定人群膳食指南两个部分的内容，以期更好地指导孕期、哺乳期妇女的营养补充，儿童生长发育快速增长时期的合理饮食，适应老年人生理变化和营养需求的膳食安排。

女性是社会和家庭的重要组成部分。成熟女性承载着孕育新生命、哺育下一代的重要职责。女性的身体健康和营养状况与成功孕育新生命、获得良好妊娠结果及哺育下一代健康成长密切相关。育龄女性应在计划怀孕前开始做好身体、营养和心理准备，以期获得孕育新生命的成功。

妊娠期是生命早期 1 000 天机遇窗口期的第一个阶段。孕期妇女的营养状况对母婴近、远期健康至关重要。为了完成妊娠过程，孕期妇女的生理状态发生了较大的适应性改变，总体营养需求有所增加，以满足孕期母体生殖器官变化和胎儿的生长发育，并为产后泌乳储备营养。

1）孕妇食谱编制原则和方法

（1）孕妇食谱编制原则

为保证孕育质量，夫妻双方都应做好充分的孕前准备，使健康和营养状况尽可能达到最佳后再怀孕。孕妇食谱编制时，应遵循以下原则：

①调整孕前体重至正常范围，保证孕期体重适宜增长。

孕前应将体重调整至正常范围，即 BMI 为 18.5 ～ 23.9 kg/m²，并确保身体健康和营养状况良好。

②常吃含铁丰富的食物，选用碘盐，合理补充叶酸和维生素 D。

特别关注叶酸、碘、铁等重要营养素的储备。备孕妇女应至少从计划怀孕前 3 个月开始每天补充叶酸 400 μg，坚持食用碘盐，每天吃鱼、禽畜瘦肉和蛋类共计 150 g，每周至少摄入 1 次动物血和肝脏替代瘦肉。

③孕吐严重者，可少量多餐，保证摄入足量碳水化合物。

早孕反应不明显的孕早期妇女可继续维持孕前平衡膳食，早孕反应严重影响进食者，不必强调平衡膳食和规律进餐，应保证每天摄入至少含 130 g 碳水化合物的食物。

④孕中晚期适量增加奶、鱼、禽、蛋、瘦肉的摄入。

孕中期开始，应适当增加食物的摄入量，特别是富含优质蛋白质、钙、铁、碘等营养素的食物。孕中、晚期每天饮奶量应增至 500 g；孕中期鱼、禽畜及蛋类合计摄入量增至 150 ～ 200 g，孕晚期增至 175 ～ 225 g；建议每周食用 1 ～ 2 次动物血或肝脏、2 ～ 3 次海产鱼类。

为满足对优质蛋白质、钙、铁的需要，孕中、晚期应适当增加奶、鱼、禽、蛋、瘦肉摄入。低至中度身体活动水平的妇女备孕和孕期一日食物推荐量见表 7-1-1。

表 7-1-1　妇女备孕和孕期一日食物推荐量（低至中度身体活动水平）

食物种类	建议量		
	备孕 / 孕早期	孕中期	孕晚期
粮谷类 [a]（g/d）	200 ～ 250	200 ～ 250	225 ～ 275
薯类（g/d）	50	75	75
蔬菜类 [b]（g/d）	300 ～ 500	400 ～ 500	400 ～ 500

续表

食物种类	建议量		
	备孕 / 孕早期	孕中期	孕晚期
水果类（g/d）	200 ～ 300	200 ～ 300	200 ～ 350
鱼、禽、蛋、肉（含动物内脏）（g/d）	130 ～ 180	150 ～ 200	175 ～ 225
奶（g/d）	300	300 ～ 500	300 ～ 500
大豆（g/d）	15	20	20
坚果（g/d）	10	10	10
烹调油（g/d）	25	25	25
加碘食盐（g/d）	5	5	5
饮水量（mL）	1 500/1 700	1 700	1 700

注：a. 全谷物和杂豆不少于 1/3；

　　b. 新鲜绿叶蔬菜或红黄色蔬菜占 2/3 以上。

　　同等重量的鱼类与畜禽类食物相比，提供的优质蛋白质含量相差无几，但鱼类所含脂肪和能量明显少于畜禽类。因此，当孕妇体重增长较多时，可多食用鱼类而少食用畜禽类，食用畜禽类时尽量剔除皮和肥肉，畜肉可优先选择脂肪含量较少的牛肉。为保证满足动物性铁的需要，建议每周吃 1 ～ 2 次动物血或肝脏。此外，鱼类尤其是深海鱼类如三文鱼、鲱鱼、凤尾鱼等还含有较多 n-3 多不饱和脂肪酸，其中的二十二碳六烯酸（DHA）对胎儿脑和视网膜功能发育有益，最好每周食用 2 ～ 3 次。如果大豆和坚果摄入量达不到推荐量，则需要适量增加动物性食物的摄入。

　　⑤经常户外活动，禁烟酒，保持健康生活方式。

　　⑥愉快孕育新生命，积极准备母乳喂养。

　　（2）孕妇食谱编制方法示例

　　[例 7-1]　某孕妇平时很喜欢运动，已怀孕至孕晚期，请为其设计一日营养食谱。

　　①确定孕晚期全日能量供给量。

　　结合该孕妇的体力活动水平，假设该孕妇孕晚期每日所需能量供给量标准为 2 900 kcal。

　　②计算宏量营养素全日应提供的能量。

　　蛋白质占总能量的 15%，脂肪占 25%，碳水化合物占 60%，则三种能量营养素各应提供的能量如下：

　　蛋白质：2 900 × 15% = 435（kcal）

　　脂肪：2 900 × 25% = 725（kcal）

　　碳水化合物：2 900 × 60% = 1 740（kcal）

　　③计算三种能量营养素每日需要数量。

　　1 g 碳水化合物产生能量为 4.0 kcal，1 g 脂肪产生能量为 9.0 kcal，1 g 蛋白质产生能量为 4.0 kcal。根据三大产能营养素的能量供给量及其能量折算系数，可求出全日蛋白质、脂肪、碳水化合物的需要量。

　　蛋白质：435 ÷ 4 ≈ 108.8（g）

脂肪：725÷9≈80.6（g）

碳水化合物：1 740÷4＝435（g）

④计算三种能量营养素每餐需要量。

一般三餐能量的适宜分配比例为：早餐占 30%，午餐占 40%，晚餐占 30%。

早餐：

蛋白质：108.8×30%≈32.6（g）

脂肪：80.6×30%≈24.2（g）

碳水化合物：435×30%＝130.5（g）

午餐：

蛋白质：108.8×40%≈43.5（g）

脂肪：80.6×40%≈32.2（g）

碳水化合物：435×40%＝174（g）

晚餐：

蛋白质：108.8×30%≈32.6（g）

脂肪：80.6×30%≈24.2（g）

碳水化合物：435×30%＝130.5（g）

⑤主、副食品种和数量的确定。

早餐：

早餐中应含有碳水化合物 130.5 g，以小米粥和烙饼为主，每 100 g 烙饼含碳水化合物 52.9 g，每 100 g 玉米面含碳水化合物 75.2 g。

所需玉米面重量：130.5×20%÷75.2%≈34.7（g）

所需烙饼重量：130.5×80%÷52.9%≈197.4（g）

主食中含蛋白质：197.4×7.5%＋34.7×8.5%≈17.7（g）

从副食中获取蛋白质：32.6－17.7＝14.9（g）

蛋白质主要从鸡蛋、鲜奶中摄取，从鲜奶和鸡蛋中各获取 1/2，每 100 g 鸡蛋含蛋白质 13.1 g，每 100 g 牛奶含蛋白质 3.3 g。

所需鸡蛋重量：14.9×50%÷13.1%≈56.9（g）

所需鲜奶重量：14.9×50%÷3.3%≈225.8（g）

午餐：

主食为馒头，每 100 g 馒头含碳水化合物 47 g。

所需馒头重量：174÷47%≈370.2（g）

370.2 g 馒头中含蛋白质：370.2×7%≈25.9（g）

副食中所需蛋白质：43.5－25.9＝17.6（g）

动物蛋白质占总蛋白质的 2/3，植物蛋白质占总蛋白质的 1/3。

所需动物蛋白质重量：17.6×2/3≈11.7（g）

所需植物蛋白质重量：17.6×1/3≈5.9（g）

所需猪小排重量：11.7÷16.8%≈69.6（g）

所需豆腐重量：5.9÷6.6%≈89.4（g）

晚餐：

主食为米饭，每 100 g 米饭含碳水化合物 25.9 g。

所需米饭重量：130.5 ÷ 25.9% ≈ 503.9（g）

米饭中含蛋白质：503.9 × 2.6% ≈ 13.1（g）

副食中蛋白质：32.6 − 13.1 = 19.5（g）

副食为清蒸黄花鱼，每 100 g 黄花鱼含蛋白质 17.7 g。

所需黄花鱼重量：19.9 ÷ 17.7% = 112.4（g）

睡前喝袋牛奶。

该孕妇一日营养食谱见表 7-1-2。

表 7-1-2 孕妇一日营养食谱

餐次	菜点名称	数量	原料	原料重量（g）
早餐	烙饼	1 个	烙饼	197.4
	鲜奶鸡蛋羹	1 份	鸡蛋	56.9
			鲜奶	225.8
	拌黄瓜	1 份	黄瓜	100
	玉米面粥	1 份	玉米面	34.7
早加餐	苹果、梨	1 份	苹果、梨	300
午餐	海带豆腐排骨	1 份	猪小排	69.6
			海带	100
			豆腐	89.4
	凉拌菠菜	1 份	菠菜	100
	糖拌西红柿	1 份	西红柿	100
			白糖	5
	馒头	1 个	馒头	370.2
午加餐	大杏仁	1 份	大杏仁	50
	柑橘	1 个	柑橘	80
晚餐	米饭	1 份	米饭	503.9
	清蒸黄花鱼	1 份	黄花鱼	112.4

2）孕妇一日食谱编制举例

某配餐对象：女，轻体力劳动，其在备孕期和孕早期所需总热能为 1800 kcal，在孕中期所需总热能为（1 800＋300）kcal，在孕晚期所需总热能为（1 800＋450）kcal。

该孕妇在妊娠不同时期食谱举例以及食谱分析见表 7-1-3—表 7-1-5。

表 7-1-3 备孕期和孕早期食谱举例及营养评价

菜点名称	数量	原料	原料重量（g）	食谱分析
燕麦粥	1 份	燕麦	25	该食谱可提供能量 1 788 kcal，蛋白质
白水煮蛋	1 个	鸡蛋	40	76 g，脂肪 61 g，碳水化合物 247 g，维生素 A 893 μg RAE，硫胺素 0.9 mg，
牛奶	1 杯	牛奶	200	核黄素 1.3 mg，维生素 C 116.8 mg，钙

续表

菜点名称	数量	原料	原料重量（g）	食谱分析
西芹炒花生米	1份	西芹	50	1 051 mg，铁 28 mg，锌 12.6 mg；脂肪供能占总能量的30.7%，碳水化合物供能占总能量的52.3%，蛋白质供能占总能量的17%，优质蛋白质占比为57.5%
		花生	10	
牛奶	半杯	牛奶	100	
米饭	1份	粳米	100	
红烧翅根	1份	鸡翅根	50	
清炒菠菜	1份	菠菜	200	
醋熘土豆丝	1份	土豆	100	
紫菜蛋花汤	1份	紫菜	2	
		鸡蛋	10	
小米粥	1份	小米	25	
米饭	1份	粳米	75	
清蒸鲈鱼	1份	鲈鱼	50	
家常豆腐	1份	北豆腐	100	
香菇油菜	1份	香菇	10	
		油菜	150	
苹果	1个	苹果	200	

表 7-1-4　孕中期食谱举例及营养评价

菜点名称	数量	原料	原料重量（g）	食谱评价
花卷	1个	面粉	50	该食谱可提供能量 2 100 kcal，蛋白质 100.3 g，脂肪 63 g，碳水化合物 285 g，维生素 A 1 511 μg RAE，硫胺素 1.27 mg，核黄素 1.29 mg，维生素 C 135 mg，钙 1 984 mg，铁 25.9 mg，锌 14.6 mg；脂肪供能占总能量的26.95%，碳水化合物供能占总能量的54.29%，蛋白质供能占总能量的18.75%，优质蛋白质占比为62.5%
水煮蛋	1个	鸡蛋	50	
牛奶	1盒	牛奶	250	
苹果	半个	苹果	100	
核桃仁	1份	核桃	10	
二米饭	1份	大米	15	
		小米	25	
白菜虾仁	1份	虾仁	70	
		大白菜	20	
小白菜豆腐汤	1份	小白菜	50	
		豆腐	80	

续表

菜点名称	数量	原料	原料重量（g）	食谱评价
黄瓜炒猪肝	1份	黄瓜	50	
		猪肝	10	
青椒炒土豆丝	1份	土豆	80	
		青椒	10	
香蕉	1根	香蕉	50	
牛奶	1小杯	牛奶	50	
红枣小米粥	1份	红枣	10	
		小米	75	
韭菜炒虾皮	1份	韭菜	50	
		虾皮	10	
清炒菠菜	1份	菠菜	100	
番茄肉片汤	1份	猪瘦肉	30	
		番茄	50	
猕猴桃	1个	猕猴桃	50	
全天然花生油	1份	花生油	30	

表 7-1-5　孕晚期食谱举例及营养评价

菜点名称	数量	原料	原料重量（g）	菜谱评价
鲜肉包子	1个	面粉	80	该食谱可提供能量2 226 kcal，蛋白质98.7 g，脂肪67 g，碳水化合物311 g，维生素A 1 292 μg RAE，硫胺素1.6 mg，核黄素1.2 mg，维生素C 142 mg，钙1 392 mg，铁24.3 mg，锌12.5 mg；脂肪供能占总能量的26.95%，碳水化合物供能占总能量的55.81%，蛋白质供能占总能量的17.24%，优质蛋白质占比为53.08%
		鲜猪肉	15	
水煮蛋	1个	鸡蛋	50	
蒸红薯	1个	红薯	50	
牛奶	1盒	牛奶	250	
苹果	1个	苹果	50	
二米饭	1份	大米	80	
		小米	50	
烧带鱼	1份	带鱼	40	
猪肝鸡血菜汤	1份	大白菜	50	
		鸡血	25	
		猪肝	10	
		紫菜	2	

续表

菜点名称	数量	原料	原料重量（g）	菜谱评价
清炒四季豆	1 份	四季豆	100	
鲜枣	1 份	鲜枣	30	
香蕉	1 份	香蕉	50	
面包	1 份	面粉	50	
小米粥	1 份	小米	75	
虾仁豆腐	1 份	虾仁	50	
		豆腐	100	
清炒菠菜	1 份	菠菜	100	
山药炖鸡汤	1 份	鸡肉	50	
		山药	100	
猕猴桃	1 个	猕猴桃	50	
核桃仁	1 份	核桃	40	

扩展视野

任务实施

第一步：布置任务，组织和引导学生思考并讨论孕妇营养食谱设计的步骤。

第二步：将同学们分组，针对妊娠期的不同阶段（孕早期、孕中期和孕晚期）进行孕妇营养食谱编制。

第三步：教师结合学生的设计结果，进行点评和知识总结。

实战演练

现有一孕妇，轻体力活动水平，28 周岁，原体重 55 kg，身高 158 cm，现体重 63 kg。请使用计算法为其编制一日食谱。

思考讨论

孕妇营养配餐设计的主要步骤包括：

①确定一日能量需要量。

②确定三餐三大营养素的需要量。

③设计三餐主食种类并计算其食用量。

④设计三餐副食种类并计算其食用量。

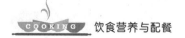

⑤设计三餐食用油种类并计算其食用量。

⑥编制食谱。

请同学们思考编制食谱时需要考虑哪些因素。

任务2　乳母营养配餐与设计

学习目标

知识目标：掌握乳母营养食谱编制方法。

能力目标：进行营养咨询及具有为乳母设计营养食谱的能力。

任务导入

如何理解有些婴儿食用初乳后出现腹泻的情况？

任务布置

请根据乳母的生理特点和膳食原则，为其设计营养食谱。

任务分析

本任务应先熟悉乳母的生理特点及营养需求，然后明确各营养素的推荐标准，据此结合乳母本身生理特点及饮食习惯选择食谱中的不同种类食物，并根据理论依据和膳食原则设计乳母营养食谱。

相关知识

乳母营养状况直接关系到母乳喂养的质量和婴儿生长发育状况。为了分泌乳汁、哺育婴儿、补偿分娩时的营养消耗和恢复器官系统功能，哺乳期妇女对能量及营养素的需求较非哺乳妇女为多。

1）乳母食谱编制原则和方法

乳母的营养是泌乳的基础，尤其是那些母体储备量较低、容易受膳食影响的营养素。乳母食谱编制时，应遵循以下原则：

①产褥期食物多样不过量，坚持整个哺乳期营养均衡。

②适量增加富含优质蛋白质及维生素 A 的动物性食物和海产品，选用碘盐，合理补充维生素 D。

动物性食物可提供丰富的优质蛋白质和一些重要的矿物质及维生素，建议乳母每天摄入 200 g 鱼、禽、蛋和瘦肉（其中包括蛋类 50 g）。为满足蛋白质、能量和钙的需要，乳母还要摄入 25 g 大豆（或相当量的大豆制品）、10 g 坚果、300 g 牛奶。为保证乳汁中碘和维生素 A 的含量，乳母应选用碘盐烹调食物，适当摄入海带、紫菜、鱼、贝类等海产品和动物肝脏、蛋黄等动物性食物。

③注重家庭支持，保持心情愉悦，保证充足睡眠，坚持母乳喂养。

乳母的心理及精神状态是影响乳汁分泌的重要因素，哺乳期间保持心情愉悦可以提高母乳喂养的质量。

④增加身体活动，促进产后恢复健康体重。

坚持哺乳，开展适量的身体活动，有利于身体复原和体重恢复正常。

⑤多喝汤和水，限制浓茶和咖啡，忌烟酒。

吸烟、饮酒会影响乳汁分泌，其含有的尼古丁和酒精也可通过乳汁进入婴儿体内，影响婴儿睡眠及发育，哺乳期间应忌烟酒。茶和咖啡中的咖啡因可以造成婴儿兴奋，乳母应限制饮用浓茶和大量咖啡。

哺乳期妇女（乳母）既要分泌乳汁、哺育后代，还需要逐步补偿妊娠、分娩时的营养素损耗并促进各器官、系统功能的恢复，因此比一般育龄妇女需要更多的营养。与非哺乳妇女一样，乳母的膳食也应该是由多样的食物组成的平衡膳食，除保证哺乳期的营养需要外，乳母的膳食还会影响乳汁的滋味和气味，对婴儿未来接受食物的多样性和建立多样化膳食结构产生重要影响。

产褥期是指孕妇从胎儿、胎盘自身体娩出，直到除乳腺外各个器官恢复或接近正常未孕状态所需的一段时期，一般需 6～8 周。在中国民间，产褥期也称"月子"或"坐月子"。月子饮食常被过分重视，月子期间往往过量摄入肉类和蛋类，以致能量和脂肪摄入过剩；许多地区月子风俗甚至还保留着不同的食物禁忌，如不吃或少吃蔬菜、水果、海产品等，容易造成微量营养素摄入不足。满月过后又恢复到一般饮食，不利于乳母获得充足营养以持续进行母乳喂养。应纠正这种饮食误区，做到产褥期食物种类多样并控制膳食总量的摄入，并坚持整个哺乳阶段（产后 2 年）营养均衡，以保证乳汁的质与量，为持续进行母乳喂养提供保障。乳母一日食物推荐量见表 7-1-6。

表 7-1-6　乳母一日食物推荐量（提供能量 2 300 kcal）

食物种类	建议量（g/d）	重要建议
谷类	250～300	全谷物和豆类不少于1/3
薯类	75	
蔬菜类	500	选择多种多样的新鲜蔬菜水果，绿叶蔬菜和红黄色等有色蔬菜占到2/3以上
水果类	200～400	
畜禽肉	85	建议每天吃水产品，每周吃 1～2 次动物肝脏，每次约 25 g
水产品	85	
蛋类	50	
大豆	25	每天饮奶，经常吃豆制品，适量吃坚果
坚果	10	
烹调油	25	继续保持清淡饮食习惯，少吃高盐和油炸食品
加碘食盐	<5	

2）乳母一日食谱编制举例

如下膳食方案是为乳母（能量需要量 2 300 kcal）而设计，这个能量水平基于女性轻身体活动水平而来，膳食中蛋白质和脂肪提供的能量分别约占总能量的 17% 和 30%。对于具体乳母而言，该能量水平只是估计值，可根据个体目前体重或咨询营养师，判断是否需要调整能量摄入。某乳母一日营养食谱举例见表 7-1-7。

表 7-1-7　乳母一日三餐举例表

餐次	菜点名称	数量	原料	原料重量（g）
早餐	肉包子	1 个	面粉	50
			猪肉	25
			油菜	少许
	红薯稀饭	1 份	大米	25
			红薯	25
	拌黄瓜	1 份	黄瓜	100
	煮鸡蛋	1 个	鸡蛋	50
早加餐	酸奶	1 杯	酸奶	200
	苹果	1 个	苹果	150～200
午餐	米饭	1 份	大米	100
	油菜猪肝汤	1 份	油菜	100
			猪肝	20
	丝瓜炒牛肉	1 份	丝瓜	100
			牛肉	50
午加餐	橘子	2～3 个	橘子	150
	奶酪	2 勺	奶酪	10～20
晚餐	玉米面馒头	1 个	玉米面	30
			面粉	50
	蒸土豆	1 个	土豆	50
	青菜炒千张	1 份	小油菜	200
			千张	50
	香菇炖鸡汤	1 份	鸡肉	75
			香菇	适量
晚加餐	牛奶煮麦片	1 份	牛奶	250
			燕麦片	10

扩展视野

任务实施

第一步：布置任务，组织和引导学生思考并讨论乳母营养食谱设计的步骤。

第二步：将同学们分组，根据乳母膳食原则进行周食谱设计。

第三步：教师结合学生的设计结果，进行点评和知识总结。

实战演练

一位 30 岁乳母，婴儿 5 个月。母子身体健康，乳汁分泌正常，请为其制订一日食谱。

思考讨论

乳母营养配餐设计的主要步骤包括：

第一步，先确定全日能量及能量营养素供给量。然后，确定全天主食数量和种类并进行餐次食物分配，根据主、副食及植物油的量和餐次比例设计一日食谱。

第二步，进行食谱评价。

请同学们思考进行食谱评价时需要考虑哪些因素。

任务 3　婴儿营养配餐与设计

学习目标

知识目标：掌握婴儿食谱编制方法。

能力目标：进行营养咨询及具有为婴儿设计营养食谱的能力。

任务导入

关于婴幼儿需要的各营养素，推荐标准各不相同，其中婴儿出生时脂肪供能占总热能的 55%，随着月龄的增加，逐渐减少到占总热能的 30% ~ 40%。请思考出现这一变化的原因。

任务布置

请根据婴儿的生理特点和膳食原则，为其设计营养食谱。

任务分析

本任务应先熟悉婴儿的生理特点及营养需求，然后明确各营养素的推荐标准，据此结合婴儿本身生理特点及饮食习惯选择食谱中的不同种类食物，并根据理论和膳食原则设计婴儿营养食谱。

相关知识

出生至 2 周岁的婴幼儿，适用独立于一般人群膳食指南之外的针对婴幼儿的喂养指导。该阶段构成生命早期 1 000 天机遇窗口期中 2/3 的时长，该阶段的良好营养和科学喂养是儿童近期和远期身心健康的重要保障。生命早期的营养和喂养对体格生长、智力发育、免疫功能等近期及远期健康持续产生至关重要的影响。

1）婴儿食谱编制原则和方法

（1）0～6 月龄婴儿母乳喂养原则

婴儿从出生后至 6 月龄内是人一生中生长发育的第一个高峰期，对能量和营养素的需要相对高于其他任何时期，但婴儿的胃肠道和肝肾功能尚未发育成熟，功能不健全，对食物的消化吸收能力及代谢废物的排泄能力仍较低。母乳既可提供优质、全面、充足和结构适宜的营养素，满足婴儿生长发育的需要，又能完美地适应其尚未成熟的消化能力，促进其器官发育和功能成熟，且不增加其肾脏的负担。6 月龄内婴儿需要完成从宫内依赖母体营养到宫外依赖食物营养的过渡，来自母体的乳汁是完成这一过渡最好的食物，用任何其他食物喂养都不能与母乳喂养相媲美。母乳中丰富的营养和活性物质是一个复杂系统，为婴儿提供全方位呵护和支持，助其在离开母体保护后，仍能顺利地适应自然环境，健康成长。

6 月龄内婴儿处于生命早期 1 000 天健康机遇窗口期的第二个阶段，营养作为最主要的环境因素对其生长发育和后续健康持续产生至关重要的影响。母乳中适宜的营养既能为婴儿提供充足而适量的能量，又能避免过度喂养，使婴儿获得最佳的、健康的生长速率，为一生的健康奠定基础。一般情况下，母乳喂养能够完全满足 6 月龄内婴儿的能量、营养素和水的需要，6 月龄内的婴儿应给予纯母乳喂养。

针对我国 6 月龄内婴儿的喂养需求和可能出现的问题，基于目前已有的充分的研究，同时参考 WHO、UNICEF 和其他国际组织的相关建议，可知在对 6 月龄内婴儿进行母乳喂养时，应遵循以下原则：

①母乳是婴儿最理想的食物，坚持 6 月龄内纯母乳喂养。

②生后 1 小时内开奶，重视尽早吸吮。

③回应式喂养，建立良好的生活规律。

④适当补充维生素 D，母乳喂养无需补钙。

⑤一旦有任何动摇母乳喂养的想法和举动，都必须咨询医生或其他专业人员，并由他们帮助做出决定。

⑥定期监测婴儿体格指标，保持健康生长。

（2）7～24 月龄婴幼儿喂养原则

对于 7～24 月龄婴幼儿，母乳仍然是重要的营养来源，但单一的母乳喂养已经不能完全满足其对能量及营养素的需求，必须引入其他营养丰富的食物。

7～24 月龄婴幼儿消化系统、免疫系统的发育，感知觉及认知行为能力的发展，均需要通过接触、感受和尝试，来体验各种食物，以逐步适应并耐受多样的食物，从被动接受喂养转变到自主进食。这一过程从婴儿 7 月龄开始，到 24 月龄时完成。父母及喂养者的喂养行为对 7～24 月龄婴幼儿的营养和饮食行为也有显著的影响。回应婴幼儿摄食需求，有助于其健康饮食行为的形成，并具有长期而深远的影响。

7～24 月龄婴幼儿处于生命早期 1 000 天健康机遇窗口期的第三阶段，适宜的营养和喂养不仅关系到婴幼儿近期的生长发育，也关系到长期的健康。针对我国 7～24 月龄婴幼儿营养和喂养的需求以及现有的主要营养问题，基于目前已有的研究，同时参考 WHO、UNICEF 和其他国际组织的相关建议，可知在对 7～24 月龄婴幼儿喂养时，应遵循如下原则：

①继续母乳喂养，满 6 月龄起必须添加辅食，从富含铁的泥糊状食物开始。

②及时引入多样化食物，重视动物性食物的添加。

③尽量少加糖盐，油脂适当，保持食物原味。

④提倡回应式喂养，鼓励但不强迫进食。

⑤注重饮食卫生和进食安全。

⑥定期监测体格指标，追求健康生长。

2）婴儿食谱编制举例

某男婴，6 个月，身长 68 cm，体重 8 kg，纯母乳喂养。请为其设计辅食。

（1）确定婴儿的食物转换方法

［例 7-2］　根据《中国 7 岁以下儿童生长发育参照标准》，该男婴身长和体重都在正常范围内，发育正常。6 个月婴儿的辅食添加依据见表 7-1-8。

表 7-1-8　不同月龄婴儿每日所需能量

月龄	每日所需能量（kJ）
<1	420
2～6	460～502
6～12	377～460

（2）了解婴儿的日常情况

向婴儿母亲或喂养者了解婴儿的睡眠、进食行为、活动情况等。例如询问的结果是：该男婴在每次哺乳后常哭闹不能安静入睡。

（3）营养建议

由于该男婴在每次哺乳后常哭闹不能安静入睡，说明母乳可能不足，结合表 7-1-8，可提出如下建议：

①继续母乳喂养，每天 4～6 次，由于母乳不足，可用配方奶作为母乳的补充，以保证每天的奶量。

②喂奶前尝试喂 1 小勺强化铁米粉，可用母乳、配方奶或水调成泥糊状（能用小勺舀起不会很快滴落），第一天喂 1～2 次，第二天视婴儿的情况增加进食量或进食次数，可增加到每天 2～3 次，逐渐增加到每天 1 餐。

③适应一种食物后（一般 2～3 天）可加第二种新的食物，如蔬菜水果泥（青菜泥、土豆泥、胡萝卜泥、香蕉泥、苹果泥等），每次 1～2 勺，每日 2 次。

④植物性食物适应后可尝试添加肉泥（肝泥、鱼肉泥等）。

⑤密切观察婴儿是否出现呕吐、腹泻、皮疹等不良反应。

⑥进食时间：尽量将辅食喂养安排在与家人进食时间相同或相近的时间，以便婴儿能与家人共同进餐。

⑦进食行为：婴儿刚开始接受小勺喂养时，由于进食技能不足，只会舔吮，甚至将食

物推出、吐出，因此需要慢慢练习。可以用小勺舀起少量米糊放在婴儿一侧嘴角让其吮舔，切忌将小勺直接塞进婴儿嘴里，防止其有窒息感，产生不良的进食体验。

（4）6月龄婴儿辅食设计举例

6～12月龄婴儿每天每千克体重能量需要量为80 kcal/（kg·d），该婴儿体重为8 kg，故每天需要能量640 kcal，100 mL母乳可提供能量67 kcal，故每天需640÷67%＝955 mL母乳。如果一天喂6次，则每次喂奶量为160 mL。应从婴儿出生后的第180天起开始尝试添加辅食，刚开始婴儿是适应阶段，辅食少，能量低，可以不计在总能量内，随着添加辅食量的增加，应减少母乳的量。具体辅食添加食谱编制见表7-1-9。

表7-1-9 婴儿喂养食谱编制示例表

时间	食物名称及数量						
	第一天	第二天	第三天	第四天	第五天	第六天	第七天
7点	母乳（和/或配方奶）160 mL	母乳（和/或配方奶）160 mL	母乳（和/或配方奶）160 mL	母乳（和/或配方奶）160 mL	母乳（和/或配方奶）160 mL	母乳（和/或配方奶）160 mL	母乳（和/或配方奶）160 mL
10点	母乳（和/或配方奶）160 mL	母乳（和/或配方奶）160 mL	母乳（和/或配方奶）160 mL	母乳（和/或配方奶）160 mL	母乳（和/或配方奶）160 mL	母乳（和/或配方奶）160 mL	母乳（和/或配方奶）160 mL
12点	猪肝蔬菜米粉（用水或奶调配）1勺，母乳（和/或配方奶）160 mL	猪肝蔬菜米粉（用水或奶调配）2勺，母乳（和/或配方奶）160 mL	猪肝蔬菜米粉（用水或奶调配）2勺，土豆泥1勺，母乳（和/或配方奶）150 mL	猪肝蔬菜米粉（用水或奶调配）2勺，土豆泥2勺，母乳（和/或配方奶）150 mL	猪肝蔬菜米粉（用水或奶调配）3勺，土豆泥2勺，苹果泥1勺，母乳（和/或配方奶）140 mL	猪肝蔬菜米粉（用水或奶调配）3勺，土豆泥2勺，苹果泥2勺，母乳（和/或配方奶）140 mL	猪肝蔬菜米粉（用水或奶调配）3勺，土豆泥2勺，鱼泥1勺，母乳（和/或配方奶）130 mL
15点	母乳（和/或配方奶）160 mL	母乳（和/或配方奶）160 mL	母乳（和/或配方奶）160 mL	母乳（和/或配方奶）160 mL	母乳（和/或配方奶）160 mL	母乳（和/或配方奶）160 mL	母乳（和/或配方奶）160 mL
18点	猪肝蔬菜米粉（用水或奶调配）1勺，母乳（和/或配方奶）160 mL	猪肝蔬菜米粉（用水或奶调配）1勺，母乳（和/或配方奶）160 mL	猪肝蔬菜米粉（用水或奶调配）2勺，土豆泥1勺，母乳（和/或配方奶）150 mL	猪肝蔬菜米粉（用水或奶调配）2勺，土豆泥2勺，母乳（和/或配方奶）150 mL	猪肝蔬菜米粉（用水或奶调配）3勺，苹果泥1勺，母乳（和/或配方奶）140 mL	猪肝蔬菜米粉（用水或奶调配）3勺，胡萝卜泥2勺，苹果泥2勺，母乳（和/或配方奶）140 mL	猪肝蔬菜米粉（用水或奶调配）3勺，胡萝卜泥2勺，香蕉泥2勺，母乳（和/或配方奶）130 mL
21点	母乳（和/或配方奶）160 mL	母乳（和/或配方奶）160 mL	母乳（和/或配方奶）160 mL	母乳（和/或配方奶）160 mL	母乳（和/或配方奶）160 mL	母乳（和/或配方奶）160 mL	母乳（和/或配方奶）160 mL
夜间	根据情况可再进行母乳（和/或配方奶）喂养1次						

以后根据婴儿的具体情况逐渐增加和变更食物种类和数量，谷类的频率可逐渐过渡到每天喂食。

（5）食谱计算与评价

6 个月刚开始添加辅食时，是婴儿适应辅食阶段，每种新食物添加的前两天可不计算辅食的营养素和热能，计算时一小勺辅食可按 2 g 计算。评诊标准参照《中国居民膳食营养素参考摄入量（2023 版）》，该婴儿每天需摄入总热能 640 kcal，蛋白质 9 g，碳水化合物 60 g，脂肪供热占总热能的 48%，钙 200 mg，铁 0.3 mg，锌 2 mg，视黄醇 300 μgRAE，硫胺素 0.1 mg，核黄素 0.4 mg，抗坏血酸 40 mg。

对表 7-1-9 婴儿喂养食谱进行计算与评价的结果见表 7-1-10。

表 7-1-10　婴儿喂养食谱营养分析

营养素含量	能量（kcal）	蛋白质（g）	碳水化合物（g）	钙（mg）	铁（mg）	锌（mg）	视黄醇（μgRAE）	硫胺素（mg）	核黄素（mg）	抗坏血酸（mg）	营养评价结果
第一天											蛋白质供能占总热能的 7.95%，脂肪占 46.79%，碳水化合物占 45.26%，与摄入标准比较，视黄醇不足，注意用鱼肝油补充
第二天	624	12.48	76	490	0.96	2.69	105.6	0.096	0.48	57.6	
第三天											蛋白质供能占总热能的 8.06%，脂肪占 44.86%，碳水化合物占 47.08%，与摄入标准比较，视黄醇不足，注意用鱼肝油补充
第四天	642	13.02	72	561	2.14	3.08	133.7	0.13	0.51	56.4	
第五天											蛋白质供能占总热能的 8.15%，脂肪占 43.71%，碳水化合物占 48.14%，与摄入标准比较，视黄醇不足，注意用鱼肝油补充
第六天	647	13.28	72	591	2.7	3.2	146.7	0.16	0.52	56.6	
第七天	636	13.03	77	582	2.7	3.2	144.7	0.16	0.51	55.6	蛋白质供能占总热能的 8.14%，脂肪占 43.54%，碳水化合物占 48.32%，与摄入标准比较，视黄醇不足，注意用鱼肝油补充

扩展视野

任务实施

第一步：布置任务，组织和引导学生思考并讨论设计婴儿营养食谱的步骤。

第二步：将同学们分组，根据婴儿膳食原则进行周食谱设计。

第三步：教师结合学生的设计结果，进行点评和知识总结。

实战演练

由于婴儿肝脏中贮存的糖原不多，体内碳水化合物较少，另外，婴儿基础代谢率较成年人高，婴儿基础代谢率的能量约占总能量的55%，后随年龄增长、体表面积增加而逐渐减少，12岁后与成人相仿。再加上活泼好动的因素，婴儿容易出现饥饿。由于脂肪的生热系数较大，因此，脂肪是婴儿食物中的重要能量来源。请在考虑上述因素的背景下设计婴儿营养食谱。

思考讨论

请同学们思考为什么婴儿在出生后至4个月，通常以母乳（或奶粉）为唯一食物，从4个月开始才可以考虑添加淀粉食品？（婴儿随着月龄增加，肠道中各种消化酶的分泌渐渐增多，到3～4个月时，婴儿的胰腺淀粉酶分泌明显增加，具备了初步的添加淀粉食品的条件。）

任务4 幼儿营养配餐与设计

学习目标

知识目标：掌握幼儿食谱编制方法。

能力目标：进行营养咨询及具有为幼儿设计营养食谱的能力。

任务导入

请同学们分别对图7-1-1和图7-1-2中不同幼儿园提供的两份早餐进行分析并加以比较。

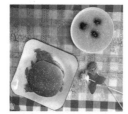

图7-1-1 某幼儿园早餐1

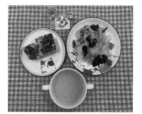

图7-1-2 某幼儿园早餐2

任务布置

请根据幼儿的生理特点和膳食原则，为其设计营养食谱。

任务分析

本任务应先熟悉幼儿的生理特点及营养需求，明确各营养素的推荐标准，据此结合幼儿本身生理特点及饮食习惯选择食谱中的不同种类食物，并根据理论依据和膳食原则设计幼儿营养食谱。

相关知识

满 2 周岁、不满 18 周岁的未成年人（简称为"2～17 岁儿童"），分为 2～5 岁学龄前儿童和 6～17 岁学龄儿童两个阶段。

2～5 岁（即学龄前期）儿童生长发育速率与婴幼儿相比略有下降，但仍处于较高水平，该阶段儿童的生长发育状况和饮食行为，直接关系到青少年和成年期发生肥胖及相关慢性病的风险。与成人相比，2～5 岁儿童对各种营养素需要量较高，但消化系统尚未完全成熟，咀嚼能力较差。因此其食物的加工烹调应与成人有一定的差异。随着 2～5 岁儿童生活自理能力不断提高，自主性、好奇心、学习能力和模仿能力也增强，需要进一步强化和巩固在 7～24 月龄初步建立的多样化膳食结构，为其一生健康和良好饮食行为奠定基础。

1）幼儿食谱编制原则和方法

（1）幼儿食谱编制原则

正值生长发育时期的幼儿，身体的新陈代谢比成年人旺盛，全身各生理系统正在发育成长，但还未成熟，这不仅要靠食物维持生命和补充消耗，还要靠食物提供促进生长发育、增强机体抵抗力及智力发展的营养。因此，制订符合幼儿营养摄取量的食谱，使幼儿获得合理的必要的营养素是十分重要的。基于 2～5 岁儿童的生理特点、营养需要以及饮食习惯培养规律，结合其膳食营养和饮食行为现状，在制订幼儿食谱时，应遵循以下几个原则：

①营养充足的原则。幼儿每天应得到有规律、按比例的各种营养素。缺乏某一种营养或者摄入的食物热量不足都会影响幼儿的生长发育，轻则消瘦，重则患营养缺乏症。营养来源于食物，我们应按幼儿对各种营养素的需要选择食物。

根据《中国居民膳食指南（2022）》，学龄前儿童每日各类食物建议摄入量是按照 2～3 岁和 4～5 岁儿童的营养需要和膳食特点分别提出的，详见表 7-1-11。

表 7-1-11　学龄前儿童每日各类食物建议摄入量

食物	2～3 岁	4～5 岁
谷类（g）	75～125	100～150
薯类（g）	适量	适量
蔬菜（g）	100～200	150～300
水果（g）	100～200	150～250
畜禽肉鱼（g）	50～75	50～75
蛋类（g）	50	50

续表

食物	2～3岁	4～5岁
奶类（g）	350～500	350～500
大豆（适当加工）（g）	5～15	15～20
坚果（适当加工）（g）	—	适量
烹调油（g）	10～20	20～25
食盐（g）	<2	<3
饮水量（mL）	600～700	700～800

在以上各类食物中，谷类是提供热量的主食，包括米、面、小米、玉米等，它能满足幼儿活动和生长发育所需的能量消耗；肉类包括鸡、鸭、鱼、猪、牛、羊等；豆类有豆腐、豆浆、豆干、腐竹等，均是提供蛋白质的主要食品。蛋白质在幼儿期非常重要，它有构成、修补组织，供给热量以及增强机体抵抗力和调节生理机能的功能；乳类如牛奶含钙、蛋白质丰富，钙是构成人体骨骼和牙齿的重要元素，儿童的生长期如缺乏钙，不仅骨骼发育不健全，还会使身体矮小，牙齿不整齐，并可患佝偻病，因此必须保证每天给幼儿饮用牛奶，一般的食谱要达到钙的需要量是比较困难的，但必要时可添加钙粉或钙片；蔬菜和水果类主要是供给微量元素和维生素的，重要的微量元素有钙、磷、锌、铁、碘，其中缺乏铁就会患贫血，缺乏碘会患单纯性甲状腺肿。维生素也具有调节生理功能的作用，例如缺乏了维生素A就会患夜盲症，缺乏维生素B_1就会患脚气病，蔬菜类还含有大量的粗纤维，可刺激肠道的蠕动，维持正常的排泄，防止便秘。

②科学的平衡膳食的原则。平衡膳食能发挥各种食物的营养效能，提高生理价值和吸收的利用率。在幼儿食谱中，我们能通过平衡膳食供给幼儿身体所需的各种营养成分，首先要注意保证幼儿每日六大营养素（蛋白质、脂肪、碳水化合物、维生素、矿物质和水）按适当比例摄入；其次要做到谷类、肉类、蛋类、蔬菜、水果、豆制品、油类、食糖等八大类食物比例配置得当。由于各类食物的营养价值不相同，一个平衡的膳食除要有上述的各类适量的食物外，还需注意谷类食物要互相搭配，达到互相补充的目的。例如肉类含有完全蛋白质，谷类含有不完全蛋白质，如以上两种食物同时食用，就是搭配恰当，不但可以节约开支，而且可以提高其生理价值，否则，花样虽多，但营养成分差不多，仍会出现缺乏某些营养素的现象。所以，一日三餐的主、副食品不应重复。一周食谱中副食品不应有两次以上的重复。更换食物品种时，可用肉类换肉类（如牛肉换猪肉），谷类换谷类（如米粉换面条），各种瓜果蔬菜轮换供给，荤素搭配好，这样，不但营养齐全，而且适合幼儿的生理需要，使食物中的营养能更好地被吸收和利用。

③合理分配备餐食物的原则。由于幼儿肝脏中贮存的糖原不多，体内碳水化合物较少，再加上活泼好动，幼儿容易出现饥饿。所以，幼儿园可在每日三餐之外增加两次小点，将食物恰当地分配到三餐两点中去。俗语说的"早吃饱，午吃好，晚饭不过饱"是有道理的。幼儿一天作息中，上午时间最长，活动也多，消耗热量占全天的比重也最大。因此，早餐应保证有足够的热量、蛋白质和碳水化合物的摄入，才能满足幼儿上午学习和活动的需要，供给热量最好为总热量的25%；午餐应有含蛋白质、脂肪、碳水化合物较多的食物，供给

热量占总热量的 35% ～ 40% 为宜；两次小点占总热量的 10% ～ 15%。晚餐不必吃得太饱，宜清淡一些，以免影响消化和睡眠，可以安排一些易于消化的谷类、蔬菜和水果等，供给热量为总热量的 25% ～ 30%。

④考虑幼儿身心特点的原则。为了满足幼儿身体所需要的各种营养素，不仅要供给营养丰富的食物，还要考虑幼儿的心理、生理特点。由于幼儿的胃容量小，消化液量也较少，单调的食物容易使他们厌食和偏食。但是幼儿好奇心强，容易受外部环境的影响，因此，我们在定好两餐之间的间隔时间（3 ～ 3.5 h）的同时，要注意食物的色、香、味，并根据各地的饮食习惯，经常调换花色品种，做到粗粮细作，细粮巧作，以促进幼儿产生良好的食欲。例如可煮些小米粥、番薯糖水，面食可做成糖包、煎饼，又可以做成肉包、饺子等，就是面条也可以做成炸酱面、肉丝面、炒面、汤面等多种款式。在食物的选择和制作上，要适应幼儿的消化能力和进食心理，防止食物过酸、过咸、油腻。当然，制订食谱时也应考虑到实际的设备和劳动力的情况，集体膳食的制作过程不应过于复杂，否则难以实行。

（2）幼儿食谱编制方法

幼儿食谱编制的主要步骤包括：

①确定幼儿膳食能量和三大营养素（蛋白质、脂肪、碳水化合物）的膳食目标。

②根据餐次比计算每餐营养素参考摄入量：早餐、早点占全天总能量的 30%，午餐加午点占总能量的 40% 左右，晚餐占总能量的 30%。

③根据碳水化合物的需要量确定谷类主食的量。

④根据蛋白质的需要量确定动物类副食的量（包括豆类）。

⑤添加蔬菜水果以满足维生素和矿物质需要量。

⑥确定油和食盐的量。

⑦设计出一日食谱及用料。

⑧分析计算食谱营养（计算能量、蛋白质、脂肪、碳水化合物、矿物质和维生素等）。

⑨评价和调整食谱（与《中国居民膳食营养素参考摄入量（2023 版）》RNI 比较）。

2）幼儿（13 ～ 24 月龄）一日食谱编制举例

13 ～ 24 月龄幼儿应与家人一起进食一日三餐，并在早餐和午餐、午餐和晚餐之间，以及临睡前各安排一次点心。

配餐对象：15 月龄男婴，查《中国居民膳食营养素参考摄入量（2023 版）》得知其总热能为 900 kcal/d。

其一日营养食谱编制以及食谱分析见表 7-1-12。

表 7-1-12　幼儿（13 ～ 24 月龄）一日营养食谱及营养分析表

用餐时间	食物名称及数量	营养食谱评价结果
7：00	母乳（和 / 或配方奶）200 mL，婴儿米粉（猪肝蔬菜米粉 40 g）（或其他辅食，可尝试家庭早餐）	该食谱可提供能量 965 kcal，蛋白质 37 g，脂肪 34 g，碳水化合物 129 g，维生素 A 564 μg RAE，硫胺素 0.6 mg，核黄素 0.8 mg，维生素 C 44 mg，钙 809 mg，铁 9.9 mg，锌 6.1 mg；脂肪供能占总能量的 31.49%，碳水化合物供能占总能量的 53.37%，蛋白质供能占 15.14%，优质蛋白质比例为 74%
10：00	母乳（和 / 或配方奶）100 mL，切成小片的苹果 30 g（或其他点心）	
12：00	番茄鱼肉粥（番茄 40 g、鱼腹部少刺的鱼肉 30 g、大米 30 g），水煮蛋（鸡蛋 20 g）；鼓励幼儿尝试成人的饭菜，鼓励幼儿自己进食	

续表

用餐时间	食物名称及数量	营养食谱评价结果
15：00	母乳（和或配方奶）100 mL，香蕉 20 g（或其他点心）	
18：00	香菇瘦肉粥（香菇 20 g、猪瘦肉 20 g、大米 30 g、猪肝 3 g，蒸蛋羹（鸡蛋 20 g）；鼓励幼儿尝试成人的饭菜，鼓励幼儿自己进食	

扩展视野

任务实施

第一步：布置任务，组织和引导学生思考并讨论幼儿营养食谱设计的步骤。

第二步：将同学们分组，根据幼儿膳食原则进行周食谱设计。

第三步：教师结合学生的设计结果，进行点评和知识总结。

实战演练

利用科学的烹调方法，可以将幼儿不爱吃的食物进行粗粮细作，以玉米面、豆渣、胡萝卜、土豆、芹菜等为例，将它们打成泥与精面粉搭配，利用蒸、烤、煎等方法，制作黄金豆沙饼、粗粮枣糕、胡萝卜营养饼、佛手包及芹菜粥等；可以将一些幼儿不爱吃的蔬菜榨成汁和面粉制成三色水饺；各类面条可做成炸酱面、肉丝炒面、卤面、鸡蛋面、什锦杂粮面等。另外，为保证食物多样，应做到"三多一少"记心中：品种多、颜色多、搭配多、分量少。特别是蔬菜水果的品种、颜色和口味的变化，注意色彩搭配，以引起儿童吃蔬菜水果的兴趣，并保证食物的新鲜度。

思考讨论

请同学们思考，如果父母经常带着幼儿去西式快餐店就餐，那么这对幼儿成长影响大吗？为什么？（对于幼儿成长来讲，健康的饮食和生活方式应当是培养清淡饮食习惯；每天饮用水 1 000 mL，喝白开水，不喝含糖饮料；吃动平衡；鼓励户外运动或游戏，每天最好进行 60 min 活动，如快跑、骑小自行车、拍球、捉迷藏、溜滑梯等。）

任务 5　儿童营养配餐与设计

学习目标

知识目标：掌握儿童食谱编制方法。

能力目标：进行营养咨询及具有为儿童设计营养食谱的能力。

任务导入

请同学们思考，学生考试期间应如何进行营养搭配呢？

任务布置

请根据儿童的生理特点和膳食原则，为其设计营养食谱。

任务分析

本任务应先熟悉儿童的生理特点及营养需求，明确各营养素的推荐标准，据此结合儿童本身生理特点及饮食习惯选择食谱中的不同种类食物，并根据理论依据和膳食原则设计儿童营养食谱。

相关知识

本任务中的儿童指 6 ～ 11 周岁的未成年人。儿童正处于生长发育阶段，对能量和营养素的需要量相对较高。全面、充足的营养是其正常生长发育，乃至一生健康的物质保障，因此，更需要强调合理膳食。

该时期是建立健康信念和形成健康饮食习惯的关键时期。儿童应积极学习营养健康知识，主动参与食物选择和制作，提高营养健康素养。在一般人群膳食指南的基础上，学龄儿童应吃好早餐，合理选择零食，不喝含糖饮料，积极进行身体活动，保持体重适宜增长。家长应学习并将营养健康知识应用到日常生活中，同时发挥言传身教的作用；学校应制订和实施营养健康相关政策，开设营养健康教育相关课程，配置相关设施，营造校园营养健康支持环境。家庭、学校和社会要共同努力，帮助儿童养成健康的饮食行为和生活方式。

1）儿童食谱编制原则和方法

（1）儿童食谱编制原则

平衡膳食、合理营养是儿童正常生长发育和维持健康的物质基础。因此，儿童食谱编制时，应遵循如下原则：

①推动学龄儿童主动参与食物选择和制作，提高营养素养。

儿童处于获取知识、建立信念和形成行为习惯的关键时期，家庭、学校和社会等因素在其中起着至关重要的作用。营养素养与膳食营养摄入及健康状况密切相关。儿童应主动学习营养健康知识，建立为自己的健康和行为负责的信念；主动参与食物选择和制作，并逐步掌握相关技能。家庭、学校和社会应构建健康食物环境，帮助他们提高营养素养，养成健康饮食行为习惯，作出正确营养决策，维护和促进自身营养与健康。

②吃好早餐，合理选择零食，培养健康饮食行为。

一日三餐、定时定量、饮食规律是保证儿童健康成长的基本要求。应每天吃早餐，并吃好早餐，早餐食物应包括谷薯类、蔬菜水果、奶、动物性食物、豆类、坚果等食物中的三类及以上。适量选择营养丰富的食物作为零食。在外就餐时要注重合理搭配，少吃含高盐、高糖和高脂的菜肴。做到清淡饮食、不挑食偏食、不暴饮暴食，养成健康饮食行为习惯。

③天天喝奶，足量饮水，不喝含糖饮料，禁止饮酒。

奶制品营养丰富，是钙和优质蛋白质的良好食物来源。足量饮水是机体健康的基本保障，有助于维持身体活动和认知能力，儿童应每天至少摄入 300 g 液态奶或相当量的奶制品，要足量饮水，少量多次，首选白水。饮酒有害健康，常喝含糖饮料会增加患龋齿、肥胖的风险，儿童正处于生长发育阶段，应禁止饮酒及含酒精饮料；应不喝含糖饮料，更不能用含糖饮料代替白水。

④多户外活动，少视屏时间，每天保证 60 min 以上的中高强度身体活动。

积极规律的身体活动、充足的睡眠有利于儿童的正常生长发育和健康。儿童应每天累计进行至少 60 min 的中高强度身体活动，以全身有氧活动为主，其中每周至少 3 天的高强度身体活动。身体活动要多样，其中包括每周 3 天增强肌肉力量和 / 或骨健康的运动，至少掌握一项运动技能。多在户外活动，每天的视屏时间应限制在 2 h 内，保证充足睡眠。家庭、学校和社会应为儿童创建积极的身体活动环境。

⑤定期监测体格发育，保持体重适宜增长。

营养不足和超重肥胖都会影响儿童生长发育和健康。儿童应树立科学的健康观，正确认识自己的体型，定期测量身高和体重，通过合理膳食和充足的身体活动保证适宜的体重增长，预防营养不足和超重肥胖。对已经超重肥胖的儿童，应在保证体重适宜增长的基础上，控制总能量摄入，逐步增加身体活动的时间、频率和强度。家庭、学校和社会应共同参与儿童肥胖防控。

（2）儿童食谱编制方法

儿童食谱编制步骤主要包括：

①确定能量需要量及蛋白质需要量。

我国儿童能量、蛋白质推荐摄入量 RNI 及推荐脂肪供能比见表 7-1-13。

表 7-1-13　我国儿童能量、蛋白质推荐摄入量 RNI 及推荐脂肪供能比

年龄（岁）	中国居民膳食能量需要量 EER（kcal/d）		蛋白质推荐摄入量 RNI（g/d）		脂肪占能量的百分比（%）
	男	女	男	女	
7～	1 500	1 350	40	40	20～30
8～	1 650	1 450	40	40	20～30
9～	1 750	1 550	45	45	20～30
10～	1 800	1 650	50	50	20～30
11～	2 050	1 800	60	55	20～30
14～	2 500	2 000	75	60	20～30

②计算三大产能营养素的数量。

A. 蛋白质。蛋白质提供的能量应占膳食总能量的 12% ~ 14%。

B. 脂肪类。儿童脂肪摄入量以占总能量的 20% ~ 30% 为宜。

C. 碳水化合物。儿童膳食中碳水化合物摄入量以占总能量的 50% ~ 65% 为宜。

③了解本地区营养素食物来源情况。

④根据三大营养素的需要量计算主要食物的需要量。

⑤结合实际情况对食谱进行调整和完善，给出一日配餐计划。

2）儿童一日食谱编制举例

儿童一日三餐营养食谱编制及食谱分析见表 7-1-14。

表 7-1-14　儿童一日三餐带量食谱及营养分析表

餐次	菜点名称	原料	6 ~ 8 岁		9 ~ 11 岁	
			原料重量（g）	食谱分析	原料重量（g）	食谱分析
早餐	馒头	面粉	90	能量 1 652 kcal	130	能量 1 849 kcal
	牛奶	牛奶	200	蛋白质 70 g	250	蛋白质 79 g
	煮鸡蛋	鸡蛋	50	脂肪 45 g	75	脂肪 47 g
	炒青菜	青菜	100	碳水化合物 244 g	140	碳水化合物 280 g
	食用油	花生油	5	维生素 A 849 μg RAE	5	维生素 A 953 μg RAE
午餐	米饭	大米	110	硫胺素 1.4 mg	160	硫胺素 1.6 mg
	鱼香肉丝	猪瘦肉	40	维生素 C 151 mg	65	维生素 C 173 mg
		柿子椒	50	钙 867 mg	70	钙 926 mg
		胡萝卜	50	铁 8.2 mg	70	铁 9 mg
	醋熘豆芽	绿豆芽	70	锌 4.8 mg	80	锌 5.3 mg
	食用油	花生油	10	脂肪供能占总能量的 24.75%	10	脂肪供能占总能量的 23.04%
晚餐	花卷	面粉	100	碳水化合物供能占总能量的 59.06%	150	碳水化合物供能占总能量 60.65%
	莴苣炒木耳	莴苣	60	蛋白质供能占 16.19%	90	蛋白质供能占 16.31%
		木耳	15	优质蛋白质比例为 39%	20	优质蛋白质比例为 37.9%
	红烧鲢鱼	鲢鱼	40		60	
		北豆腐	30		50	
	二米粥	大米	10		12	
		小米	10		12	
	食用油	花生油	10		15	

扩展视野

任务实施

第一步：布置任务，组织和引导学生思考并讨论儿童营养食谱设计的步骤。

第二步：将学生分组，根据儿童膳食原则进行周食谱设计。

第三步：教师结合学生的设计结果，进行点评和知识总结。

实战演练

学生考试期间应保证蛋白质的供应，蛋类、牛奶、豆制品不可少；粗细粮搭配，除主食外，应配适量的粗杂粮和薯类；新鲜蔬菜与水果保证维生素与无机盐的供应；少吃含糖和脂肪类的食物；注意保持体液的酸碱平衡，呈酸性食物吃得多，容易疲乏、倦怠、昏昏欲睡、大脑反应迟钝；而呈碱性食物则使学生精力充沛、头脑清晰、反应灵敏。请在食谱设计中体现上述要点。

思考讨论

7～11岁的儿童正处于迅速发育阶段，特别是在小学后期进入生长突增期，对营养要求较高，课堂教育要求注意力集中，相比入学前脑力劳动强度加大，而游戏活动则趋减少，因此，这个时期的膳食应注意合理安排餐次及保证膳食质量。如早餐营养供给不足，小学生常在第二节课后出现饥饿感，影响听课的注意力。请同学们思考，该如何改善这种情况？（对于小学生而言，早餐必须丰富质优，既要吃饱也应吃好。一般宜提供一定量的荤食宜50～100g，如1个鸡蛋、1瓶牛奶或豆浆以及适量畜禽、鱼虾等肉制品等，还可增加课间点心1次，以提供充分的营养素和能量，利于脑力劳动。）

任务6 青少年营养配餐与设计

学习目标

知识目标：掌握青少年人群食谱编制方法。

能力目标：进行营养咨询及具有为青少年人群设计营养食谱的能力。

任务导入

青少年时期是人生中最美好的时光，青少年应该是一个充满活力的群体，可现在有很多青少年整天萎靡不振，情绪低落，学习效率低下，请同学们思考，这其中是否有营养的原因呢?

任务布置

请根据青少年人群的生理特点和膳食原则,为其设计营养食谱。

任务分析

本任务应先熟悉青少年人群的生理特点及营养需求,明确各营养素的推荐标准,据此结合青少年本身生理特点及饮食习惯选择食谱中的不同种类食物,并根据理论依据和膳食原则设计青少年人群营养食谱。

相关知识

青春期是指人由儿童阶段发展为成人阶段的过渡时期,是人身心发展的重要时期,一般来说女孩为 10 ~ 18 岁,男孩为 12 ~ 20 岁。在这个过程中,青少年会经历身体上的发育和心理上的发展及转变,包括第二性征的出现和其他性发育、体格发育、认知能力的发展、人格的发展、社会性的发展等。每个青少年进入青春期的年龄和表现都因遗传、营养和运动等因素而有所不同。青少年超重肥胖率快速上升,则增加了成年期慢性病发生的风险。因此,对于正处在生长发育和人格发展关键时期的青少年来说,平衡膳食和合理营养显得尤为重要。

1)青少年人群食谱编制原则和方法

(1)青少年人群食谱编制原则

青少年人群食谱编制,应遵循如下原则:

①健康的饮食行为习惯。青少年应从小养成健康的饮食行为习惯,吃好一日三餐,做到三餐规律、定时定量。尤其要重视早餐的营养质量。也应合理选择和吃零食。在外就餐也要注重食物丰富、合理搭配,做到不偏食挑食、不过度节食、不暴饮暴食。

青少年的日常饮食应少盐少油少糖,感受食物天然的味道。减少含盐较多的菜品以及腌菜、酱菜的摄入,同时不能忽视面条、饼干、果脯等食物中"隐形盐"的摄入。少吃含脂肪较高的油炸食品,如炸薯条、炸鸡腿等;限制含反式脂肪酸食物的摄入,如人造奶油蛋糕、起酥糕点等。控制添加糖的摄入,少吃糖果、糕点、蜜饯等食物,不喝含糖饮料。

②吃好早餐。保证每天吃早餐,并吃好早餐。应在6:30—8:30吃早餐,留出充足的就餐时间,最好为 15 ~ 20 min。

早餐的食物品种要多样,尽量色彩丰富,适当变换口味,以提高青少年食欲。早餐应包括以下四类食物中的至少三类。

A.谷薯类:如馒头、花卷、全麦面包、面条、米饭、米线、红薯等。

B.蔬菜水果:新鲜蔬菜,如菠菜、西红柿、黄瓜等,水果如苹果、梨、香蕉等。

C.动物性食物:鱼禽肉蛋等,如奶类、鸡蛋、鱼、虾、鸡肉、猪肉、牛肉等。

D.豆、坚果:豆类及其制品,如豆浆、豆腐脑、豆腐干等;坚果如核桃、榛子等。

早餐的食物量要充足,提供的能量和营养素应占全天的 25% ~ 30%,午餐占 30% ~ 40%,晚餐占 30% ~ 35%。

可以根据季节特点和饮食习惯，选择营养均衡又美味的早餐。例如，一个全麦馒头、一份青椒炒鸡、一杯牛奶、半个香蕉，或者两片面包夹切片奶酪、黄瓜片和煎鸡蛋，一杯酸奶加果仁。

③合理选择零食。青少年可以在正餐为主的基础上，合理选择零食，但零食不能代替正餐，也不应影响正餐。

选择干净卫生、营养价值高、正餐不容易包含的一些食物作为零食，如原味坚果、新鲜水果、奶及奶制品等。原味坚果，如花生、瓜子、核桃等富含蛋白质、不饱和脂肪酸、矿物质和维生素E的食物；水果和能生吃的新鲜蔬菜含有丰富的维生素、矿物质和膳食纤维；奶类、大豆及其制品可提供优质蛋白质和钙。但含盐、油或添加糖多的食品不宜作为零食，如辣条、薯条、薯片等；也不能把无生产日期、无质量合格证或无生产厂家信息的"三无"产品作为零食。

吃零食的时间不宜离正餐时间太近，可以在两餐间吃零食。吃零食和正餐最好间隔1 h以上，睡前半小时最好不要吃零食。看电视或其他视频时不宜吃零食，玩耍时也不宜吃零食。吃完零食要及时漱口，注意口腔卫生。吃零食的量不宜过多，以不影响正餐的食欲为宜，零食提供的能量不要超过每日总能量的10%。

④在外就餐要做到合理搭配。在外就餐是指在家庭及学校以外的餐饮场所就餐，这些场所常指社会化餐馆等，也包括点外卖。学龄儿童应尽量在家在校就餐，减少在外就餐。

在外就餐时，应选择食品安全状况良好、卫生评级较高的餐饮服务单位。点餐时，应注意食物多样、合理搭配，选择含蔬菜、水果相对丰富的菜品；少吃含盐、油或添加糖多的食物，如汉堡、薯条等食品。应按照就餐人数合理确定点餐品种和数量，避免食物浪费。如果某一餐中食用了较多的含能量多的食物，如油炸食品，其他餐次要适当减少食物量，并补充上一餐摄入不足的食物，如新鲜蔬菜水果。

学校食堂或供餐单位应根据卫生行业标准《学生餐营养指南》（WS/T 554—2017），结合当地食物供应、饮食习惯及季节特点，制订符合学龄儿童营养需求的带量食谱。采用合理的烹调方法，提供搭配合理、适合学生口味的学生餐。推动学生做到有序、按时和文明就餐，不挑食偏食，不浪费食物。

⑤选择健康饮品。

A. 天天喝奶。奶制品营养全面、丰富，学龄儿童每天应摄入300 mL及以上的液体奶或相当量的奶制品。不同奶制品如鲜奶（杀菌乳）、常温奶（灭菌乳）、酸奶、奶粉或奶酪等的营养成分差别不大，都可以选择，其中酸奶应选择添加糖少的，奶酪应选择含盐少的。乳糖不耐受的儿童，可选酸奶、奶酪或其他低乳糖产品。

把奶制品当作日常膳食不可缺少的组成部分。任何时间都可以饮奶，如早餐一杯牛奶、午餐一杯酸奶，这样就可以达到一天至少300 mL的推荐量。对于睡觉比较晚的初三、高三学生，可以在20：00—21：00喝一杯牛奶。应将奶制品融入一日三餐，如添加酸奶水果沙拉、奶酪蔬菜沙拉、燕麦牛奶粥、奶酪三明治等菜品。

B. 足量饮水。每天应足量饮用清洁卫生的白水。在温和气候下，轻身体活动水平的6岁儿童每天饮水800 mL；7～10岁儿童每天饮水1 000 mL；11～13岁男生每天饮水1 300 mL，女生每天饮水1 100 mL；14～17岁男生每天饮水1 400 mL，女生每天饮水

1 200 mL。在天气炎热、大量运动、出汗较多时应适量增加饮水量。做到定时、少量多次饮水，不等口渴后再喝水，建议每个课间喝 100 ～ 200 mL 水。

C. 不喝含糖饮料。多数饮料都含有添加糖，过量饮用含糖饮料会增加患龋齿、肥胖等疾病的风险，建议不喝含糖饮料，更不能用含糖饮料替代水。

选择饮料时应注意：a. 选购时要看包装上的营养成分表，选择碳水化合物或糖含量低的饮料。b. 喝完含糖饮料后要注意口腔卫生，用清水漱口。c. 可通过增加身体活动来消耗含糖饮料提供的能量，避免其在体内转化成脂肪蓄积，以一听含糖饮料（330 mL）为例，其所含能量约为 150 kcal，一个 50 kg 体重的儿童，需要跑步约 30 min，或快走 75 min，才能消耗这些能量。但需要提醒的是，增加身体活动只能消耗部分能量，并不能完全消除含糖饮料带来的健康危害。

家长应充分认识到含糖饮料对健康的危害，为孩子准备白水，不购买或少购买含糖饮料，自己也要以身作则，不喝或少喝含糖饮料。学校应加强宣传教育，为学生提供安全且便利的饮用水，学校食堂和小商店等不应销售含糖饮料。政府相关部门应限制针对儿童的含糖饮料营销活动，增加包装食品标签的警示标识。企业应逐渐减少产品中添加糖的含量，主动标识含糖量和警示。

D. 禁止饮酒和含酒精饮料。青少年应充分认识饮酒对生长发育和健康的危害，不尝试饮酒和喝含酒精饮料。家长要避免当着孩子的面饮酒，不诱导孩子去尝试；加强对儿童聚会、聚餐的引导，避免饮酒。学校应开展饮酒有害健康的宣教活动，加强对学生的心理健康引导，任何人不得在学校和其他未成年人集中活动的公共场所饮酒。相关部门要加强对《中华人民共和国未成年人保护法》中禁止向未成年人售酒、学校周边不得设立酒销售网点等法规的执行力度，要加强对酒精饮料的管理，普及酒及酒精饮料标示"儿童不饮酒"的警示标识。全社会应该营造一种饮酒有害健康的氛围，使其自觉做到不尝试饮酒和含酒精饮料。

（2）青少年食谱编制方法

利用计算法进行食谱编制的程序主要包括：

①判断营养状况：性别、年龄、身高、体重、身体状况等。

②全日能量需要量：对健康人，查 DRIs 表；对其他群体，计算标准体重 × 热量 / 千克体重。

③三大营养素供热量（kcal）：用供热比计算。

④三大营养素需要量（g）：用产热系数计算。

⑤三大营养素三餐供给量（g）：三餐热量比计算。

⑥主食品种、数量（g）：确定碳水化合物、植物蛋白的量。

⑦副食品种、数量（g）：确定优质蛋白质、脂肪、矿物质、维生素、膳食纤维的量。

⑧纯热能食物数量（g）：补充热量的不足。

⑨食谱编制。

⑩食谱能量和营养素计算。

⑪检查差距和调整。

2）青少年人群一日食谱编制举例

青少年一日三餐营养食谱编制及食谱分析见表 7-1-15。

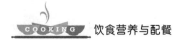

表 7-1-15　青少年一日三餐带量食谱及营养分析表

餐次	菜点名称	原料	12～14 岁		15～17 岁	
			原料重量（g）	食谱分析	原料重量（g）	食谱分析
早餐	馒头	面粉	110	能量 2 061 kcal	130	能量 2 335 kcal
	牛奶	牛奶	250	蛋白质 93 g	250	蛋白质 103 g
	煮鸡蛋	鸡蛋	75	脂肪 53 g	75	脂肪 60 g
	炒青菜	青菜	130	碳水化合物 308 g	140	碳水化合物 351 g
	食用油	花生油	5	维生素 A 1 127 μgRAE	5	维生素 A 1 196 μg RAE
午餐	米饭	大米	140	硫胺素 1.8 mg	160	硫胺素 2 mg
	鱼香肉丝	猪瘦肉	60	核黄素 0.9 mg	65	核黄素 0.96 mg
		柿子椒	65	维生素 C 196 mg	70	维生素 C 211 mg
		胡萝卜	65	钙 1 117 mg	70	钙 1 186 mg
	醋熘豆芽	绿豆芽	80	铁 11 mg	80	铁 11.8 mg
	食用油	花生油	10	锌 6.4 mg	10	锌 6.9 mg
晚餐	花卷	面粉	130	脂肪供能占总能量 29.03%	150	脂肪供能占总能量 23.04%
	莴苣炒木耳	莴苣	80	碳水化合物供能占总能量 59.81%	90	碳水化合物供能占总能量 60.18%
		木耳	20	蛋白质供能占 11.16%	20	蛋白质供能占 16.78%
	红烧鲢鱼	鲢鱼	60	优质蛋白质比例为 42%	60	优质蛋白质比例为 40%
		北豆腐	40		50	
	二米粥	大米	12		12	
		小米	12		12	
	食用油	花生油	10		15	

扩展视野

任务实施

第一步：布置任务，组织和引导学生思考并讨论青少年人群营养食谱设计的步骤。

第二步：将同学们分组，根据青少年人群膳食原则进行周食谱设计。

第三步：教师结合学生的设计结果，进行点评和知识总结。

实战演练

青少年出现精神萎靡不振、情绪低落、学习效率低下的原因有很多，如脑神经机能失衡、性神经机能失衡、心理机能失衡，尤其这个时期更应该注重加强体育锻炼，注意三餐有规律，食用清淡、营养均衡的食物来解决青春期出现的各种情况。请在食谱设计中体现上述要点。

思考讨论

请同学们思考，青少年提前发育的原因是什么？（一是没有合理的饮食习惯；二是孩子的饮食结构不合理；三是家长盲目给孩子吃补品。）

任务7　老年人营养配餐与设计

学习目标

知识目标：掌握老年人食谱编制方法。

能力目标：进行营养咨询及具有为老年人设计营养食谱的能力。

任务导入

老年人往往倾向于饮食清淡，但是日本的一项研究发现，老年人血检项目中红细胞数、高密度脂蛋白胆固醇值以及白蛋白值偏低，而这一人群更容易患阿尔茨海默病，请同学们思考其中的原因。

任务布置

请根据老年人的生理特点和膳食原则，为其设计营养食谱。

任务分析

本任务应先熟悉老年人的生理特点及营养需求，明确各营养素的推荐标准，据此结合老年人本身生理特点及饮食习惯选择食谱中的不同种类食物，并根据理论和膳食原则设计老年人营养食谱。

相关知识

年龄在65岁及以上的老年人，分为65～79岁的一般老年人和80岁及以上的高龄老年人两部分。两个年龄段的老年人在生理特点、营养需求、身体状况以及膳食计划上还是有差别的。本任务针对65～79岁的一般老年人提出膳食建议。

进入老龄阶段，人的生活环境、社会交往范围出现了较大的变化，特别是身心功能出现不同程度的衰退，如消化能力下降，视觉、嗅觉、味觉反应迟缓等。这些变化会增加一般老年人患营养不良的风险，减弱抵抗疾病的能力。良好的膳食营养有助于维护老年人身体功能，保持身心健康状态。因此，食谱编制前有必要全面、深入认识老年期的各种变化，为老年人提出有针对性的膳食营养指导和建议。

多数高龄老年人身体各个系统功能显著衰退，常患多种慢性病，生活自理能力和心理调节能力显著下降，营养不良发生率高，需要他人照护，在营养方面有更加多样复杂的要求，需要专业、精细、个体化的膳食指导。

1）老年人食谱编制原则和方法

（1）老年人食谱编制原则

随着年龄的增加，尤其是超过 65 岁，衰老的特征比较明显地表现出来。生理上的变化主要体现在代谢能力下降，呼吸功能衰退，心脑功能衰退，视觉、听觉及味觉等感官反应迟钝，肌肉衰减等。这些变化会影响老年人摄取、消化食物和吸收营养物质的能力，使他们容易出现蛋白质、微量营养素摄入不足，产生消瘦、贫血等问题，从而降低了身体的抵抗能力，增加罹患疾病的风险。

在一般成年人平衡膳食的基础上，食谱应为老年人提供更加丰富多样的食物，特别是易于消化吸收、利用，且富含优质蛋白质的动物性食物和大豆类制品。老年人应积极主动参与家庭和社会活动，积极与人交流，尽可能多与家人或朋友一起进餐，享受食物美味，体验快乐生活。老年人应积极进行身体活动，特别是户外活动，更多地呼吸新鲜空气、接受阳光，促进体内维生素 D 合成，延缓骨质疏松和肌肉衰减的进程。应关注老年人的体重变化，定期测量，用体质指数评判，适宜范围在 $20.0 \sim 26.9 \ \mathrm{kg/m^2}$，不要求偏胖的老年人快速降低体重，而是应维持在一个比较稳定的范围内。在没有主动采取措施减重的情况下出现体重明显下降时，要主动去做营养和医学咨询。老年人应定期到正规的医疗机构进行体检，做营养状况测评，并以此为依据，合理选择食物预防营养缺乏，以维持健康、快乐地生活。

在进行老年人食谱编制时，应遵循以下原则：

①食物品种丰富，动物性食物充足，常吃大豆制品。

老年人对能量的需求随着年龄的增长而减少，但对大多数营养素的需求并没有减少，对某些重要营养素（如蛋白质和钙）的需求反而是增加的。然而老年人的味觉、嗅觉、视觉功能下降往往会导致缺乏食欲，其口味和食物选择随年龄增加逐渐固化，造成食用食物品种单调的问题。因此，建议充分认识食物品种丰富的重要性，保障供应，不断丰富老年人的餐食。

人体对动物性食物中蛋白质和微量营养素的吸收利用率高。但有不少老年人由于担心动物性食物中含有较多的饱和脂肪酸和胆固醇会增加慢性病的发生风险，很少甚至拒绝食用动物性食物，结果导致贫血、低体重、肌肉过快丢失，进而造成抵抗力降低、衰弱等问题。因此，建议老年人群合理选择并摄入充足的动物性食物。此外，大豆及其制品富含优质蛋白质、脂肪及其他有益成分，建议老年人保持食用大豆制品的饮食习惯。

②鼓励共同进餐，保持良好食欲，享受食物美味。

目前我国空巢、独居的老年人数量不断增加，社会交往渠道受限，社交空间被压缩。制备食物、共同进餐能调节心情、让人愉悦，建议老年人积极主动参与食物采购和制作活动，与家人、亲朋好友一起进餐。采取措施鼓励老年人积极参加群体活动。多项措施推动老年人保持进食的欲望，愉悦地享受晚年生活。

③积极开展户外活动，延缓肌肉衰减，保持适宜体重。

积极进行各种形式的身体活动同样有利于老年人的健康。特别是户外活动，有利于呼吸新鲜空气，接受阳光照射，促进体内维生素 D 合成，延缓肌肉衰减的发生与发展。应努力维持老年人体重在稳定范围内，不应过度苛求减重。

④定期健康体检，测评营养状况，预防营养缺乏。

老年人体重过高或过低都会影响健康，加强定期健康体检。

（2）老年人食谱编制方法

[**例 7-3**]　某男性，65 岁，身高 168 cm，体重 74 kg，无糖尿病史，血脂水平正常。目前，其退休在家，主要从事一些日常的家务劳动，请为其设计一日营养食谱。

利用营养成分计算法编制食谱如下：

①确定全日能量供给量。

A. 参照膳食营养素参考摄入量中能量的推荐摄入量确定能量供给量，根据劳动强度、年龄、性别等确定老年人一日三餐的能量供给量。

B. 根据理想体重确定能量供给量。

a. 计算理想体重。

男性成人体重（kg）= 身高（cm）- 105

该老年人理想体重 = 168 - 105 = 63（kg）

b. 确定体型。

评价体重：先计算实际体重 ÷ 理想体重 ×100%，将计算结果根据不同劳动强度下体型判断标准（表 6-1-3）评价体重。

c. 确定每日每千克标准体重所需的能量。

已知不同人群每天每千克体重所需能量 [kcal/（kg·d）]。

d. 确定全日能量供给量。

总能量 = 理想体重（kg）× 每千克理想体重所需的能量

确定该老年人全日能量供给量 = 63 × 25 = 1 575（kcal/d）

②确定三大营养素全日应提供的能量。

已知该老年人每日能量需要量为 1 575 kcal，三种产能营养素占总能量的比例取中等值分别为蛋白质占 15%、脂肪占 25%、碳水化合物占 60%，则三种能量营养素应提供的能量分别为：

蛋白质：1 575 × 15% = 236.25（kcal）

脂肪：1 575 × 25% = 393.75（kcal）

碳水化合物：1 575 × 60% = 945（kcal）

③计算三大营养素每日需要量。

食物中产能营养素产生能量的多少按如下关系换算：1 g 碳水化合物产生能量为 16.7 kJ（4.0 kcal），1 g 脂肪产生能量为 37.6 kJ（9.0 kcal），1 g 蛋白质产生能量为 16.7 kJ（4.0 kcal）。根据三大营养素的能量供给量及能量折算系数，可求出每日蛋白质、脂肪、碳水化合物的需要量。

根据上一步的计算结果，可算出三种营养素的需要量如下：

蛋白质：236.25 ÷ 4 ≈ 59（g）

脂肪：393.75 ÷ 9 ≈ 44（g）

碳水化合物：945 ÷ 4 ≈ 236（g）

④计算三大营养素每餐需要量。

一般三餐能量的适宜分配比例为早餐 30%、午餐 40%、晚餐 30%。

根据上一步的计算结果,按照三餐供应比例,早中晚三餐需要摄入的营养素如下:

早餐:

蛋白质:$59 \times 30\% \approx 18$(g)

脂肪:$44 \times 30\% \approx 13$(g)

碳水化合物:$236 \times 30\% \approx 71$(g)

午餐:

蛋白质:$59 \times 40\% \approx 24$(g)

脂肪:$44 \times 40\% \approx 18$(g)

碳水化合物:$236 \times 40\% \approx 94$(g)

晚餐:

蛋白质:$59 \times 30\% \approx 18$(g)

脂肪:$44 \times 30\% \approx 13$(g)

碳水化合物:$236 \times 30\% \approx 71$(g)

⑤确定主食的品种和数量。

以该老年人的午餐为例说明:

午餐:

蛋白质需要 24 g,脂肪需要 18 g,碳水化合物需要 94 g。

在计算该老年人午餐的主食供给量时,可以先将午餐的蔬菜(200 g)和水果(100 g)类固定,估计其中碳水化合物 15 g。剩下的碳水化合物由主食供给。

如主食选择馒头(标准粉),查《中国食物成分表:标准版》得知,每 100 g 馒头含碳水化合物 48.3 g,则主食馒头的需要量:$(94 - 15) \div (48.3 \div 100) \approx 164$(g)

⑥确定副食的品种和数量(以午餐为例)。

以该老年人的午餐为例,计算步骤如下:

A. 计算主食中含有的蛋白质质量。

午餐主食馒头需 164 g,再以 164 g 馒头的基数计算蛋白质和脂肪的含量。查《中国食物成分表:标准版》知:每 100 g 馒头含蛋白质 7.8 g,脂肪约 1 g。

蛋白质含量:$7.8 \times 164 \div 100 \approx 13$(g)

脂肪含量:$1 \times 164 \div 100 \approx 2$(g)

B. 用应摄入的蛋白质质量减去主食中的蛋白质质量,即为副食应提供的蛋白质重量。

副食应提供的蛋白质质量:$24 - 13 = 11$(g)

C. 设定副食中蛋白质的 2/3 由动物性食物供给,1/3 由豆制品供给,据此可求出蛋白质供给量。

动物性食物应含蛋白质重量:$11 \times 2/3 \approx 7$(g)

豆制品应含蛋白质重量:$11 \times 1/3 \approx 4$(g)

D. 查表并计算各类动物性食物及豆制品的供给量。

动物性食物和豆制品分别选择鲈鱼和豆腐干(香干),由《中国食物成分表:标准版》可知,每 100 g 鲈鱼中蛋白质含量为 18.6 g,每 100 g 豆腐干(香干)的蛋白质含量为 15.8 g,则:

鲈鱼重量：$7 \div (18.6 \div 100) \approx 38$（g）

豆腐干（香干）重量：$4 \div (15.8 \div 100) \approx 25$（g）

E. 设计蔬菜、水果的品种和数量。

该老年人的午餐，蔬菜可以选择芹菜 100 g、油菜 100 g，水果选择苹果 100 g（加餐）。

⑦确定纯能量食物的量（以午餐为例）。

查《中国食物成分表：标准版》知：每 100 g 馒头含脂肪约 1 g；每 100 g 鲈鱼的脂肪含量为 3.4 g；每 100 g 豆腐干（香干）的脂肪含量为 7.8 g。

主食馒头的脂肪含量：$164 \times 1 \div 100 \approx 2$（g）

鲈鱼的脂肪含量：$38 \times 3.4 \div 100 \approx 1$（g）

豆腐干的脂肪含量：$25 \times 7.8 \div 100 \approx 2$（g）

午餐植物油的需要量：$18 - 2 - 1 - 2 = 13$（g）

⑧食谱的评价与调整。

该老年人一日营养食谱见表 7-1-16。

表 7-1-16 老年人一日营养食谱

餐次	菜点名称	数量	原料	原料重量（g）
早餐	牛奶	1 盒	鲜牛奶	250
	玉米饼	1 个	玉米面	50
	拌豆芽	1 份	绿豆芽	100
	煮鸡蛋	1 个	鸡蛋	50
早加餐	苹果	0.5 个	苹果	100
午餐	清蒸鲈鱼	1 份	鲈鱼	38
			植物油	3
	香干炒芹菜	1 份	香干	25
			芹菜	100
			植物油	5
	素炒油菜	1 份	油菜	100
			植物油	5
	馒头	1 个	馒头	164
午加餐	香蕉	1 根	香蕉	100
晚餐	青椒肉片	1 份	青椒	100
			猪肉（里脊）	30
			植物油	5
	蒸米饭	1 份	米饭（蒸，粳米）	200
	蒸甘薯	1 份	甘薯	50

按下列步骤对该老年人的一日食谱进行评价：

A. 按类别将食物归类排序，并列出每种食物的数量，判断食物种类是否齐全。

B. 对一周食谱进行评价时，还需要评价各种维生素及矿物质的数量。

C. 将所有食物中的各种营养素分别累计相加，计算出一日食谱中能量及三种产能营养素的数量。

D. 计算三种产能营养素的供能比例。

E. 计算动物性及豆类蛋白质占总蛋白质的比例。

F. 计算三餐提供能量占全天摄入的总能量的比例。

2）老年人一日食谱编制举例

配餐对象：68岁，女，轻体力劳动，身体健康，经计算其总能量为1 700 kcal。

其一日营养食谱编制及食谱分析见表7-1-17。

表7-1-17　健康老年人营养食谱编制及营养分析表

餐次	菜点名称	数量	原料	原料重量（g）	营养食谱评价结果
早餐	香菇菜包	1个	面粉	50	该食谱可提供能量1 719 kcal，蛋白质78 g，脂肪53 g，碳水化合物248 g，维生素A 793 μg RAE，硫胺素0.9 mg，核黄素1.3 mg，维生素C 205.6 mg，钙778 mg，铁24.6 mg，锌12.5 mg；脂肪供能占总能量的28.0%，碳水化合物供能占总能量的53.8%，蛋白质供能占18.2%，优质蛋白质比例为53.5%
			青菜	50	
			香菇	5	
	水煮蛋	1个	鸡蛋	30	
	豆浆	1杯	豆浆	250	
	奶酪	1份	奶酪	20	
早加餐	柚子	1份	柚子	200	
午餐	杂粮饭	1份	大米	75	
			小米	10	
			红豆	25	
	青椒炒土豆丝	1份	青椒	100	
			土豆	100	
	腰果鸡丁	1份	鸡腿肉	50	
			腰果	10	
	紫菜蛋汤	1份	鸡蛋	10	
			紫菜	2	
午加餐	牛奶	1杯	牛奶	300	
晚餐	二米饭	1份	大米	50	
			黑米	25	
	小黄鱼炖豆腐	1份	小黄鱼	50	
			北豆腐	50	
	清炒菠菜	1份	菠菜	200	

续表

餐次	菜点名称	数量	原料	原料重量（g）	营养食谱评价结果
晚加餐	梨	1 个	梨	100	
其他	全天饮水 1 500 mL，大豆油 25 g，盐 <5 g				

扩展视野

任务实施

第一步：布置任务，组织和引导学生思考并讨论老年人营养食谱设计的步骤。

第二步：将同学们分组，根据老年人膳食原则进行周食谱设计。

第三步：教师结合学生的设计结果，进行点评和知识总结。

实战演练

阿尔茨海默病（AD）是一种起病隐匿、进行性发展的神经系统退行性疾病。临床上以记忆障碍、失语、失用、失认、视觉空间技能损害、执行功能障碍以及人格和行为改变等全面性痴呆表现为特征，病因尚有研究空间。

老年人对蛋白质的利用率下降，维持机体氮平衡所需要的蛋白质数量要高于青壮年时期，因此，老年人补充足够蛋白质极为重要，蛋白质对于维持老年人机体正常代谢、补偿组织蛋白消耗、增强机体抵抗力，均具有重要作用。

我国相关标准指出，老年人每日蛋白质供给量一般不低于青壮年时期。

按照《中国居民膳食营养素参考摄入量（2023 版）》建议的蛋白质推荐摄入量（RNI），对于 65 岁以上轻身体活动水平老年人，男性每日推荐摄入蛋白质 65 g，女性为 55 g。

大致相当于每日每千克体重供给蛋白质 1 ~ 1.5 g，蛋白质热量相当于总热能的 12% ~ 18%，而且要求蛋白质供给中有一半来自优质蛋白质，即提供自动物性食物和豆类食物蛋白质。

钙可调节神经肌肉的兴奋性，有利于改善老年人的认知能力，其来源为贝壳类、动物骨骼、豆类、乳制品等。镁是各种酶反应的辅助因子，可以增加脑血流量，有利于预防阿尔茨海默病的发生，富含镁和钾类的食物有鱼类、瘦肉、豆制品、坚果类、香蕉、西红柿等。此外，维生素 A、维生素 C、维生素 E 及 B 族维生素，少食或不食含铅和高胆固醇的食物对预防和治疗阿尔茨海默病具有特殊作用。因此，老人营养不足时，更容易患阿尔茨海默病。重视老年人营养，关爱老年人健康，应通过对病人的了解有针对性地制订治疗方案和饮食计划，让老人在每个阿尔茨海默病阶段［根据认知能力和身体机能的恶化程度分成三个时期：第一阶段（1 ~ 3 年）、第二阶段（2 ~ 10 年）和第三阶段（8 ~ 12 年）］都有很重要的营养策略应对病情。请结合上述要点尝试设计对应食谱。

思考讨论

请同学们思考，预防和治疗阿尔茨海默病的饮食原则是什么？

①日常生活中阿尔茨海默病患者的饮食要均衡，避免摄取过多的盐分及动物性脂肪。一天食盐的摄入量应控制在 5 g 以下，少量摄取动物性脂肪和糖类，蛋白质和维生素等营养元素应均衡搭配。多吃鱼类，适当补充鱼油。因为鱼中有含量丰富的脂肪酸，脂肪酸能够预防心脏病的发生，如果一种食物对心脏健康有好处，就对预防阿尔茨海默病有帮助。

②以清淡为主，营养多元化。保证蛋白质的供应，多吃富含维生素、膳食纤维的食物，每天需要补充足量的维生素。阿尔茨海默病与饮食具有很密切的关系。牛奶、鱼、肉这些优质蛋白质食物对大脑机能具有强化作用，蔬菜、水果及豆制品可补充维生素 C、维生素 E 及 B 族维生素，可以防止由营养不足引起的智能障碍。

③还要学会控制饮食，不可吃得过饱。研究发现，吃得过饱的老年人相对合理调控饮食的老年人更易患阿尔茨海默病，所以我们需要调控每餐的量，尽量做到少食多餐。

项目 2 特殊环境与特殊职业人群的营养配餐与设计

任务 1 高温环境人群营养配餐与设计

学习目标

知识目标：了解高温环境人群的营养原则。

能力目标：灵活运用所学知识为高温环境人群设计营养食谱。

任务导入

高温环境下，机体代谢增加。一方面，高温引起机体基础代谢的增加；另一方面，机体在对高温进行应激和适应的过程中，通过大量出汗、心率加速等进行体温调节，可引起机体能量消耗的增加。

高温环境人群的能量及营养素的供给要适当增加，但高温环境人群的消化功能及食欲下降，请同学们思考，由此形成的矛盾需如何解决。

任务布置

请根据高温环境人群机体在高温环境下生理上的适应性改变和膳食原则，为其设计营养食谱。

任务分析

本任务应先熟悉机体在高温环境条件下发生的生理变化，然后明确此背景下各营养素的推荐标准，据此结合高温环境下人群本身机体代谢特点及饮食习惯选择食谱中的不同种类食物，并根据理论依据和膳食原则设计高温环境人群营养食谱。

相关知识

本部分内容属于知识拓展内容，共包含高温环境、低温环境、高原环境、接触化学物质、接触电离辐射、运动人群、素食人群、脑力劳动人群及其他人群的营养膳食情况。当学生需要为这些在特殊环境条件下生活和工作的人群设计营养食谱时，这些内容作为理论支撑可以帮助学生完成相应营养食谱的设计工作。

有些时候，人们不可避免地要在特殊的环境条件下（高温、低温、高原等）生活或工作,甚至会接触各种有害因素(重金属铅、汞、镉,芳香类苯,硝基苯等)。前者可引起人体内代谢的改变,后者可干扰、破坏机体正常的生理过程,或干扰、破坏营养物质在体内的代谢,或损害特定的组织和器官,危害人体健康。而适宜的营养和膳食可增加机体对特殊环境的适应能力,或增强机体对有毒有害物质的抵抗力。

1)高温环境人群食谱编制原则和方法

(1)高温环境条件对机体提出的要求

高温环境通常是指 32 ℃以上的工作环境或 35 ℃以上的生活环境。在生产和生活中经常遇到各种高温环境,如冶金工业中的炼焦、炼铁、炼钢,机械工业的铸造、锻造,陶瓷、玻璃等工业的炉前作业,农业、运输业的夏季露天作业等。

高温下的机体不可能像常温下通过简单的体表辐射来散发代谢所产生的热量,而必须通过生理上的适应性改变来维持体温的恒定,正是这种适应性改变导致机体对营养方面有特殊的要求。

(2)高温环境下机体生理上的适应性改变

①水和无机盐的丢失。

人在高温环境下为了维持体温的恒定需要通过排汗散发热量。人体汗液的 99% 以上为水分,0.3% 为无机盐,包括钠、钾、钙、镁、铁等。其中最主要的为钠,约 80 mmol/L,约占汗液无机盐总量的 54% ~ 68%。

②水溶性维生素的丢失。

高温环境下大量出汗也会引起水溶性维生素的大量丢失。有资料显示,汗液中维生素 C 可达 10 μg/mL,以每日出汗 5 L 计,从汗液中丢失的维生素可达 50 mg/d。汗液中也含有维生素 B_1、维生素 B_2 和烟酸等。

③可溶性含氮物丢失。

由于机体处于高温及失水状态,加速了组织蛋白质的分解,使尿氮排出量增加。

④消化液分泌减少,消化功能下降。

一方面,高温环境下大量出汗引起的失水是消化液分泌减少的主要原因;出汗伴随的氯化钠的流失使体内氯急剧减少,这也将影响到胃中盐酸的分泌。另一方面,高温刺激下的体温调节中枢兴奋和伴随而来的摄水中枢兴奋也将对摄食中枢产生抑制性影响。两者的共同作用使高温环境下机体消化功能减退及食欲下降。

⑤能量代谢增加。

一方面高温引起机体基础代谢的增加,另一方面机体在对高温进行应激和适应的过程中,通过大量出汗、心率加快等进行的体温调节,也可引起能量消耗的增加。

(3)高温环境下人群的营养与膳食

①饮料的补充。

A.补充水,一次补充不要太多,控制好量。

B.补充无机盐,为补充随汗液丢失的大量矿物质,应提高钾、钠、镁、钙、磷等矿物质的供给量,多喝汤、专用的高温饮料,或补充盐片。

C.饮料的温度在 10 ℃左右较合适,少量多次饮。

D.常用饮料有含盐饮料、不含盐饮料、茶(苦丁茶)。

②新鲜蔬菜和水果的食用。

A.蔬菜和水果摄入可以保证维生素C和纤维素的补充，为避免食物太油腻，可以通过芳香调味品如葱、姜、蒜等增进和刺激食欲。

B.安排一个凉爽的就餐环境。

C.安排合适的淋浴场所。

D.餐前可饮用适量的冷饮（10 ℃，100～200 mL），量不宜多。

E.食物中准备一些凉的汤或粥。

F.搭配消暑清凉食品如绿豆稀饭、荷叶粥、苦瓜等。

2）高温环境人群一日食谱编制举例

配餐对象：男，45岁，中等劳动强度，在啤酒厂糖化车间工作，工作环境温度38 ℃。

中等劳动强度成年男子每天能量需要为2 600 kcal，在基准温度上，工作地点温度每增加13 ℃，应增加能量 $13 \times 0.5\% \times 2\,600 = 169$（kcal），即全天总热能为2 769 kcal。其中工间餐占 $2\,769 \times 30\% = 830.7$（kcal）。

该工人一日营养食谱及食谱分析见表7-2-1。

表7-2-1　高温环境人群一日营养食谱及营养分析表

餐次	菜点名称	数量	原料	原料重量（g）	营养食谱评价结果
早餐	鲜肉包	1个	面粉	50	该食谱可提供能量2 850 kcal（其中工间餐热能856 kcal），蛋白质121 g，脂肪53 g，碳水化合物248 g，维生素A 577 μg RAE，硫胺素2.04 mg，核黄素1.52 mg，维生素C 257.6 mg，钙1 482 mg，铁21.1 mg，锌13.1 mg；脂肪供能占总能量的22.74%，碳水化合物供能占总能量的60.76%，蛋白质供能占总能量的16.5%，优质蛋白质占比为50%
			鲜猪肉	10	
	二米粥	1份	大米	50	
			小米	20	
	花生仁炝西芹	1份	花生	10	
			西芹	50	
	榨菜	1份	榨菜	10	
	葡萄	1份	葡萄	200	
工间餐	牛奶	1杯	牛奶	300	
	馒头	1个	面粉	100	
	咸鸭蛋	1个	鸭蛋	80	
	炒西蓝花	1份	西蓝花	100	
午餐	绿豆米饭	1份	粳米	100	
			绿豆	10	
	土豆烧牛肉	1份	土豆	100	
			牛肉	50	
	凉拌菜	1份	干海带	10	
			小白菜	100	
			粉丝	20	

续表

餐次	菜点名称	数量	原料	原料重量（g）	营养食谱评价结果
午餐	紫菜蛋汤	1份	鸡蛋	15	
			干紫菜	5	
工间餐	蒸红薯	1个	红薯	100	
	番茄蛋汤	1份	番茄	75	
			鸡蛋	15	
	梨	1个	梨	200	
晚餐	米饭	1份	粳米	100	
	板栗烧鸡	1份	鸡肉	50	
			板栗	20	
	肉末茄子	1份	茄子	100	
			猪瘦肉	10	
	大白菜炖豆腐	1份	大白菜	100	
			北豆腐	80	
			猪瘦肉	20	
	榨菜	1份	榨菜	10	

扩展视野

任务实施

第一步：布置任务，组织和引导学生思考并讨论高温环境人群营养食谱设计的步骤。

第二步：将同学们分组，根据高温环境人群膳食原则进行周食谱设计。

第三步：教师结合学生的设计结果，进行点评和知识总结。

实战演练

高温环境人群能量及营养素需要量增加而消化功能及食欲下降，由此形成的矛盾需通过合理膳食的精心安排来加以解决。

（1）合理搭配、精心烹调

食用谷类、豆类及动物性食物，如鱼、禽、蛋、肉等，以补充优质蛋白质及B族维生素。

推荐饮食做法：

①凉拌：如凉拌黄瓜，可避免经烹饪而损失维生素，凉拌黄瓜中含醋，可刺激食欲。

②熬粥：如猪肝绿豆粥，慢火熬制的粥极大程度上把原料所含的营养物质提取出来了，粥的形式更易被吸收。

③烧菜：如烧素蹄筋，烧菜是集爆炒与慢煨为一体的烹调方式，既避免了营养物质的流失，又保证了营养物质的吸收。

（2）供给充足维生素

补充含无机盐尤其是钾盐和含维生素丰富的蔬菜、水果和豆类，其中水果中的有机酸可刺激食欲并有利于食物在胃内消化。

（3）以汤作为补充水及无机盐的重要措施

由于含盐饮料通常不受欢迎，故水和盐的补充以汤的形式为好，菜汤、肉汤、鱼汤可交替选择，在餐前饮用少量的汤还可以增加食欲。对于大量出汗的人群，宜在两餐进膳之间补充一定量的含盐饮料。

（4）多选择防暑清热的食物

夏季应多选择清热、解暑的食物，如绿豆、苦瓜、西红柿、黄瓜、海带、紫菜、西瓜、香蕉、苹果、葡萄等。高温作业者宜选择盐汽水、盐茶、中药饮料等防暑饮料。

思考讨论

请同学们思考，高温环境人群消化液分泌减少、消化功能下降的原因是什么？（高温环境下大量出汗引起的失水是消化液分泌减少的主要原因；一方面，出汗伴随的氯化物的丢失使体内氯急剧减少，这也将影响胃中盐酸的分泌；另一方面，高温刺激下的体温调节中枢兴奋及伴随而致的摄水中枢兴奋也将对摄食中枢产生抑制性影响。其共同作用的结果便是高温环境下机体消化功能减退及食欲下降。）

任务 2 低温环境人群营养配餐与设计

学习目标

知识目标：了解低温环境人群的营养原则。

能力目标：灵活运用所学知识为低温环境人群设计营养食谱。

任务导入

对于低温环境人群，食盐的推荐摄入量为每日每人 15 ～ 20 g，高于非低温地区。请同学们思考其中原因。

任务布置

请根据低温环境人群机体在低温环境下生理上的适应性改变和膳食原则，为其设计营

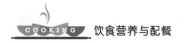

养食谱。

任务分析

本任务应先熟悉机体在低温环境条件下发生的生理变化及营养需求的改变，明确各营养素的推荐标准，据此结合低温环境人群本身机体代谢特点及饮食习惯选择食谱中的不同种类食物，并根据理论依据和膳食原则设计低温环境人群营养食谱。

相关知识

1）低温环境人群食谱编制原则和方法

低温环境多指温度在 10 ℃以下的环境，常见于高寒地带及冷库作业、潜水作业等环境。低温环境下机体的生理改变会导致其对营养产生特殊要求。

（1）低温环境下机体对营养素的要求

①低温环境下宏量营养素的需求状况。

寒冷刺激甲状腺素分泌增加，以维持体温的恒定，这需要消耗更多的能量，故寒冷常使基础代谢率增高 10% ～ 15%；笨重的防寒服亦增加身体的负担，使能量消耗更多。因此，在低温环境下，人体需要的能量要比正常情况多 10% ～ 15%，低温环境下机体营养素代谢发生明显改变的是从以碳水化合物供能为主，逐步转变为以脂肪和蛋白质供能为主。低温环境下机体脂肪利用增加，较高脂肪供给可增加人体对低温的可耐受性，脂肪供能比应提高至 35% ～ 40%。碳水化合物也能增强机体短期内对寒冷的可耐受性，作为主要能量来源，供能百分比应不低于 50%。蛋白质供能为 13% ～ 15%，其中含蛋氨酸较多的动物性蛋白质应占总蛋白质的 45%，因为蛋氨酸是甲基的供体，甲基对提高耐寒能力极为重要。

②低温环境下微量营养素的需求状况。

低温环境下人体对维生素的需要量增加，与温暖地区相比，增加量为 30% ～ 35%。随着低温下能量消耗的增加，与能量代谢有关的维生素 B_1、维生素 B_2 及尼克酸需要量增加，尼克酸、维生素 B_6 及泛酸对机体也有一定保护作用。给低温环境下人群补充维生素 C 可提高机体对低温的耐受性。在寒冷环境中，体内维生素 A 的含量水平很低。维生素 A 也有利于增强机体对低温的耐受性，日供给量应为 1 500 μg。另外，寒冷地区户外活动减少，日照时间短，体内缺乏维生素 D，每日应补充 10 μg 左右。

寒带地区居民极易缺乏钙和钠，食盐可使机体产热功能增强。寒带地区居民食盐的摄入量可稍高于温带地区居民。寒带地区缺乏钙的主要原因是由于膳食钙供给不足和维生素 D 的缺乏，故应尽可能地增加寒带地区居民钙的摄入量。

（2）低温环境人群的营养与膳食

①低温对消化功能的影响。

A. 消化液和胃酸分泌增多，胃排空时间延长。

B. 食物的消化吸收充分，此时人的食欲增加。

C. 消化功能增强。

D. 喜欢含脂肪多的食物。

E. 喜食热的食物。

②低温条件人群的营养与膳食。

A.增加动物性食品（肉、禽、蛋、鱼）及豆类食物，以满足充足的能量、脂肪、蛋白质和矿物质的供给。

B.供给充足的蔬菜和水果（维生素 C 易缺），注意补充富含维生素 B_1、维生素 B_2 及尼克酸的食物，适当补充维生素 A 和维生素 D 制剂。

C.食用热食，否则影响消化。

D.味宜浓、厚，满足口味需求的同时改善了食物的风味。

E.多摄入耐寒食品，如牛羊肉、狗肉、鹿肉、人参等。

2）低温环境人群一日食谱编制举例

低温条件工作人群一日带量食谱举例见表 7-2-2。

表 7-2-2　低温条件工作人群一日带量食谱表

餐次	菜点名称	数量	原料	原料重量（g）
早餐	大米红小豆粥	1 份	大米	50
			红小豆	20
	牛奶	1 杯	牛奶	150
	羊肉包子	1 个	羊肉	20
			面粉	50
	咸菜	1 份	腌制蔬菜	15
午餐	米饭	1 份	大米	150
	麻辣豆腐	1 份	豆腐	50
	平菇鸡蛋汤	1 份	鸡蛋	50
			平菇	25
	土豆烧排骨	1 份	土豆	150
			猪排骨	80
	蒜香菠菜	1 份	菠菜	100
晚餐	什锦鸡汤面	1 份	香菇	10
			牛肉	20
			面粉	200
	苹果	1 个	苹果	200

扩展视野

任务实施

第一步：布置任务，组织和引导学生思考并讨论低温环境人群营养食谱设计的步骤。

第二步：将同学们分组，根据低温环境人群膳食原则进行周食谱设计。

第三步：教师结合学生的设计结果，进行点评和知识总结。

实战演练

低温环境人群能量消耗增加，原因包括：基础代谢水平增加（10%～15%）；寒战；穿厚重的衣服额外耗能；甲状腺分泌增加以热形式散发能量消耗。上述原因导致低温环境下机体能耗增加。有报告表明低温条件下摄入较多食盐可使机体产热功能加强。

另外，低温环境人群常常多尿，导致血中锌、镁、钙、钠、钾含量下降，常见人体碘、氟的缺乏。但尿中最主要的是钙和钠，因此应当特别注意钙和食盐的补充。

出于上述原因，低温环境下人群相比非低温地区，可以适当增加食盐摄入。

思考讨论

请同学们思考，寒冷地区人群易缺乏钙的原因。（钙的缺乏主要由于膳食来源缺乏，日照时间短，致使维生素D不足，因此应增加富含钙的食物的摄入。在膳食调配时应注意选择含上述营养素较多的食物供给，以维持机体的生理功能，增强对低温环境的适应能力，提高低温作业的工作效率。）

任务3 高原环境人群营养配餐与设计

学习目标

知识目标：了解高原环境人群的营养原则。

能力目标：灵活运用所学知识为高原环境人群设计营养食谱。

任务导入

对于初入高原的人群来说，高原病或急性高原反应的发病率较高，合理的营养和饮食制度是一项预防及辅助治疗急性高原反应的有效措施。凡有利于少消耗氧、多摄取氧和有效利用氧的措施都有利于提高耐缺氧能力。请同学们思考，如果你即将进入高原，为避免或减轻高原反应，应提前做好哪些准备呢？

任务布置

请根据高原环境人群机体在高原环境下生理上的适应性改变和膳食原则，为其设计营养食谱。

任务分析

本任务应先熟悉机体在高原环境条件下发生的生理变化，明确各营养素的推荐标准，然后据此结合高原环境下人群本身机体代谢特点及饮食习惯选择食谱中的不同种类食物，并根据理论依据和膳食原则设计高原环境人群营养食谱。

相关知识

1）高原环境人群食谱编制原则和方法

一般将海拔 3 000 m 以上地区称为高原。在这一高度，大气压降低，人体血氧饱和度急剧下降，常出现低氧症状。我国高原地域辽阔，约占全国总面积的 1/6，人口约 1 000 万。

（1）高原环境人群的营养需求

①对能量的需要量。

人体对高原地区环境的适应，首先是为了从低氧空气中争取到更多的氧而提高机体的呼吸量，因此必然呼出过量二氧化碳，从而影响机体的酸碱平衡，严重情况下人的食欲减退，能量供给不足，线粒体功能受到影响，因而代谢率降低。一般情况下，从事同等强度的劳动，在高原环境适应 5 天后，人的能量需要量比正常高 3% ～ 5%，9 天后，可增加到 17% ～ 35%，重体力劳动时增加更多。

②对各种营养素的需要量。

在三种产能营养素中，碳水化合物代谢最灵敏地适应高原代谢变化。碳水化合物膳食能使人的动脉血氧氧量增加，能在低氧分压条件下增加换气作用。高原环境人群应保证充足的能量摄入，特别是碳水化合物摄入量，这对维持体力非常重要。一般高原环境下，碳水化合物供能占比可提高到 65% ～ 75%。在 6 000 m 高度时，膳食中碳水化合物、蛋白质、脂肪的供能比可为 80%、10%、10%，以便提高机体耐低氧的能力；在高原环境下，机体利用脂肪的能力仍保持在相当程度；在高原低氧适应过程中，毛细血管可出现缓慢新生，红细胞增加，血红蛋白增高和血细胞总容积增加，以提高单位体积血液的氧饱和度；低氧时，辅酶含量下降，呼吸酶活性降低，补充维生素后促进有氧代谢，提高机体低氧耐力。此环境中的人从事体力劳动时，维生素 A、维生素 C、维生素 B_1、维生素 B_2 和烟酸应按正常供给量的 5 倍给予。对登山运动员补充维生素 E 可防止出现红细胞溶解肌酸尿症、体重减轻和脂肪不易被吸收等；初登高原者，体内水分排出较多，这是一种适应现象。这一阶段如因失水严重影响进食，则应设法使饭菜更为可口，并适当增加液体食物，保证营养素的供给，防止代谢紊乱。在低氧情况下，尚未适应的人应避免摄入过多的水，防止肺水肿。未能适应高原环境的人，还要适当减少食盐的摄入量，这样有助于预防急性高原反应。

（2）高原环境人群的营养与膳食

①高原环境对人的影响。

A.处于高原环境一段时间后，人对缺氧能够产生一定的适应，缺氧症状可明显减轻，这种适应叫高原习服。

B.缺氧、低气压与低温之间的差别是高原环境与低海拔环境的差别。

C.三大营养素对习服的影响：高碳水化合物有利于习服，高脂不利于习服，蛋白质影响不大。

D. 维生素：补充维生素可抵抗缺氧，利于习服。

E. 无机盐：与低温条件下的人群相似，宜增加钾的摄入，限制钠的摄入，注意补充铁。

②高原条件下人群的营养与膳食。

A. 维持正常食欲，能量供给量在非高原环境能量供给量的基础上增加10%。

B. 供给营养合理又易于吸收的食物。

如蛋白质供能占比10%～15%，脂肪20%～25%，碳水化合物60%～75%，海拔高于6 000 m时变为蛋白质10%，脂肪10%，碳水化合物80%，在此基础上补充水溶性维生素。

C. 多米少面，加有白糖的大米粥可以抑制呕吐。

D. 多吃酸、甜的食品，不喝浓茶，七分饱，晚餐少吃。

E. 避免吃产气和含大量膳食纤维的食物，如豆类、啤酒、韭菜。

F. 避免吃生冷饮食，高原气压低，需用高压锅煮食物，否则不易烂。

G. 节制烟、酒。

H. 宜用高原耐缺氧饮食，酥油茶、牦牛肉、蘑菇、虫草等。

2）高原环境人群一日食谱编制举例

高原环境人群一日带量食谱及主要营养素分析举例见表7-2-3。

表7-2-3　高原环境人群一日带量食谱及营养分析表

餐次	菜点名称	数量	原料	原料重量（g）	营养分析
早餐	猪肝粥	1份	大米（标一）	50	
			猪肝	50	
	油煎蛋	1份	鸡蛋	50	
	油条	1份	面粉	100	
	萝卜炒粉丝	1份	胡萝卜	100	
			粉丝	15	
午餐	馒头	2个	面粉（标粉）	250	全日总能量：4 015 kcal 蛋白质：125 g 脂肪：122 g 碳水化合物：600 g
	土豆烧猪肉	1份	猪肥瘦肉	50	
			土豆	200	
	炒白菜	1份	大白菜	100	
	虾米萝卜汤	1份	虾米	15	
			白萝卜	100	
晚餐	米饭	1份	大米（标一）	250	
	糖醋排骨	1份	排骨	100	
			白糖	15	

续表

餐次	菜点名称	数量	原料	原料重量（g）	营养分析
晚餐	炒豆芽	1份	黄豆芽	150	
	豆腐鱼头汤	1份	豆腐	50	
			粉丝	25	
			鱼头	100	

扩展视野

任务实施

第一步：布置任务，组织和引导学生思考并讨论高原环境人群营养食谱设计的步骤。

第二步：将同学们分组，根据高原环境人群膳食原则进行周食谱设计。

第三步：教师结合学生的设计结果，进行点评和知识总结。

实战演练

进入高原前，应通过体育锻炼或体力劳动进行体力适应，减少对高原的顾虑，保持良好的心理状态。进入高原后开始几天，应逐步增加体力活动，避免剧烈快速活动，必要时可静卧或使用氧气袋，以提高食品的可接受性。另外，为了维持正常食欲，提供的食品既要符合初入高原者的饮食习惯，又要适合高原饮食的习惯。

思考讨论

结合高原环境的特点，请同学们从营养角度说说人体的生理代谢需求。

任务4 接触化学物质人群营养配餐与设计

学习目标

知识目标：了解接触化学物质人群的营养原则。

能力目标：灵活运用所学知识为接触化学物质人群设计营养食谱。

任务导入

请同学们思考经常接触农药的人群需要补充较多的维生素 A 的原因。

任务布置

请根据接触化学物质人群机体在长期接触化学物质条件下生理上的适应性改变和膳食原则，为其设计营养食谱。

任务分析

本任务应先熟悉机体在长期接触化学物质条件下发生的生理变化及营养需求的改变，明确各营养素的推荐标准，据此结合接触化学物质人群本身机体代谢特点及饮食习惯选择食谱中的不同种类食物，并根据理论依据和膳食原则设计接触化学物质人群营养食谱。

相关知识

1）接触化学物质人群食谱编制原则

有些人因为职业的原因接触有毒有害化学物质，这些物质进入人体后在肝脏经肝微粒混合功能氧化代谢，其中绝大多数在代谢减毒后经胆汁或尿排出体外，部分有毒有害物质可直接与还原性谷胱甘肽结合而解毒。机体营养状况良好时，可通过对酶活性的调节来增加机体的解毒能力，提高机体对毒物的耐受和抵抗力。

（1）接触化学毒物人群的营养素需求

①蛋白质。良好的蛋白质营养状况，既可以提高机体对毒物的耐受能力，也可调节肝微粒体酶活性至最佳状态，提高机体的解毒能力。尤其是含硫氨基酸较多的优质蛋白质的充分供给，可提高谷胱甘肽还原酶的活性，增加机体对铅及其他重金属、卤化物、芳香烃类毒物的解毒作用。蛋白质影响毒物毒性的主要机理，即膳食蛋白质缺乏时可影响毒物体内代谢转化所需要的各种酶的合成或活性。

②碳水化合物。人体内的解毒反应需要消耗能量，碳水化合物的生物氧化能快速提高能量，并供给反应所需要的葡萄糖醛酸。增加膳食中的碳水化合物的供给量，可以提高机体对苯、卤代烃类和磷等毒物的抵抗力。糖原的减少会降低肝脏的解毒能力。

③维生素。有些毒物能影响维生素 A 的代谢，降低其在动物和人体内的含量，因此毒物接触者应摄入较多的维生素 A。维生素 C 具有良好的还原作用，能清除毒物代谢所产生的自由基，保护机体免受毒物造成的氧化损伤。维生素 C 还可使氧化型谷胱甘肽再生成还原型谷胱甘肽，继续发挥对毒物的解毒作用。

④微量元素。铁与机体能量代谢和防毒能力有直接或间接的关系。缺铁可以使血红素酶活性降低，进而影响解毒反应。锌对金属毒物有直接和间接的拮抗作用。锌可在消化道内拮抗镉、铅、汞、铜，影响它们的吸收。硒以硒胱氨酸的形式存在于谷胱甘肽过氧化物酶的分子中。硒具有抗氧化作用，保护细胞膜的结构。缺硒还可使肝微粒体酶活性下降，影响毒物的转化。硒能与某些金属毒物如汞、镉、铅等结合形成难溶的硒化物，减轻有毒金属的毒性。

（2）接触化学毒物人群的营养与膳食

日常生活和生产环境中存在大量的化学物质，其中，有许多是有毒有害的化学物质，如农业生产中的农药、工业施工中的粉尘，以及各种作业中难免接触到的铅、汞、苯、一氧化碳等。各类接触化学毒物人群总体配餐原则包括：

①补充富含含硫氨基酸的优质蛋白质。如接触铅的人员蛋白质摄入量中动物性蛋白应占总量的 50%。

②补充 B 族维生素。临床上维生素 B_1、维生素 B_{12}、维生素 B_6 通常作为神经系统的营养物质用于铅中毒人群。

③膳食中注意搭配富含维生素 C 的食物。除每日供给 500 g 新鲜蔬菜外，还应每日补充维生素 C 100 mg。

④保证硒、铁、钙等矿物元素的膳食供应，以抵抗有毒金属的吸收及排出。

⑤对于经常接触铅和苯的人员应注意补充能促进造血功能的营养素，如铁、维生素 B_{12}、叶酸、维生素 C 及维生素 K 等。

⑥适当限制膳食脂肪的摄入。

2）接触化学物质人群食谱编制方法

（1）苯作业人员的营养配餐方法

苯属芳香烃类化合物，是煤焦油蒸馏或石油裂解的产物，在常温下为带特殊芳香味的无色液体，极易挥发。苯在工业上用途很广，主要用于染料、农药生产及香料制作等，并作为溶剂和黏合剂用于油漆、制药、制鞋及家具制造等。

短时间内吸入大量苯蒸气可引起急性中毒，主要体现在中枢神经系统的麻醉作用，轻者表现为兴奋、欣快感、步态不稳，以及头晕、头痛、恶心、呕吐等；重者可出现意识模糊，由浅昏迷进入深昏迷或出现抽搐，甚至导致呼吸、心跳停止。长期反复接触低浓度的苯可引起慢性中毒，这主要是对神经系统、造血系统的损害，表现为头痛、头昏、失眠、白细胞持续减少、血小板减少而出现出血倾向，如牙龈出血、鼻出血、皮下出血点或紫癜、女性月经量过多、经期延长等。重者可出现再生障碍性贫血、红细胞减少等。苯可引起各种类型的白血病，国际癌症研究中心已确认苯为人类致癌物。

目前，接触苯的主要职业人群是：使用含苯黏胶剂的制鞋、皮革加工、箱包以及家具制造等生产企业的工人，机械制造等企业中的喷漆、油漆工序的操作工等。接触苯的人员在工作时一定要加强个人防护，定期进行职业性健康检查，做到早预防、早诊断、早治疗，以免悲剧发生。

预防苯中毒应采取以下综合性措施：①以无毒或低毒的物质代替苯；②改革生产工艺；③加强通风排毒；④做好各种卫生保健措施。

尽管目前苯作业人员的防护措施已越来越引起重视，急性中毒的事件发生较少，但是长期接触苯的工作人员，如果不注意采取以下营养调理与预防，就易引发上述慢性中毒的疾病。

①增加优质蛋白质的供应。在保证合理营养的基础上，应增加优质蛋白质的供给量，蛋白质不但可以增强机体的一般抵抗力，还能以其中较多的硫促进苯的氧化和增强肝脏的解毒功能。因此，苯作业人员可多吃动物性食物和豆类食物，蛋白质摄入量可比正常人群增加 20% 左右，即肉食品每日增加 50 g 或豆制品每日增加 75 g 左右。因苯是脂溶性物质，故脂肪应按一般标准摄入，不宜过多，所以肉食品选择以去掉脂肪的瘦肉为佳。

②多补充维生素。多补充维生素，适当提高铁的供给量，以预防贫血，并补充一定量的 B 族维生素和维生素 K。摄入大量维生素 C 可以缩短出血时间和凝血时间。由于苯易造成人体维生素的缺乏，因此接触苯的工作人员每日应额外摄入维生素 C 160 mg 和铁 15 mg，大约相当于多吃柑橘类水果 2 个和绿叶蔬菜 200 g。B 族维生素中的维生素 B_1、维生素 B_6

和烟酸对治疗苯中毒有良好的效果。因口蘑、菌菇类含烟酸较多，每日仅需要 80 g 即可满足全天 14 mg 的需求，故应多摄入。维生素 K 对苯中毒时氧化还原过程的恢复有显著促进作用，因此，应多食新鲜蔬菜和水果，多用植物油，少用动物脂肪。

③多吃有补益作用的食物。食物的现代药理研究证明，鲫鱼、阿胶、柚子等食物或富含蛋白质、氨基酸，或含有较丰富的钙、磷、铁及多种维生素等，具有很好的补益作用，而苯作业人员往往免疫系统受到损害，因此应多吃有滋补五脏、强壮益气、坚实筋骨、耐寒暑的动物性食物，治疗时可用牛肉、鹌鹑、鸽肉、鹿肉、鹅肉、甲鱼、禽类的肝脏等配合少量中药，辨证施治。

④限制脂肪的摄入。苯属于脂溶性有机溶剂，摄入脂肪过多可促进苯的吸收，增加苯在体内的蓄积，并使机体对苯的敏感性增加，因而在苯作业人员饮食中脂肪含量不宜过高，以脂肪占全天总热能比例的 20% 为宜，且可以植物油脂替代部分动物性脂肪。

⑤增加碳水化合物的摄入量。糖原有保肝解毒作用，人体肝脏内糖原储备充足时，肝细胞对某些有毒的化学物质和各种致病微生物产生的毒素有较强的解毒能力。碳水化合物能提高机体对苯的耐受性，因为碳水化合物在代谢过程中可以提供重要的解毒剂——葡萄糖醛酸，葡萄糖醛酸在肝、肾等组织内可与苯结合，并随胆汁排出。因此，在生产过程中适度地饮用菊花糖茶、红茶糖饮、麦冬甜茶等，不但可以发挥这些解毒物质食疗的功效，而且可以发挥所含糖分的解毒能力。

⑥合理烹调，增进食欲。苯作业人员常会感到食欲不振、恶心、呕吐、腹胀等，因此在饮食调配和烹调方法上应尽量做到色、香、味俱全，注意食物种类多样化，少吃多餐，以增进食欲。

（2）铅作业人员的营养配餐方法

铅的应用极为广泛，接触和使用铅及其化合物的人群有铅矿的开采及冶炼，油漆染料的生产和使用，蓄电池厂的熔炼及制粉，印刷业的铅版、铅字浇铸，电缆及铅管设备制造，陶瓷配釉，铅玻璃配料，焊锡等工种。此外，在使用含铅的食品包装、容器，尤其是锡箔、锡壶、锡茶壶，以及服用黄丹（红丹）、黑锡丹等，都可能使铅通过接触、呼吸、饮食而进入人体。

铅在体内的代谢情况与钙相似。当机体体液环境趋向酸性时，铅形成磷酸氢铅；反之，当机体体液环境趋向碱性时，铅则形成磷酸三铅。磷酸氢铅在水中的溶解度是磷酸三铅的 100 倍，故磷酸氢铅主要在血液中出现，而磷酸三铅主要在骨髓中沉积。铅在血液内的半衰期为 30 ～ 60 天，而在骨髓中沉积的铅半衰期则以年记。当铅在体内蓄积到一定量时，就可出现毒血反应。铅是一种多亲和性毒物，可与人体中蛋白质、酶、氨基酸结合。

环境中的铅可经过各种途径进入人体，其中最主要的是随食物进入消化道。汽车尾气、皮蛋、爆米花等的长期吸入或食入，都可导致慢性铅中毒，铅中毒不局限于职业者。铅中毒可分为急性铅中毒和慢性铅中毒，慢性铅中毒最为常见。铅是多亲和性毒物，可作用于全身各个系统，主要损害神经、造血、消化、泌尿和心血管系统，干扰体内外代谢而致体内发生血红蛋白合成障碍，并干扰免疫系统功能而使机体抵抗力下降，还可损害生殖系统而影响生育功能。铅在体内蓄积到一定程度时，可引起神经系统、循环系统和消化系统发生病理改变，并导致慢性铅中毒。成人铅中毒后经常会出现疲劳、情绪消沉、心脏衰竭、腹部疼痛、高血压、关节疼痛、生殖障碍、贫血等症状；孕妇铅中毒后会出现流产、新生儿体重过轻、死婴、婴儿发育不良等严重后果；儿童铅中毒后经常会出现食欲不振、胃疼、失眠、学习障碍、便秘、恶心、腹泻、疲劳、智力低下、贫血等症状。

铅中毒的危害主要表现在对神经系统、血液系统、心血管系统、骨骼系统等终身性的伤害上。如能合理调配饮食，仍是可以避免或减轻铅在体内蓄积的。注意事项如下：

①增加优质蛋白质的供给。膳食中应包含足够量的优质蛋白质，特别是含硫氨基酸（如半胱氨酸），丰富的蛋白质对降低体内的铅浓度有利，也可减轻中毒症状。蛋白质不足可降低机体的排铅能力，增加铅在体内的潴留和机体对铅中毒的敏感性。就人体而言，一般每日摄入的蛋白质应为 1.5 g/kg，其中动物蛋白质及豆类蛋白质（如牛奶、蛋类、瘦肉、家禽、鱼虾、黄豆和豆制品中的蛋白质）应占 1/2 以上。

②增加维生素的供给。研究发现，铅接触人群常有维生素缺乏的情况，膳食调配时应选择富含维生素的食物，尤其是维生素 C 较为重要。据报道，长期接触铅可引起体内维生素 C 缺乏。一方面，铅可促进维生素 C 氧化，而且这一氧化过程是不可逆的反应，使维生素 C 失去生理作用；另一方面，铅可与维生素 C 结合形成溶解度较低的抗坏血酸铅盐。所以，铅作业人员血液和尿液中的维生素 C 含量普遍较低，以致出现牙龈出血、发炎、皮下出现出血点以及对传染病抵抗力下降等症状。如果在接触铅的同时给予足够的维生素 C，则可以延缓中毒症状的出现并使症状减轻。补充足够的维生素 C，不仅可以补足铅造成的维生素 C 的消耗，减缓铅中毒症状，而且可以在肠道与铅结合成溶解度较低的抗坏血酸铅盐，降低铅的吸收，同时还可直接或间接地通过保护巯基酶，参与解毒过程，促进铅的排出。这种情况下增加维生素 C 的供给，一般认为要在正常成人每日需要量的基础上再额外增加 154 mg，这对改善铅中毒症状和生理功能的恢复有较好的效果。适量补充维生素 E，可以拮抗铅引起的过氧化作用。补充维生素 D，则可通过对钙、磷的调节来影响铅的吸收和沉积。补充维生素 B_1、维生素 B_2、维生素 B_6、维生素 B_{12} 和叶酸等，对于改善症状和促进生理功能恢复也有一定的效果，其中维生素 B_1 功效尤为明显。

③食用少钙多磷的膳食。有控制地食用少钙多磷的膳食，钙磷比例应为 1∶8，并最好与正常膳食、高钙高磷膳食或多钙少磷的膳食交替食用。急性铅中毒期，要供应多钙少磷或多钙正常磷的呈碱性膳食，减轻急性期的症状；急性铅中毒期已过时，则应改为以低钙多磷或低钙正常磷的呈酸性膳食为主，使铅进入血液并被排出体外。通常，可以对从事铅作业人员每天供应一餐少钙多磷的膳食作为保健餐，促使铅向体内排泄。

④多吃新鲜蔬菜和水果。新鲜蔬菜和水果中所含的 B 族维生素可防止铅中毒。它们中所含的维生素 C 可与铅合成抗坏血酸铅盐，这是一种不溶性物质，可随粪便排出，从而减少人体对铅的吸收。维生素 K 和维生素 B_1 可减少铅对神经系统和造血机能的损害。大蒜的有机成分能结合并除去铅离子。水果中的果胶类物质可使肠道中的铅沉淀。同时果胶、海藻酸和膳食纤维等多糖类大分子物质，其糖链上丰富的游离基团 -OH 和 -COOH 可与铅络合，形成难以吸收的凝胶，有效阻止铅在胃肠道的吸收，起到促进排铅的作用。维生素 C 对金属离子有络合作用，除镉外，维生素 C 还对铅、汞、砷等进入机体的元素起到缓解毒性的功效。铅中毒后，体内维生素 B_2 含量降低，如补充大量维生素 B_2，可增强对铅毒性的抵抗力。

⑤摄入充足的微量元素。微量元素如铁、锌、铜、镁、硒、锗等均可与铅相互作用，减弱铅的毒性。缺铁时，铅的吸收增加，软组织和骨内铅含量增高。低铜膳食可增强铅的吸收，增强铅的毒性。锌可影响铅的蓄积和毒性作用，增加锌的供给，可使组织中铅含量降低，减轻铅中毒的严重程度。近年来的研究还显示，有机硒和有机锗对铅均有一定的拮

抗作用。因此，食用牡蛎等海产品和适量的动物内脏、坚果类食物，可补充上述微量元素。

⑥多吃低脂食物。常食用低脂高糖膳食可抑制铅的吸收并保护肝脏。膳食中脂肪占比过高，会加重铅对肝脏的损害。

⑦平时多吃呈酸性的食物。铅有溶于弱酸的特点，机体内环境的酸碱度对铅在体内能否存留起到了重要作用，偏酸性体液可促进铅的排出，因此，膳食中应多安排酸性食物，如鱼、肉、禽、蛋等。

⑧增加驱铅食物的摄入。很多天然食物都具有一定的防铅和驱铅功能。牛奶中所含的蛋白质可与铅结合形成不溶物，所含的钙可阻止铅的吸收。茶叶中的鞣酸可与铅形成可溶性复合物随尿排出。海带中的碘质和海藻酸能促进铅的排出。大蒜和洋葱头中的硫化物能化解铅的毒性作用。沙棘、刺梨和猕猴桃中富含维生素C，可阻止铅的吸收，降低铅毒性。还有许多能够与铅螯合的成分，如植酸、磷脂、柠檬酸、苹果酸、琥珀酸和多聚氨基酸等，一些无机阴离子或酸根如碘离子、磷酸根离子、钼酸根离子等也能与铅结合，促使其通过大便排出。这些营养素富含在水果和蔬菜中，因此铅接触人群应多摄入水果蔬菜。

综上所述，为避免或减轻铅在人体内蓄积，应采取以下营养膳食原则：首先，增加品质优良且充裕的蛋白质供给，每日额外补充维生素 C 125～150 mg；其次，有控制地食用少钙多磷（钙磷比为1:8）的呈酸性膳食，最好与正常膳食、高钙高磷膳食或高钙少磷膳食交替使用；最后，要适量饮用牛奶，多吃富含果胶的水果，每日补充维生素 A 1 000～2 400 IU（或胡萝卜素2～3 mg），多食富含维生素 B_1 的食物（改善神经症状）。

（3）汞作业人员的营养配餐方法

汞对人的危害比较严重，在生产环境中吸入高浓度汞蒸气，或因不恰当使用含汞药作为熏蒸剂而吸入高浓度汞蒸气都会引起急性中毒。

汞矿井开采工和制造温度计、压力计的工人常接触汞。少量金属汞经口腔进入胃肠道，自粪便排出，无中毒危险。汞蒸气吸入血液后与蛋白质的巯基（-SH）具有特异的亲和力，巯基是许多重要生物活性酶的活性中心，汞与巯基结合可使酶失去活性，因而对神经系统有明显的毒害作用，还可表现为口腔炎。

①补充蛋白质。汞与蛋白质的巯基具有特殊的亲和力，可使含巯基的酶失去活性，引起生理功能紊乱。由于慢性汞中毒可引起蛋白尿，使机体不断丧失蛋白质。另外，肝脏、肾脏受到的损害也需要充足的优质蛋白质提供修补、再生。所以膳食中应有足够的动物性食物和豆制品，这些食物含有较高的甲硫氨酸，其中的巯基可与汞结合，从而保护含有巯基的酶的活性，减轻中毒症状。因此，汞作业人员应补充足量的蛋白质，如蛋、奶、鱼、瘦肉等。因为动物蛋白质中含蛋氨酸较多，在体内可转变成含巯基的胱氨酸和半胱氨酸，与汞结合可使体内含巯基的酶免受其害。含硫氨基酸包括胱氨酸、半胱氨酸、蛋氨酸等，它们存在于鸡蛋清蛋白、小麦面筋蛋白、大米蛋白中，而在鸡蛋清蛋白中的含量尤为丰富。

②补充充足的维生素。汞作业人员应多补充含维生素C的食物，这样可以保护口腔黏膜，防止由汞造成的口腔疾病。维生素E除能防止汞对神经系统的损害外，还能提高硒的营养效应，同时对甲基汞毒性也具有防御作用。汞作业人员每日维生素E的供给量应不低于15 mg（生育酚当量）。花生油、芝麻油都含有丰富的维生素E。有实验证明，供给汞作业人员高蛋白、低脂肪的膳食，能明显修补肝细胞损伤，防治脂肪肝，改善肝功能。含果胶较多的胡萝卜，也能使汞加速排出，减轻中毒症状。多补充富含B族维生素的食物，可增加食欲，改善造血功能，促进神经系统功能的恢复。含维生素E较多的有绿色蔬菜、奶、

蛋、鱼、花生与芝麻等。

③补充特殊的微量元素。微量元素硒对于汞中毒有明显的防护作用。硒可维持肝、肾细胞内谷胱甘肽过氧化物酶的活性，能减轻中毒症状。硒还能束缚汞并与蛋白质的巯基结合，使汞不能到达靶细胞而产生毒性作用。硒对于甲基汞中毒机体有保护作用，可减轻神经症状。硒还能减轻氧化汞引起的生长抑制，并对汞引起的肾脏损害有明显的防护作用。汞作业人员每日膳食中硒的供给量应为 $100 \sim 200\,\mu g$。在调配日常膳食时，应选择含硒较高的海产品、肉类等。

④多吃蔬菜、水果和坚果类食物。研究发现，维生素 E 可防止汞对神经组织的损害，防止或减轻甲基汞中毒现象。因此，含维生素 E 丰富的核桃、花生、芝麻等坚果类食物可适当多摄入。另外，还应多供给含维生素 C 丰富的新鲜蔬菜和水果。汞作业人员每日应比常人多增加 154 mg 左右维生素 C 的摄入，这对保护口腔黏膜和防治汞中毒性口腔病变有一定效果。果胶能与汞结合，加速汞离子排出，降低血液中汞离子浓度。蔬菜、水果和干果都含有果胶，其中含果胶丰富的有土豆、慈菇、胡萝卜、萝卜、豌豆、刀豆、甜菜、青菜、柿子椒、橘子、柚子、草莓、苹果、梨、核桃、花生和栗子等。

⑤合理烹调。在膳食烹调方面，汞作业人员的饭菜应细软可口，易于消化吸收，同时还要注重色、香、味，以引起食欲。

⑥忌食含类脂质的食物。汞作业人员应忌食含类脂质的食物，这是因为汞易溶于脂质，并通过含有类脂质的细胞膜作用于内脏和神经系统。因此，如动物肝脏、肾脏、脑、肺等食物，汞作业人员都应忌食。

（4）接触农药人群的营养配餐方法

常用的农药为有机磷和有机氯，人在从事农药（特别是有机磷）的生产、包装、搬运，以及在使用农药时的配药、喷洒等各个环节中都可能因接触到农药而引起中毒。农药可通过呼吸道、消化道和皮肤侵入体内，在体内蓄积引起一系列急、慢性中毒症状，损害神经系统和肝、肾等实质性脏器，接触者出现倦怠、食欲不振、头痛及震颤等全身症状。因此，生产和使用农药的人员都是容易受到农药直接危害的人群，他们的保健营养应引起特别关注。

①高蛋白质膳食有助于体内农药的解毒。蛋白质对农药毒性有明显作用，蛋白质供给不足，可加重农药的毒性。膳食中蛋白质充足时，可提高肝微粒体酶的活性，加快对农药的分解代谢。优质蛋白质可支持机体组织细胞的更新与修复，因此应补充蛋白质，其中酪蛋白高的膳食（牛奶中含酪蛋白丰富）可缓解农药造成的危害。每日应供应 90 g 以上的优质蛋白质，可选择的食物有奶类、蛋类、瘦肉或豆制品。

②高糖、低脂饮食有助于保护肝脏。农药的危害主要表现为肝功能损害、机体氧化功能降低、新陈代谢障碍、蛋白质分解加速、尿液中氮排泄量增高、血中碱储备降低、肝糖原消失加快、乳酸增加、血糖降低和肝脂肪变性。碳水化合物对农药危害的防护作用是间接的，它通过改变蛋白质的利用率和避免蛋白质作为能量而分解，起到一定的解毒作用，同时碳水化合物还有一定的保肝作用。体内的脂肪组织可蓄积一定量的农药，缓解中毒症状，但并不能减少农药对机体的损伤作用。

③富含维生素的新鲜蔬菜和水果也应多吃一些。研究发现，维生素与农药毒性关系密切，长期接触农药作业人员易出现硫胺素、核黄素和维生素 C 的缺乏。硫胺素可促进农药在体内的氧化作用。大量的维生素 C 可促进磷等农药物质在体内氧化成酸性化合物，减轻

中毒的程度，有助于保持体内酸碱平衡。维生素 C 还能提高肝脏的解毒能力。此外，维生素 B_1、维生素 B_2、烟酸、蛋氨酸和叶酸对预防或减轻农药的毒性也有一定作用。研究指出，维生素 C、烟酸、叶酸等对乐果之类的农药引起的细胞毒性作用有防治效果。国外有人研究出一种富含维生素 B_1、维生素 B_2 和维生素 C 的特殊食品，专供接触农药的工人食用，长期食用可使心血管功能改善，肝脏解毒功能恢复，代谢指标转为正常，健康状况好转。因此，在与农药接触期间应适当补充上述维生素，其中维生素 C 每日应补充 150 mg。

3）接触化学物质人群一日食谱编制举例

接触化学物质人群一日不带量营养食谱举例见表 7-2-4。

表 7-2-4　接触化学物质人群一日营养食谱表

餐次	菜点名称
早餐	素包子、海参小枣粥、拌菠菜、魔芋饼、牛奶
早加餐	橘子
午餐	米饭、口蘑炖排骨、西芹百合、紫菜虾皮汤、芝麻饼、酱黄瓜、沙棘汁
晚餐	馒头、蚝油生菜、炒鱿鱼、炒洋葱、西红柿鸡蛋豆腐汤
晚加餐	苏打饼干、牛奶

扩展视野

任务实施

第一步：布置任务，组织和引导学生思考并讨论接触化学物质人群营养食谱设计的步骤。

第二步：将同学们分组，根据接触化学物质人群膳食原则进行周食谱设计。

第三步：教师结合学生的设计结果，进行点评和知识总结。

实战演练

维生素 A 的前体 β - 胡萝卜素，是已知的能消除自由基的物质之一。有多种毒物能影响维生素 A 的代谢，降低其在动物和人体中的含量，甚至造成维生素 A 缺乏症。例如有机氯农药 DDT、有机磷农药、多氯联苯、苯巴比妥、乙醇、二苯蒽等均能使动物或人体肝中维生素 A 含量降低。其机制是毒物可能通过对混合功能氧化酶系统的诱导，促进维生素 A 的分解，而 DDT 等农药还可抑制维生素 A 的肠道吸收。因此，毒物接触者应摄入较多的维生素 A。

思考讨论

请同学们思考，在我们学习过的营养素中哪些具有解毒作用？

任务 5　接触电离辐射人群营养配餐与设计

学习目标

知识目标：了解接触电离辐射人群的营养原则。

能力目标：灵活运用所学知识为接触电离辐射人群设计营养食谱。

任务导入

请同学们思考，宇航员在太空作业中容易出现骨质疏松的原因。

任务布置

请根据接触电离辐射人群机体在长期接触电离辐射条件下生理上的适应性改变和膳食原则，为其设计营养食谱。

任务分析

本任务应先熟悉机体在长期接触电离辐射条件下发生的生理变化，再明确各营养素的推荐标准，据此结合接触电离辐射人群本身机体代谢特点及饮食习惯选择食谱中的不同种类食物，并根据理论依据和膳食原则设计接触电离辐射人群营养食谱。

相关知识

1）接触电离辐射人群食谱编制原则和方法

天然存在的电离辐射主要来自宇宙射线及地壳中的铀、镭等。非天然的电离辐射可以来自核试验、核动力生产、医疗照射等。

（1）电离辐射对健康和营养代谢的影响

电离辐射可以直接和间接地损伤生物大分子，造成 DNA 损伤。DNA 损伤是电离损伤的主要表现。

①对能量代谢的影响。电离辐射可以抑制脾脏和胸腺线粒体的氧化磷酸化，线粒体氧化磷酸化的抑制是辐射损伤早期的敏感指标。辐射也影响三羧酸循环，造成机体耗氧量增加。

②对蛋白质的影响。蛋白质对辐射的敏感性相对较低，高剂量辐射才能引起蛋白质分子空间构象改变和酶的失活。照射后蛋白质的合成代谢受到抑制，容易出现负氮平衡，尿氮排出增加。

③对脂肪代谢的影响。照射后，多不饱和脂肪酸发生过氧化反应，生成氢过氧化物，从而影响生物膜的功能，推动生物膜的老化。同时，体内自由基的生成与清除失去平衡，自由基浓度增高，也会加重脂质过氧化。

④对碳水化合物的影响。照射可以引起肝糖原增加，常出现高血糖症，主要是由于组

织分解代谢增强，氨基酸的糖异生作用增强了。但电离辐射不影响果糖的利用。

⑤对维生素代谢的影响。辐射照射产生大量的自由基，对有抗氧化作用的维生素影响较大，维生素 C 和维生素 E 损失较多。照射后，维生素 B_1 的消耗增加，同时尿中排出增加，造成血液中维生素 B_1 含量下降。其他维生素的损失不太明显。

⑥对矿物元素代谢的影响。大剂量射线照射后，由于组织分解和细胞损伤，机体易出现高钾血症，尿中的钾、钠、氯离子排出增多。放射损伤伴有呕吐和腹泻，钠、氯离子丢失较多，可使水盐代谢发生紊乱。照射后血清中锌、铁、铜增加，锌/铜比值下降。

（2）接触电离辐射人员的营养与膳食

能量的供给应充足，蛋白质供能可占总能量的 12% ~ 18%。蛋白质以优质蛋白质为主，可以减轻小肠吸收功能障碍，改善照射后产生的负氮平衡。膳食应搭配适量的脂肪，脂肪可选用富含必需脂肪酸和油酸的油脂，如葵花籽油、大豆油、玉米油、茶油或橄榄油等。碳水化合物供给应占总能量的 60% ~ 65%。碳水化合物应适当选用对辐射防护有较好效果的水果中的果糖和葡萄糖。此外，还应选用富含维生素、矿物质和抗氧化剂的蔬菜，如卷心菜、马铃薯、番茄等，改善照射后维生素 C、维生素 B_1 或烟酸的代谢异常。另外，酵母、蜂蜜、杏仁、银耳等食物对辐射损伤有良好的防护作用。

2）接触电离辐射人群一日食谱编制举例

接触电离辐射人群一日不带量营养食谱举例见表 7-2-5。

表 7-2-5　接触电离辐射人群一日营养食谱表

餐次	菜点名称
早餐	杂粮粥、煮鸡蛋、素炒卷心菜
早加餐	苹果
午餐	玉米饼、红薯粥、清蒸鲈鱼、凉拌菠菜、芹菜炒鱿鱼、蘑菇烧肉、紫菜鸡蛋汤
午加餐	酸奶、全麦面包
晚餐	玉米面发糕、丸子汤、香菇炒瘦肉

扩展视野

任务实施

第一步：布置任务，组织和引导学生思考并讨论接触电离辐射人群营养食谱设计的步骤。

第二步：将同学们分组，根据接触电离辐射人群膳食原则进行周食谱设计。

第三步：教师结合学生的设计结果，进行点评和知识总结。

实战演练

宇航员在太空作业中会因为钙质等矿物质流失而出现骨质疏松。失重时，尿钙排出量急剧增加，最初 1 个月排钙高达 240 mg/d。太空逗留 5 ~ 7 个月，骨质疏松已很明显，若滞留 1 年将损失全身钙总量的 20% 左右。这种情况的特点是：在太空中这种影响不易逆转，即使返回地面，恢复也较缓慢，且易引起骨折。

思考讨论

请同学们思考，如何防护电离辐射？（可采取以下的基本辐射防护措施：①缩短接触污染物的时间；②防止表面受污染；③防止吸入带有放射性物质的空气；④防止进食受放射性物质污染的食物及饮用受污染的液体。）

任务6　运动人群营养配餐与设计

学习目标

知识目标：了解运动人群的营养原则。

能力目标：进行营养咨询及具有为运动人群设计营养食谱的能力。

任务导入

请同学们思考，运动后马上进餐是否科学？

任务布置

请根据运动人群机体在运动时生理上的适应性改变和膳食原则，为其设计营养食谱。

任务分析

本任务应先熟悉机体在运动条件下发生的生理变化及营养需求的改变，明确各营养素的推荐标准，据此结合运动人群本身机体代谢特点及饮食习惯选择食谱中的不同种类食物，并根据理论依据和膳食原则设计运动人群营养食谱。

相关知识

1）运动与健康、营养的关系

（1）运动与健康的关系

①运动可以改善心肺功能。经常锻炼身体可以增强心肺功能，使心脏收缩力增强，心脏每搏输出的血量增多；增大肺活量，增加肺和组织中的气体交换，促进二氧化碳的排出。

②降低心血管疾病的发病风险。运动可以降低血液中胆固醇含量，升高血液中的高密

度脂蛋白胆固醇含量，这种物质能够清除血管中沉积的脂肪和胆固醇，从而起到预防动脉硬化、冠心病、高血压、脑卒中等的作用，延缓心血管系统的衰老，还可防治肥胖和Ⅱ型糖尿病。

③运动提高机体的免疫力。经常运动可促进身体的新陈代谢，强化人体的免疫系统，增强机体的抗病能力。

④运动能改善骨骼肌肉系统功能。运动能强壮肌肉、韧带和骨骼，防止肌肉萎缩、关节僵硬和骨质疏松，从而保持健壮的体魄，保持肌肉、皮肤的弹性以及全身运动的灵活性。

⑤运动具有美容作用。运动不仅有助于保持良好体形，同时对皮肤、肌肉健康也有重要作用。

（2）运动与营养的关系

①运动可增强机体的代谢功能，改善消化吸收功能与促进食欲、促进血液循环，有利于维持良好的营养状况。

②适当的营养可以补充运动过程中消耗的能量、维生素、矿物质和水等，可保证机体处于良好的机能状态，保证运动的质量和效果。

③合理营养有助于剧烈运动后的恢复，可减轻运动性疲劳或延缓其发生。

总之，良好的运动离不开营养的合理供给，如果只注重运动而不进行营养补给，会影响机体的恢复和生长发育，危害健康；相反，如果只注重营养而不进行适当的体育运动，摄入的营养物质不能进行很好的消化、吸收和运用，会出现一系列的健康问题。故运动、营养与健康是相辅相成的。

2）不同锻炼项目的营养需求特点

①跑步项目的营养特点。

短跑是群众体育竞赛活动经常设立的一个项目。应对运动员供给充足的能量，在膳食中要有丰富的蛋白质，以增大肌肉体积，提高肌肉质量。该运动要求在膳食中增加磷和糖的含量，为脑组织提供营养，改善神经控制和增强神经传递，动员更多的运动单位参与收缩，还要求在膳食中增加无机盐如钙、镁、铁、钠及维生素 C、维生素 E、维生素 B_1 的含量，以改善肌肉收缩质量。运动员也可适量补充磷酸肌酸，膳食中肌酸主要来源于动物肉类和鱼类食品，植物性食物中含量低，在烹调过程中也会部分损失，素食者可能会出现肌酸缺乏。

长跑是以有氧耐力素质为基础，以有氧代谢供能为特点的运动，要求有较高的心肺功能及全身的抗疲劳能力。由于运动时间长、能量消耗大，运动员应增加机体能源物质的贮备，进行足够的能量补充；长跑运动时间长，糖类物质消耗大，易引起疲劳，应供给充足的糖类，以淀粉为主；同时提供适宜的蛋白质和铁，以保证血红蛋白的合成，但不宜过量，以免增加肝、肾负担；脂肪也可适量增加，其供能占总热能的 20% ~ 30%；丰富的维生素和无机盐，特别是铁、钙、磷、钠、维生素 C、维生素 B_1 和维生素 E，有利于提高有氧耐力，同时有利于消除疲劳、恢复体力；运动前适量喝水，保证体内水分贮备，以免长时间运动引起脱水。

②操类项目的营养特点。大众健身操一般是低强度、长时间的运动，能量消耗较大。所以，群众性体育活动中的操类营养要求是高蛋白质、高热量、低脂肪，维生素、无机盐

应突出铁、钙、磷的含量及维生素 B_1、维生素 C 的含量。

以减脂、瘦身为目的的健美操练习者，应减少脂肪的摄入，每人每日不超过 30 g，以含不饱和脂肪酸的植物油为主，在运动前、中、后也可以考虑补充水或运动功能性饮料，防止脱水，维持体内水钠平衡，不要过分控制饮食，以免造成营养不良。

③球类项目的营养特点。球类项目对力量、速度、耐力、灵敏、柔韧等素质有较高的要求。球类运动是一类无氧代谢和有氧代谢混合供能的运动。奔跑较多的篮球和足球消耗的能量较大，膳食应根据运动量的大小，保证充足的能量。食物中要含丰富的蛋白质、糖以及维生素 B_1、维生素 C、维生素 E、维生素 A。球的体积越小，对运动者的眼力要求越高，食物中维生素 A 的量应更高些。篮球、足球活动时间较长且在室外活动，矿物质、水分丢失较多，应及时补充。

④游泳项目营养特点。游泳项目在水中进行，使机体散热较多、较快，对能量需求增加，冬泳更是如此。游泳锻炼要求一定的力量与耐力素质，要求膳食中含有丰富的蛋白质、糖和适量脂肪。老年人及水域水温较低的游泳者出于抗寒冷需要，可再增多脂肪摄入。维生素摄入以维生素 B_1、维生素 C、维生素 E 为主，还应增加维生素 A，以保护皮肤。无机盐主要增加碘的含量，以适应低温环境下甲状腺素分泌增多的需要。游泳者膳食还要增加含铁丰富的食物，以增加血液氧含量，增强机体耐力。

3）运动人群食谱编制原则和方法

①摄取足够的能量，并保证合理的热源比例。由于运动时能量消耗较多，只有及时补充，才能满足能量的正常需要和保证运动能力。然而过多的热量可导致体内脂肪积聚增多、身体发胖、运动能力降低。饮食安排因人因项目而异。热能来源应以碳水化合物为主。

②多食蔬菜、水果，保证充足的维生素、无机盐和膳食纤维摄入。缺乏维生素，会出现运动能力低下、疲劳和免疫功能降低等症状。如果食物中的蔬菜水果供应充足，则运动人群不必另外补充维生素，蔬菜和水果供给不足可以适当补充维生素制剂，以防止维生素缺乏。

③膳食多样化，注意酸碱食物搭配。饮食的酸碱搭配不仅与运动人员的健康有着密切的关系，而且直接影响运动后体力的恢复。如果呈酸性食物过多，就会增加体内钙、镁的消耗，易引起疲劳，而且还会使血液的黏滞度增高，对健康是极为不利的。因此运动人群饮食要求酸碱相对平衡，酸碱食物要合理搭配。

④少食多餐，合理分配三餐。既包括热能的合理分配，又包括各类食物的合理选择搭配。进食时间应考虑运动者饮食习惯和消化功能。如果少餐多食，会给肠胃增加负担。饭后不能马上运动，较大运动量的健身运动最好在进餐 3 h 以后进行，否则运动会使血液流向肌肉和骨骼，影响胃肠的消化和吸收。饭后立即剧烈运动还会因胃肠振动及牵扯肠系膜而引起腹痛和不适感。运动后也不能马上吃东西，应休息 40 min 后再进餐，否则也会因进入胃肠的血液减少，胃液分泌不足而影响消化吸收功能，长此以往还会引起慢性胃肠疾病。

⑤饮食适度。热能和蛋白质的摄入与消耗相适应，避免体重超重或消瘦，保持正常体重。

⑥脂肪摄入要适量。避免过多脂肪摄入，尤其是饱和脂肪酸的数量要限制。

⑦少吃甜食。尤其是精制食糖类，这些食物除了能量高外，其他营养素非常少。

4）运动人群一日食谱编制举例

运动人群一日不带量营养食谱举例见表 7-2-6。

表 7-2-6　运动人群一日营养食谱表

餐次	菜点名称
早餐	二米粥、肉包子、茶鸡蛋、炝三丝
早加餐	豆浆、蔬菜包子
午餐	饺子、凤眼猪肝、荽瓜肉片、酱爆茄子、榨菜肉丝汤
晚餐	米饭、煮玉米、松子牛肉松、排骨青菜汤
晚加餐	苹果

扩展视野

任务实施

第一步：布置任务，组织和引导学生思考并讨论运动人群营养食谱设计的步骤。

第二步：将同学们分组，根据运动人群膳食原则进行周食谱设计。

第三步：教师结合学生的设计结果，进行点评和知识总结。

实战演练

运动结束后，血液主要分布在肢体皮肤血管内，内脏仍处于暂时性缺血状态。因此，运动结束后不宜立即进食，需要休息至少 40 min 以后再进食。如果运动后立即进食，在进食后又洗澡，会加重胃肠道缺血，甚至引起急性胰腺炎。

思考讨论

一些体育项目需要在赛前增加或减少体重，请同学们思考，该如何实现呢？（给运动员减重的一个重要环节就是体能训练。每个项目都会涵盖增加体重、减少体重的情况。例如，对于举重、拳击等项目，运动员需要在赛前增加体重，专业人员会通过精准的体能训练和营养计划，使运动员的体重达到参赛要求，并且保障运动能力不降低，对于跳水、体操等项目的运动员，则通过力量训练和有氧训练保证他们在肌肉量最少流失的情况下减少身体脂肪，达到运动员减重目的。）

任务 7　素食人群营养配餐与设计

学习目标

知识目标：了解素食主义者的膳食喜好和素食主义者的分类。

能力目标：掌握素食主义者的营养配餐原则，能运用所学知识为不同素食人群设计食谱。

任务导入

素食主义起源与古印度和古希腊两个地区关系密切，这两个地区的素食思潮都与"对动物的非暴力"这个概念紧密相关。"素食主义之父"希腊哲学家毕达哥拉斯鼓励其信徒不吃肉食，认为这种饮食方式才是健康、自然的。随着后来罗马帝国和基督教文明的兴起，素食主义几乎在欧洲消失。中世纪的欧洲许多僧侣戒律都对肉食有限制，但没有涉及鱼类。直到文艺复兴时期，素食主义才在欧洲重现，19—20 世纪，素食主义在西方国家被广泛推广。

在我国，素食主义在先秦时已有雏形，在祭祀或重大典礼时，人们实行斋戒，除沐浴更衣外，最主要就是不吃荤而只食素，以表示对祖先、鬼神的崇敬。两汉之前，无论皇家贵族还是平民百姓，素食的品种基本大同小异。西汉初期，淮南王发明了豆腐，从此素菜出现了一个新品种——豆腐菜，把素菜的发展推向了一个新阶段。魏晋南北朝，佛教传入中国，并得到较大发展，全国各地佛寺林立，使得中国的素食得到一定的发展。如今，随着饮食观念的改变以及动物福利等思潮的影响，素食主义在我国越发流行，其群体也在不断扩大。研究表明，素食人群的缺血性心脏病、循环系统疾病和脑血管疾病的死亡率均显著低于含动物性食物的杂食人群；素食人群Ⅱ型糖尿病的发病率也显著低于杂食人群；素食能使人体血液呈弱碱性，让自律神经保持平衡，新陈代谢良好。控制肉食饮食对改善睡眠有积极作用，相比杂食性人群，素食者人群有比较乐观的情绪反应。但素食也有其缺点，其与含动物性食物的杂食饮食相比，亚铁离子、维生素 A 、维生素 B_{12}、维生素 D、n-3 多不饱和脂肪酸含量较低；另外研究发现，不吃动物性食物会造成部分营养元素的短缺，植物油不饱和脂肪酸所产生的过氧化物，与人体蛋白质结合形成脂褐素，在器官中沉积，会加速衰老。因此，素食主义者的合理饮食离不开营养配餐。

任务布置

请根据不同素食人群的营养和膳食原则，为其设计一日食谱。

任务分析

本任务需要掌握不同素食人群的营养和膳食原则，并结合所学配餐知识为不同类型的素食主义者设计一日三餐食谱。

相关知识

1）素食主义者的分类

素食是一种饮食习惯或饮食文化，实践这种饮食文化的人被称为素食主义者。大多数对素食主义者的流行病学和临床研究将他们分为纯素食主义者、乳素食主义者和乳蛋素食主义者。纯素食主义者不吃动物来源的食物（可能不包括蜂蜜），乳素食主义者吃乳制品，乳蛋素食主义者同时食用乳制品和鸡蛋，在大多数国家，后两类素食人群数量超过纯素食主义者。

由于纯素食主义会引起多种营养素的缺乏，故以下特殊人群不建议选择全素膳食：婴幼儿、儿童及孕妇，他们都处于特殊时期，需要充足的营养素，不主张选择全素膳食。对已经选择素食的儿童和孕妇，需要定期进行营养状况监测，以尽早发现潜在的营养问题，从而及时调整饮食结构。

2）素食人群易缺乏的营养素及其补充途径

（1）优质蛋白质

大豆及其制品、坚果等是素食主义者获取优质蛋白质的良好来源，同时注意膳食应多样化，充分发挥不同蛋白质的互补作用。大豆制品多种多样，如豆浆、豆腐、豆腐干、豆腐皮、黄豆芽等，每天选择 2～3 种，就可以轻松达到推荐量。

（2）n-3 系列多不饱和脂肪酸

该营养素多见于亚麻籽油、紫苏油、藻类。素食人群炒菜时可用菜籽油、大豆油，凉拌时可用亚麻籽油或紫苏油，煎炸可用调和油。

（3）维生素 B_{12}

该营养素多见于发酵豆制品、菌菇类等。素食人群必要时可服用维生素 B_{12} 补充剂。发酵豆制品是以大豆为主要原料，经微生物发酵而成的豆制品，常见有腐乳、豆豉、臭豆腐、酸豆浆、豆瓣酱、酱油等。维生素 B_{12} 在植物性食物中的含量非常少，发酵豆制品在制作过程中，由于微生物的生长繁殖，可合成少量的维生素 B_{12}。发酵豆制品中维生素 B_{12} 含量多少，除了与微生物的品种有关，与微生物生长繁殖的多少也有关。

（4）无机盐

由于植物性食物中植酸、草酸及膳食纤维的影响，素食人群容易出现钙、铁、锌等无机盐的缺乏。

①钙：绿色蔬菜（如西兰花等）、坚果（如杏仁等）、用石膏做的豆腐等含钙丰富；对于乳素和蛋乳素人群，乳制品是膳食钙的重要来源。

②铁：菠菜、蚕豆、扁豆、黑木耳含铁丰富；同时，应摄入富含维生素 C 的蔬菜水果，以利于植物性铁的吸收；可利用铁制炊具烹调食物。

③锌：豆类、全谷类、坚果、菌菇等可补充锌。

（5）维生素 D

植物性食物中不含维生素 D，可食用强化维生素 D 的谷物，每天适量晒太阳，必要时补充鱼肝油制剂。

3）素食人群食谱编制原则和方法

素食人群膳食除动物性食物外，其他食物的种类与一般人群膳食类似，因此，除了动物性食物，一般人群膳食指南的建议均适用于素食人群。

（1）谷类为主，食物多样

素食人群更应注意食物多样化。每日的膳食应包括谷薯杂粮、豆类（包括大豆类制品）、蔬菜水果类、坚果种子类等食物。平均每日摄入 12 种以上食物，每周 25 种以上。素食人群应更好地享用主食如米饭、面食等，餐餐不能少，不足部分也可利用茶点补足。

（2）粗细搭配，适量增加全谷物，合理烹调

全谷类食物保留了谷类营养精华，含有更多的 B 族维生素和矿物质，素食者还应比一般人群增加全谷类食物的摄入比例，每日三餐应保证至少一次有全谷类或杂豆类。还应选择新鲜卫生的食物和适宜的烹调方式。富含植酸的全谷杂豆类应予以浸泡或发芽处理。富含草酸的蔬菜（菠菜、苋菜、甜菜、竹笋、茭白、蕨菜和薤菜）应予以焯水。

（3）增加大豆及其制品的摄入

每天 50～80 g，选用发酵豆制品。

（4）足量摄入蔬菜、水果

餐餐有蔬菜，保证每日摄入 300～500 g 蔬菜，深色蔬菜应占 1/2。天天吃水果，保证每日摄入 200～350 g 新鲜水果，果汁不能代替鲜果。

（5）常吃坚果、菌菇、海藻

坚果及各种各样的豆类如发芽糙米、黑米、绿豆等，不仅可作为素食人群膳食蛋白质的补充来源，还可作为素食人群不饱和脂肪酸、维生素以及矿物质的良好补充来源。坚果的脂肪含量较高，应适量食用。菌菇和海藻富含 B 族维生素和矿物质，以及多种有益健康的生物活性物质，是素食人群的重要食物。海藻还可作为素食人群 n-3 多不饱和脂肪酸的来源之一，每日摄入 5～10 g（干重）。

（6）吃动平衡，健康体重

适量运动，保持正常体重。

（7）常晒太阳，足量饮水

素食人群更应注意经常晒太阳，应每周至少晒 2～3 次，每次 10～30 min，最好能天天晒，日晒时不隔玻璃，不涂防晒霜。

（8）少盐少油，控糖限酒，合理选择烹调油

素食人群易缺乏 n-3 系列多不饱和脂肪酸，建议在选择食用油时注意选择富含 n-3 多不饱和脂肪酸的食用油，如紫苏籽油、亚麻籽油等，适合凉拌或在菜肴出锅前淋入。日常烹调应选用双低菜籽油、芥花籽油、山茶油、橄榄油（初榨橄榄油不适合高温烹调）、花生油、米糠油、椰子油、棕榈油（富含健康的"中链脂肪酸"，最适合煎炸）。

4）素食人群营养食谱组成举例

素食人群膳食组成建议见表 7-2-7。

表 7-2-7 素食人群膳食带量推荐表

全素人群		蛋奶素人群	
食物名称	摄入量（g/d）	食物名称	摄入量（g/d）
谷类	250 ～ 400	谷类	225 ～ 350
全谷物	120 ～ 200	全谷物	100 ～ 150
薯类	50 ～ 125	薯类	50 ～ 125
蔬菜	300 ～ 500	蔬菜	300 ～ 500
菌藻类	5 ～ 10	菌藻类	5 ～ 10
水果	200 ～ 350	水果	200 ～ 350
大豆及其制品	50 ～ 80	大豆及其制品	25 ～ 60
发酵豆制品	5 ～ 10	—	—
坚果	20 ～ 30	坚果	15 ～ 25
食用油	20 ～ 30	食用油	20 ～ 30
—	—	奶	300
—	—	蛋	40 ～ 50
食盐	6	食盐	6

注：添加糖应为 25 ～ 50 g。

扩展视野

任务实施

第一步：布置任务，设计不同素食人群的一日三餐食谱。

第二步：学习本任务的相关理论知识，做好实践准备。

第三步：设计食谱方案。

第四步：教师点评。教师根据学生所设计的食谱方案做总结性点评，指出优点与不足，学生进一步改进方案。

实战演练

不同素食人群一日营养食谱设计见表 7-2-8。

表 7-2-8　不同素食人群一日三餐食谱设计表

餐次	全素人群		蛋奶素人群	
	带量食谱	营养素分析	带量食谱	营养素分析
早餐		能量		能量
		蛋白质		蛋白质
		脂肪		脂肪
午餐		碳水化合物		碳水化合物
		铁		铁
		钙		钙
晚餐		维生素 B_1		维生素 B_1
		维生素 B_2		维生素 B_2
		维生素 A		维生素 A
油、盐		维生素 C		维生素 C

学生可在实际操作中用此表。

思考讨论

素食人群的营养注意事项有哪些?

任务8　脑力劳动人群营养配餐与设计

学习目标

知识目标：了解脑力劳动人群的饮食和生活特点。

能力目标：掌握脑力劳动人群的营养配餐原则，能为不同脑力劳动人群设计食谱。

任务导入

随着科技与社会的发展进步，社会的产业结构在不断演变，社会上脑力劳动者的比重也在明显上升，脑力劳动者的营养与健康问题越发受到广泛关注。脑力劳动与体力劳动只是一种传统的、模糊的分类方法。人们按某些表象和习惯把那些依赖感觉器官、大脑思维以及抑扬情绪的劳动者，称为脑力劳动者。脑力劳动者是指长期从事科技、文艺、教育、卫生、财贸、法律、管理等工作的人员，此外还包括体力劳动强度不大而神经高度紧张的群体，如观测、检验、仪表操作等人员。此人群主要从事脑力劳动，存在工作时间不规律、身体活动少等问题。

任务布置

请根据脑力劳动者的职业特点和膳食原则，为 IT 行业从业人员设计一日食谱。

任务分析

脑力劳动者多久坐，易出现脂肪蓄积；用眼时间多，视力下降快；工作环境多电子设备易受到电磁辐射，易出现免疫力下降。此外，若脑组织的氧气和葡萄糖供应不足，此类人群易出现头晕、失眠、神经衰弱等症状。因此，根据脑力劳动者的膳食和营养需要，请同学们根据所学知识设计一日食谱。

相关知识

1）概述

脑力劳动者多半有较高的文化素养，对自己的身体反应十分敏感，在办公室里长时间地使用电脑，环境安静。脑力劳动者由于自身的劳动特点，在劳动过程中经常使部分器官和组织，故脑组织、视觉神经、颈椎等常处于过度紧张状态，如果不能得到合理的营养补充来调节生理机能，久而久之，可能出现大脑功能的失调，对呼吸、循环、消化及关节等各个系统和组织产生不利影响，导致各类疾病发生，最常见的有神经衰弱、视力衰退、高血压、冠心病、胃及十二指肠溃疡病、颈椎肥大以及其他慢性疾病。因此，为了保证身体健康，脑力劳动者在饮食方面需要合理设计，以促进身心健康。

2）脑力劳动人群食谱编制原则

饮食定时定量。食无定时或食无定量，会使消化系统功能紊乱，出现营养不足或营养过剩，引起消化系统与其他组织疾病。如营养过剩极易导致肥胖，引发高血压、冠心病、糖尿病和动脉硬化症。饮食无规律则是胃、十二指肠溃疡发病的主要原因。脑力劳动者因脑活动旺盛，脑细胞代谢频率高于常人，加以体力运动少，劳动时又大都采取静态的坐姿或站姿，胃肠消化功能相应减弱。因此，在搭配食物时，应注意多食富含不饱和脂肪的食物，如芝麻、花生、玉米及其油类，以及蛋类与奶类。新鲜鱼类所提供低分子蛋白也较易为人体吸收。饮酒、茶要适量，少量饮酒，可起到镇静、催眠、扩张血管、抵御寒冷、减轻精神压抑等作用，有些人喝酒还能促使智力活动出现高潮，欣然执笔，写诗作画。但过量饮酒，会使神经系统先兴奋后抑制，思维能力转弱，记忆力减退，语言表达不清，甚至导致出现心血管疾病、消化道疾病及某些脏器癌变。茶能提神、明目、利尿，促进新陈代谢，还能帮助消化、预防动脉硬化。但不间断地大量饮用浓茶，也会破坏机体平衡，引起食欲不振、疲劳、失眠、神经衰弱或过敏等。因此，饮茶要适度，空腹时及睡前不宜大量饮用，也不宜以茶服用药物。

脑力劳动者的自我保健，除了注意饮食营养的均衡，还在于促进和维持机体运行均衡。有些脑力劳动者事业心很强，但对体力活动不加重视，理由是身体还行，不锻炼也可以，认为锻炼是浪费时间，精力应放在事业上。也有些脑力工作者进行体育锻炼时断时续，平时尚能开展一些活动，一旦学习、工作紧张起来就完全置之脑后。事实上，学习、工作越紧张，就越应注意机体运行均衡，应开展室内外运动，做到"合理、适度、渐进、坚持"。

否则，部分器官和组织出现过度疲劳，极容易积劳成疾，导致各类疾病发生。

3）脑力劳动人群食谱编制方法

脑力劳动者的工作性质决定了他们必须经常用大脑去记忆、思考和分析。脑细胞对能量物质的供应失调非常敏感，因此，如何做好脑力劳动者的营养保障，需要脑力劳动人群和营养配餐工作者的重视。脑力劳动者一般肌肉活动比较少，主要从事脑力劳动，那么，怎样通过食物营养提高大脑的劳动效率，这是每个脑力劳动者关心的问题。

人脑的重量虽然只占人体重量的 2% 左右，但是大脑消耗的能量却占全身消耗能量的 20%。人体消耗的能量主要由膳食中的糖、脂肪和蛋白质提供。但人脑在利用能源物质上与其他器官不同，它主要依靠血液中的葡萄糖氧化供给能量。大脑对血糖极为敏感，人脑每天需要用 116～145 g 的糖，当血糖浓度降低时，脑的耗氧也下降，轻者感到头昏、疲倦，重者则会发生昏迷。因此，维持一定的血糖浓度有利于人脑复杂机能的运行。

蛋白质在大脑中的含量最高，脑细胞在代谢过程中需要大量的蛋白质来补充更新。实验证明，食用不同含量的蛋白质食物对大脑活动有显著影响。增加食物中的蛋白质含量，能增强大脑皮层的兴奋和抑制作用，而且蛋白质中的谷氨酸还能消除脑细胞在代谢中产生的氨的毒性，有保护大脑的作用。

人脑所需要的脂类主要是脑磷脂和卵磷脂，其中含有不饱和脂肪酸，它们有补脑作用，能使人精力充沛，使工作和学习的持久性增强，对神经衰弱有较好的疗效。另外，科学家研究发现，人在长期从事紧张的脑力劳动时，机体可出现脂质代谢障碍，使血清胆固醇含量增高，引起高脂血症和肥胖症。紧张的神经活动还能增加机体对维生素 C 、尼克酸、B 族维生素的需求。总而言之，从脑力劳动人群的工作特点及营养素的需要看，补充脑组织活动的能源是很重要的，构成脑细胞的磷脂或不饱和脂肪酸、参与调节脑细胞兴奋或抑制的蛋白质、维生素 A 和微量元素等尤为重要。对运动量较少的，尤其是中年以上脑力劳动者，由于热能摄取量较少，应特别注意保证有足够的优质蛋白质和维生素的摄入，减少纯糖、纯油脂食物的摄入量，增加蔬菜水果的摄入。脑力劳动者应选择的食物为：

（1）碳水化合物

大脑主要依靠血糖（血液中的葡萄糖）供给能量。同时，由于碳水化合物可以促使大脑产生 5- 羟色胺，因此让人们感到心情愉悦、心平气和，避免产生狂躁情绪和忧郁情绪。富含碳水化合物的食品有大米、面粉、小米、玉米、红枣、桂圆、蜂蜜等。

（2）蛋白质

蛋白质是构成大脑的重要物质。蛋白质是大脑智力活动与功能的物质基础，蛋白质在瘦肉、鱼、蛋、乳以及大豆和豆制品中含量较高。因此脑力劳动者的饮食中，动物性蛋白质与植物性蛋白质食物比例应为 1∶1。而在动物性蛋白中，鱼与肉也应保持 1∶1 的比例，优质蛋白质最好占每日蛋白质总量的 1/3 以上。

（3）脂类

脂类在大脑和神经组织的构造与功能方面具有重要意义。人脑所需要的脂类主要是脑磷脂和卵磷脂，它们有补脑作用，能使人精力充沛，使工作和学习的持久性增强，对神经衰弱有较好的疗效。卵磷脂更是被誉为维持聪明的"电池"。富含脂质的健脑食物有很多，如核桃、芝麻、松子、葵花子、西瓜子、南瓜子、花生、杏仁、鱼油等；富含脑磷脂的食物有猪脑、羊脑、鸡脑等；富含卵磷脂的食物主要有鸡蛋黄、鸭蛋黄、鹌鹑蛋黄、大豆及其制品。

（4）维生素

维生素是维护身体健康，提高智力活动的重要营养素之一。大脑的代谢也离不开尼克酸、硫胺素等维生素。持续使用电脑过久，视力最易受到伤害，此时，可多吃一些富含维生素 A 的食物，如胡萝卜、动物肝肾、红枣等，以减少眼睛视网膜上的感光物质——视紫红质的消耗，保护视力。同时，多饮茶对防止视力减退也很有效。长期在办公室工作，晒太阳的机会较少，应多吃富含维生素 D 的食物，如海鱼、鸡肝、蛋黄等。当人的心理压力大时，体内维生素 C 的消耗比平时多 7 倍以上，故应多吃富含维生素 C 的食物，如柑橘、西红柿、菜花、菠菜等。

4）脑力劳动人群营养食谱组成举例

脑力劳动人群的膳食组成推荐见表 7-2-9。

表 7-2-9　脑力劳动人群膳食组成推荐表

食物名称	摄入量（g/d）
谷类	200～300
全谷物	80～120
薯类	50～125
蔬菜	300～400
菌藻类	5～10
水果	200～350
大豆及其制品	25～60
动物肉类	50～100
坚果	15～25
食用油	20～30
鱼虾类	50～80
蛋奶类	100～150
食盐	6

扩展视野

任务实施

第一步：布置任务，设计脑力劳动者的一日三餐食谱。

第二步：学习本任务相关理论知识，做好实践准备。

第三步：设计食谱方案。

第四步：教师点评。教师根据学生所设计的平衡膳食方案做总结性点评，指出优点与不足，学生进一步改进方案。

实战演练

脑力劳动者的一日三餐

1. 早餐——低脂低糖

早餐有两类食物不宜多吃：一类是以碳水化合物为主的食品，因其含有大量糖分，进入体内可合成更多的有镇静作用的血清素，致使脑细胞活力受限，无法最大限度地动用脑力，使工作和学习效率下降。另一类是蛋黄、煎炸类高脂肪食物，因摄入脂肪和胆固醇过多，消化时间长，血液过久地积于腹部，造成脑部血流量减少，因而导致脑细胞缺氧，整个上午大脑昏昏沉沉，思维迟钝。

脑营养学家认为，科学的早餐原则应以低脂低糖为主，选择猪瘦肉、禽肉、蔬菜、水果或果汁、低脂奶等富含蛋白质、维生素及微量元素的食物，再补以谷物、面食。

2. 午餐——多摄入优质蛋白质

午餐的明智选择是坚持以蛋白质含量高的食物为主，以碳水化合物为辅的原则。进食面粉、米饭、甜食过多，会导致下午昏昏欲睡，打不起精神，中老年人尤甚。据美国心理学家斯普林教授研究，40 岁以上男女，大量吃含丰富碳水化合物的食物，在进餐后的 4 个小时之内，精力都赶不上那些以高蛋白食物为午餐的人。其原因在于鸡、鸭、鱼肉等高蛋白食物富含蛋白质，并可分解出大量酪氨酸，进入脑中便转化为使大脑兴奋的多巴胺和去甲肾上腺素等化学物质，因而人的精力充沛。

此外，为保持较强的记忆力，脑组织极需一种叫作乙酰胆碱的神经递质，而乙酰胆碱又是从胆碱转化而来，所以富含胆碱的食物如肉类、禽蛋、豆制品、坚果等亦可推选入食谱之列。

3. 晚餐——高糖低蛋白

对于绝大多数人来说，晚间较为闲暇，不需要多大脑力，且逐渐接近睡眠时间。所以晚餐与早餐正好相反，高碳水化合物食品应列为主食，让较多的糖分进入体内，提升脑中血清素浓度，发挥镇静作用，以保持心态安宁，并为入睡打下基础。至于富含蛋白质的食品，如禽蛋、牛肉、鱼类等应加以限制。

思考讨论

因其职业特点，脑力劳动者长时间的不合理作息，不规律、不健康饮食是导致常见慢性疾病患病风险增加的重要因素，请思考应如何从饮食角度加以干预。

任务 9 其他人群营养配餐与设计

学习目标

知识目标：了解其他人群的营养原则。

能力目标：灵活运用所学知识为其他人群设计营养食谱。

任务导入

请同学们思考，目前尘肺病的有效防治手段是什么呢？

任务布置

请根据其他人群机体在长期接触噪声或粉尘条件下生理上的适应性改变和膳食原则，为其设计营养食谱。

任务分析

本任务应先熟悉机体在长期接触噪声或粉尘条件下发生的生理变化及营养需求的改变，明确各营养素的推荐标准，据此结合其他人群本身机体代谢特点及饮食习惯选择食谱中的不同种类食物，并根据理论依据和膳食原则设计其他人群营养食谱。

相关知识

1）其他人群食谱编制原则和方法

很多在特殊环境下工作和生活的人群的营养与膳食需要我们关注，普及推广营养配餐知识有重要的现实意义。

（1）振动和噪声环境条件下人群的营养和膳食

①振动和噪声环境条件下人群的营养指南。

A. 蛋白质：蛋白质对振动及噪声防护有利，要补充充足的优质蛋白质。

B. 维生素：补充维生素 B_6 有利于保持和提高劳动能力，补充维生素 C 可使肌肉耐力提高，疲劳感减轻，补充 B 族维生素及维生素 C 对预防振动损伤有好处，可服用维生素复合制剂。

②振动和噪声环境条件下人群的营养和膳食。

A. 食用能促进食欲的食物。

B. 多吃优质蛋白质含量高的食品。

C. 补充新鲜的蔬菜和水果。

（2）粉尘环境条件下人群的营养与膳食

①粉尘环境条件下人群的营养指南。

A. 增加优质蛋白质摄入，每日应为 90 ～ 110 g。

B. 增加富含维生素 B_6 食物的摄入或口服维生素 B_6 片剂，因为维生素 B_6 在蛋白质的代谢中起着重要作用。

C. 为提高机体免疫力，增加维生素 C 的摄入，每日供给量在 150 mg 左右。

D. 增加维生素 D 的摄入量，多晒太阳，促进肺组织病灶部位的钙化愈合。

E. 适当增加含膳食纤维和胶原蛋白较多的食物的摄入，促进粉尘的排出。

②粉尘环境条件下人群的营养与膳食

A. 选择富含优质蛋白质的原料配餐，如肉类、蛋类、水产类、大豆类等。

B. 补充新鲜的蔬菜和水果，增加维生素 C 的摄入。

C. 注意补充维生素 B_6 和维生素 D 制剂。

D. 膳食中适当增加木耳、银耳、海带等富含胶原蛋白和膳食纤维的食物，促进体内粉尘的排出。

2）其他人群一日食谱编制举例

粉尘作业人群一周不带量食谱设计见表 7-2-10。

表 7-2-10　粉尘作业人群一周不带量营养食谱表

餐次	星期一	星期二	星期三	星期四	星期五	星期六	星期日
早餐	青菜木耳	豆浆	牛奶	南瓜面片汤	豆腐脑	馄饨	番茄面条
	鸡汤面	鸡蛋灌饼	面包酱肉	鸡蛋	油饼	炸馒头	汤卧鸡蛋
	火腿面包	拌三丝	菜丝沙拉			芥末菠菜	老虎菜
午餐	米饭	米饭	米饭	馅饼（猪肉、韭菜馅）	米饭	米饭	麻酱花卷
	馒头	花卷	鱼香肉丝	豆腐乳	千层饼	煎饼	红烧狮子头
	红烧带鱼	鸡蛋炒番茄	腐竹芹菜	拌海带胡萝卜	萝卜炖牛肉	酱鸡肝	白菜炖豆腐
	木耳炒圆白菜	熘肉片	木耳鸡蛋	黄瓜丝	炒西葫芦	肉末豆芽	炒莴笋
	虾皮香菜	扁豆	黄瓜汤	小米粥	海米粉丝白菜汤	小白菜豆腐汤	胡萝卜丝
	冬瓜汤	小白菜豆腐汤					虾皮紫菜汤
晚餐	麻酱花卷	米饭	饺子（羊肉、西葫芦、韭菜馅）	米饭	包子（猪肉、南瓜馅）	米饭	发面饼
	肉丝豇豆	白薯	花生米	红烧鸡块	小米粥	香菜冬瓜	酱鸡翅
	虾仁白菜	木须肉	饺子汤	粉丝小白菜	尖椒土豆丝	余丸子	清炒油麦菜
	绿豆粥	醋熘白菜		虾皮紫菜汤		番茄炒菜花	香菜萝卜丝
	咸菜	翡翠豆腐羹					疙瘩汤

扩展视野

任务实施

第一步：布置任务，组织和引导学生思考并讨论其他人群营养食谱设计的步骤。

第二步：将同学们分组，根据其他人群膳食原则进行周食谱设计。

第三步：教师结合学生的设计结果，进行点评和知识总结。

实战演练

关于尘肺病，目前主要提倡早期预防和对因治疗，晚期则以综合治疗为原则，即在营养补充和运动疗法的基础上，依据病人的病情进行肺灌洗，使用抗纤维化、减轻或控制非特异性炎性反应、调节免疫功能、增强免疫力、抗脂质过氧化等的药物，结合肺部理疗、雾化吸入治疗以及对症支持疗法等综合治疗措施。同时还应加强预防和治疗肺气肿、肺部感染等并发症及肺结核、肺源性心脏病、呼吸衰竭等并发症。因目前对尘肺病的治疗尚无突破性的进展，故尘肺病防治的根本措施在于预防。

思考讨论

请同学们思考，粉尘环境下作业人群可采取的个人防护手段有哪些？（依据粉尘对人体的危害方式，应进行针对性的个人防护。粉尘（或毒物）对人体伤害途径有三种：一是吸入，通过呼吸道进入体内；二是通过人体表面皮肤汗腺、皮脂腺、毛囊进入体内；三是食入，通过消化道进入体内。针对不同伤害途径，个人防护对策包括：一是切断粉尘进入呼吸系统的途径，依据不同性质的粉尘，配戴不同类型的防尘口罩、呼吸器，对某些有毒粉尘还应配戴防毒面具；二是阻隔粉尘对皮肤的接触，正确穿戴工作服（有的还需要穿连裤、连帽的工作服）、头盔（人体头部是汗腺、皮脂腺和毛囊较集中的部位）、眼镜等；三是禁止在粉尘作业现场进食、抽烟、饮水等。）

项目 3   常见慢性疾病人群的营养配餐与设计

任务 1   高血压人群营养配餐与设计

学习目标

知识目标：了解高血压人群的营养原则。

能力目标：灵活运用所学知识为高血压人群设计营养食谱。

任务导入

以下是几种食物的含盐量，请同学们说说自己平时的食盐摄入水平。

①1 小平勺盐 6 g；

②2 两榨菜 11.3 g；

③1 袋方便面 5.4 g；

④1 个咸鸡蛋 2 g；

⑤1 片火腿 1 g；

⑥1 片配餐面包 0.8 g。

任务布置

请根据高血压人群机体在患病状态下生理上的适应性改变和膳食原则，为其设计营养食谱。

任务分析

本任务应先熟悉机体在高血压条件下发生的生理变化及营养需求的改变，明确各营养素的推荐标准，据此结合高血压人群本身机体代谢特点及饮食习惯选择食谱中的不同种类食物，并根据理论依据和膳食原则设计高血压人群营养食谱。

相关知识

常见慢性疾病人群是指患常见慢性疾病的人群，在此先列举高血压人群营养食谱设计。

1）高血压人群食谱编制原则和方法

高血压疾病在我国发病率非常高，但往往被人们忽视了，人们对高血压的相关知识还缺乏应有的了解。平时的饮食习惯和生活方式对高血压的恢复和治疗很重要。

（1）高血压概述

人的血压过高或过低对机体都有不良影响，血压过低时，血液供应不能充分满足全身各器官和组织代谢的需要，尤其是脑、心、肾等重要器官因缺血、缺氧造成的功能障碍，将给机体带来严重的不良后果。动脉血压过高，必然增加心脏负担，因为心室收缩时，室内压必须超过大动脉压力，血液才能射出，若动脉血压太高，心室就必须加强收缩，久之，则出现心脏扩大、肥厚，最后导致心力衰竭。临床上常见的高血压性心脏病和肺源性心脏病，就是主动脉或肺动脉长期高压造成的。此外，高血压长期作用于动脉管壁，可造成血管内膜损伤和破坏，导致动脉粥样硬化或血管破裂。因此，保证血压稳定对维持正常生命活动非常重要。

高血压是以血压升高为主要表现的综合征，目前我国采用国际上统一的血压分类标准，见表7-3-1。

表7-3-1　血压的分类标准

单位：mmHg

类别	收缩压	舒张压
正常血压	120～139	80～89
高血压	≥140	≥90
1级高血压（轻度）	140～159	90～99
2级高血压（中度）	160～179	100～109
3级高血压（重度）	≥180	≥110

注：$1 \text{ mmHg} = 1.333 \times 10^2 \text{ Pa}$。

高血压除与遗传因素有关外，还与过量摄入食盐、酒精、身体体重超标、能量过剩、压力过大等因素有关。

高血压的高发人群为中老年人，引起高血压的原因较复杂，其中高血脂是主要原因之一。高血压的治疗原则应以药物为主，饮食调理为辅。适当控制能量摄入，限制食盐摄入，降低脂肪和胆固醇的摄入量，避免体重超标，供给低钠、高钾、高镁、高钙饮食，适当摄入维生素和蛋白质。

（2）高血压膳食原则

①限制总能量水平。对于肥胖或超重的高血压患者，限制热量摄入是控制高血压病的重要措施。对于轻度肥胖者，应使其总热量摄入低于消耗量，增加体力活动，努力使体重达到和接近标准体重。

②限制钠的摄入，注意补钾。每天食盐供给应以2～5 g为宜，同时要控制含钠高的酱油、咸菜、腌腊制品、味精、碱发面食品的摄入。

钾能阻止过高食盐摄入引起的血压升高，对轻度高血压还具有降压作用。限钠时要注意补钾，钾钠的比例应至少为1.5∶1。含钾丰富的食物有龙须菜、豌豆苗、莴笋、芹菜、丝瓜、茄子、土豆、杂豆、菌类等。

③限制脂类的摄入。脂肪供给每天为 40～50 g，除椰子油外，豆油、菜籽油、花生油、芝麻油、玉米油、红花油等植物油均含有维生素 E 和较多亚油酸，对预防血管破裂有一定作用。

④增加膳食纤维的摄入。进食富含碳水化合物和膳食纤维的粗粮、蔬菜，可促进胃肠蠕动，加速胆固醇排出，对防治高血压有利；葡萄糖、果糖及蔗糖可升高血脂，应少摄入。

⑤补充钙、镁。钙与血管的收缩和舒张有关，摄入富含钙的食物，能降低患高血压的可能，每天以供给 1 000 mg 为宜。增加镁的摄入，能使外周血管扩张，血压降低。富含钙的食物有牛奶、鱼虾、蛋类、肉类等。富含镁的食物有香菇、菠菜、豆制品、桂圆等。

⑥增加维生素的摄入。维生素 C 可使胆固醇氧化为胆酸排出体外，并改善心脏功能和血液循环。多吃新鲜蔬菜和水果，有助于高血压的防治。其他水溶性维生素，如维生素 B_1、维生素 B_2、维生素 B_6 和维生素 B_{12} 均应及时补充。

⑦注意搭配食用具有降低血压的食物。洋葱、大蒜、胡萝卜、菊花、芹菜等均有降血压的作用，应注意选择。

⑧限制食盐摄入。根据《中国居民膳食指南（2022）》，我国多数居民食盐、烹调油和脂肪摄入过多，是目前肥胖、心脑血管疾病等慢性病发病率居高不下的重要因素，因此居民应当培养清淡饮食习惯，该文件推荐成年人平均每天食盐摄入量不超过 5 g，相比 2016 版中推荐食盐摄入量（不超过 6 g）有所降低。

我国居民食盐用量普遍较高，盐与高血压关系密切，限制食盐摄入量是我国国民健康领域的长期行动目标。除少用食盐外，也需要控制隐形高盐食品的摄入量。

2）高血压人群一日食谱编制举例

高血压人群一日营养食谱及食谱分析见表 7-3-2。

表 7-3-2　高血压人群一日营养食谱及营养分析表

餐次	菜点名称	数量	原料	原料重量（g）	营养食谱评价结果
早餐	燕麦粥	1 份	燕麦	20	能量 1 436 kcal 蛋白质 53.4 g 脂肪 43.2 g 碳水化合物 223.3 g 钙 466 mg 铁 15 mg 维生素 B_1 0.95 mg 维生素 B_2 0.89 mg 维生素 A 342 μg RAE 维生素 C 83.1 mg
早餐	燕麦粥	1 份	牛奶	200	
早餐	红薯	1 个	红薯	100	
午餐	米饭	1 份	大米	100	
午餐	五彩肉丝	1 份	猪瘦肉	30	
午餐	五彩肉丝	1 份	青椒	30	
午餐	五彩肉丝	1 份	红椒	30	
午餐	五彩肉丝	1 份	黄椒	30	
午餐	五彩肉丝	1 份	黑木耳	5	
午餐	冬瓜排骨汤	1 份	冬瓜	80	
午餐	冬瓜排骨汤	1 份	排骨	30	

续表

餐次	菜品名称	数量	原料	原料重量（g）	营养食谱评价结果
晚餐	米饭	1份	大米	100	
	熘鱼片	1份	黑鱼	70	
	凉拌西红柿	1份	西红柿	100	
	紫菜虾米汤	1份	紫菜	5	
			虾米	5	

扩展视野

任务实施

第一步：布置任务，组织和引导学生思考并讨论高血压人群营养食谱设计的步骤。

第二步：将同学们分组，根据高血压人群膳食原则进行周食谱设计。

第三步：教师结合学生的设计结果，进行点评和知识总结。

实战演练

以下膳食方案是高血压人群一日带量营养食谱，其中另有主要营养成分计算及分析，见表7-3-3。

表7-3-3 高血压人群一日营养食谱及营养分析表

餐次	菜点名称	数量	原料	原料重量（g）	营养食谱评价结果
早餐	馒头	1个	小麦粉	50	每100 g燕麦有蛋白质14.72 g，脂肪7.14 g，粗纤维1.2 g，钙26 mg，铁3.2 mg，还有较多的亚油酸。
	燕麦粥	1份	燕麦片	15	
			粳米	30	茄子维生素P的含量很高。每100 g中即含维生素P 75 mg。维生素P能使血管壁保持弹性和生理功能，防止硬化和破裂
	拌莴苣	1份	莴苣	100	
	煮鸡蛋	1个	红皮鸡蛋	50	
午餐	红豆饭	1份	粳米	90	
			赤小豆	10	
	蒜泥茄子	1份	茄子	150	
			大蒜	10	
	红焖鲤鱼块	1份	鲤鱼	75	
	柑橘	1个	柑橘	50	

餐次	菜点名称	数量	原料	原料重量（g）	营养食谱评价结果
晚餐	二米粥	1 份	粳米	15	
			小米	10	
	黑木耳炒芹菜	1 份	黑木耳	30	
			芹菜	150	
	蒜苗肉片	1 份	蒜苗	80	
			猪肉	20	
	香蕉	1 根	香蕉	70	

思考讨论

"减钠补钾"才真正有助于控制血压，促进心脑血管健康。请同学们思考，如何轻松减钠补钾？

①每天吃 750 g 蔬菜（至少 6 个拳头的体积），深色叶菜和瓜茄菜为佳。

②每天吃 500 g 水果（相当于 2 个中等大小的水果），香蕉、哈密瓜、橙子最好。

③用薯类替代一部分主食，土豆、红薯、山药、芋头相较于米面都是高钾食物。

任务 2　高脂血症人群营养配餐与设计

学习目标

知识目标：了解高脂血症人群的营养原则。

能力目标：灵活运用所学知识为高脂血症人群设计营养食谱。

任务导入

有一个人体检结果为总胆固醇偏高，请同学们思考，这一结果如何？

任务布置

请根据高脂血症人群机体在患病状态下生理上的适应性改变和膳食原则，为其设计营养食谱。

任务分析

本任务首先应熟悉机体在高血脂条件下发生的生理变化，明确各营养素的推荐标准，据此结合高脂血症人群本身机体代谢特点及饮食习惯选择食谱中的不同种类食物，并根据理论依据和膳食原则设计高脂血症人群营养食谱。

相关知识

高脂血症在我国非常普遍，高血脂会引发高血压、冠心病、脑卒中、脑溢血等疾病，有着潜在的危险，需要人们关注和重视。人们对高脂血症的相关知识还缺乏一定的了解。普及相关知识、了解高脂血症人群的膳食原则和营养食谱设计知识很重要。

1）高脂血症概述

人体血浆中的脂类主要包括甘油三酯、胆固醇、胆固醇酯、磷脂和游离脂肪酸等。血浆中的脂类不能游离存在，它们必须与某些蛋白质分子结合成脂蛋白分子，以脂蛋白的形式进行运转，参与体内的脂类代谢。

高脂血症是指由于脂肪代谢或运转异常，血浆中一种或几种脂质浓度超过正常高限的一种病症（表7-3-4）。

表7-3-4　脂代谢的分类和标准

单位：mmol/L

代谢分类	总胆固醇浓度	甘油三酯浓度
正常值	3.36～5.17	0.4～1.71
临界值	5.17～6.47	1.71～2.26
高胆固醇血症或高甘油三酯血症	> 6.47	> 2.26

2）高脂血症人群食谱编制原则和方法

临床上各种高脂血症的治疗方法各有不同，营养治疗也有方法差别，但许多原则是一致的。

血浆脂蛋白主要由消化道吸收而来，也有部分由体内合成或其他组织转化而来。高脂、高糖、高热量的食物最容易引起血浆脂蛋白的增加。饮食治疗高脂血症是最基本的治疗措施，通过长期的饮食调理，限制饮食中脂肪、胆固醇的摄入，保持能量均衡，对于肥胖患者要限制能量，控制体重，增加运动，配合降脂药物，使血胆固醇、甘油三酯浓度达到或接近正常值。具体营养治疗原则如下：

（1）限制能量供应

对于甘油三酯增高合并肥胖者而言，饮食治疗应限制总能量，控制体重，碳水化合物供能占总能量的60%～70%，应限制单糖和双糖的摄入，少吃甜食及少饮含糖饮料，不宜吃蔗糖、蜂蜜及含糖点心和罐头。

（2）控制脂肪、胆固醇的摄入

减少脂肪摄入量，使脂肪供给热能占总能量的25%以下，降低饱和脂肪酸的摄入，少吃动物油脂及猪、牛、羊等肥肉，适当增加单不饱和脂肪酸和多不饱和脂肪酸的摄入；少吃含胆固醇高的食物，如猪脑、动物内脏、蛋黄等，胆固醇的摄入量应控制在每天不超过300 mg，对重度高胆固醇血症患者，每天摄入量应低于200 mg。

（3）适当增加膳食中蛋白质的量

蛋白质供能应占总能量的12%～15%，其中优质蛋白质占1/3，尤其应摄入豆类及其制品、瘦肉、去皮鸡鸭、鱼类。植物蛋白质中大豆蛋白有很好的降低血脂的作用，所以应提高大豆及其制品的摄入量。

（4）增加膳食纤维的摄入

膳食纤维对降低血胆固醇有明显的效果，因此应注意多吃水果和蔬菜，适当多吃粗粮，以保证充足的膳食纤维的摄入，以利于胆固醇的排出，减少胆固醇的合成。配餐要坚持粗细粮搭配，提倡食用全麦、粗米、粗面、新鲜蔬菜及水果。

3）高脂血症人群一日食谱编制举例

高脂血症人群一日营养食谱及食谱分析见表 7-3-5。

表 7-3-5　高脂血症人群一日营养食谱及营养分析表

餐次	菜点名称	数量	原料	原料重量（g）	营养食谱评价结果
早餐	馒头	1 个	燕麦面	20	能量 1 437 kcal 蛋白质 61 g 脂肪 41.4 g 碳水化合物 204.9 g 钙 645 mg 铁 23 mg 维生素 B_1 0.81 mg 维生素 B_2 0.86 mg 维生素 A 1 087 μg RAE 维生素 C 83 mg
			玉米面	20	
			豆面	20	
	牛奶	1 杯	牛奶	200	
	凉拌菠菜	1 份	菠菜	100	
			花生	25	
午餐	米饭	1 份	大米	100	
	五彩豆干	1 份	五香豆干	30	
			胡萝卜	30	
			芹菜	30	
			黑木耳	5	
	红烧鲫鱼汤	1 份	鲫鱼肉片	70	
晚餐	海鲜面	1 份	挂面	80	
			猪瘦肉	20	
			香菇	10	
			虾仁	2	
			小白菜	80	
	凉拌西红柿	1 份	西红柿	100	

扩展视野 ....

任务实施

第一步：布置任务，组织和引导学生思考并讨论高脂血症人群营养食谱设计的步骤。

第二步：将同学们分组，根据高脂血症人群膳食原则进行周食谱设计。

第三步：教师结合学生的设计结果，进行点评和知识总结。

实战演练

总胆固醇偏高并不是最危险的。低密度脂蛋白胆固醇偏高、甘油三酯偏高以及高密度脂蛋白胆固醇偏低这三种情况更危险，它们共同反映了人体动脉粥样硬化发生的高风险性。综合关注"血脂四项"指标，比单纯只看某一个指标更重要。

思考讨论

请同学们思考，饮食中的过量脂肪从哪里来？（①食用油吃多了；②肉及内脏吃多了；③加工食品吃多了。）

任务 3 冠心病人群营养配餐与设计

学习目标

知识目标：了解冠心病人群的营养原则。

能力目标：灵活运用所学知识为冠心病人群设计营养食谱。

任务导入

请同学们思考，冠心病患者可以吃鸡蛋吗？

任务布置

请根据冠心病人群机体在患病状态下生理上的适应性改变和膳食原则，为其设计营养食谱。

任务分析

本任务应先熟悉机体在冠心病条件下发生的生理变化及营养需求的改变，明确各营养素的推荐标准，据此结合冠心病人群本身机体代谢特点及饮食习惯选择食谱中的不同种类食物，并根据理论依据和膳食原则设计冠心病人群营养食谱。

相关知识

冠心病是具有潜在威胁的一类疾病，需要人们的关注和重视。减缓工作节奏，减轻工作压力，养成良好的生活饮食习惯对该病的预防和治疗很重要。目前人们对冠心病的重视程度还不够，仍需继续加强相关知识的学习。

1）冠心病概述

冠心病是冠状动脉粥样硬化性心脏病的简称，指冠状动脉粥样硬化使血管腔狭窄或阻塞，从而引起的心脏病。高血压、高脂血症、糖尿病、肥胖症、吸烟等因素都可引起冠心病。冠心病除临床药物治疗外，饮食上也须加以注意。

2）冠心病人群食谱编制原则和方法

（1）控制总能量的摄入

能量的摄入应根据冠心病人群的标准体重、工作性质需要而定，以减少每日摄入的总热量。对有肥胖家族史的超重者，尤其应力求使体重接近或达到标准体重。

（2）限制脂肪的摄入

冠心病患者要避免食用过多的动物性脂肪和富含胆固醇的食物，在配餐时尽量少选用肥肉、猪内脏、螺肉、墨鱼、鱼子、虾子、蟹黄、油炸食品、牛脊髓、猪脑等原料。

（3）控制钠的摄入

冠心病患者往往还有高血压，尤其在其心功能不全时，应控制钠的摄入，患者一般每日摄入钠盐 5 g 以下。中度以上心功能不全病人每天摄入钠盐控制在 3 g 以下。

（4）补充维生素

维生素能改善心肌代谢和心肌功能，注意增加富含 B 族维生素、维生素 C 和维生素 E 的食物。

（5）适量摄入碳水化合物和蛋白质

碳水化合物供能应占总热量的 60% ～ 70%，少用蔗糖和果糖。蛋白质供给要注意动物性蛋白和植物性蛋白的合理搭配。提倡食用大豆制品、谷类蛋白质，此类可降低血胆固醇的水平。

3）冠心病人群一日食谱编制举例

冠心病人群一日带量食谱举例和食谱分析见表 7-3-6。

表 7-3-6　冠心病人群一日营养食谱及营养分析表

餐次	菜点名称	数量	原料	原料重量（g）	营养食谱评价结果
早餐	荞麦蔬菜包	1 个	荞麦面	25	能量 1 398 kcal 蛋白质 74.4 g 脂肪 46.6 g 碳水化合物 170.4 g 钙 738 mg 铁 24 mg 维生素 B_1 1.26 mg 维生素 B_2 1.16 mg 维生素 A 1 440 μg RAE 维生素 C 103.2 mg
			小麦面粉	25	
			卷心菜	50	
			猪瘦肉	20	
			香菇	5	
	牛奶	1 杯	牛奶	200	
	凉拌地瓜叶	1 份	地瓜叶菜	100	
午餐	米饭	1 份	大米	50	
	醋熘鱼片	1 份	鳜鱼	50	
			豆干	10	

续表

餐次	菜点名称	数量	原料	原料重量（g）	营养食谱评价结果
午餐	素炒三色菜	1 份	胡萝卜	20	
			芹菜	10	
			黑木耳	5	
	黄瓜肉片汤	1 份	肉片	30	
			黄瓜	50	
晚餐	馄饨面	1 份	挂面	30	
			馄饨面皮（湿）	60	
			猪瘦肉	60	
			香菇	10	
			虾仁	20	
			小白菜	60	
	凉拌海带丝	1 份	新鲜海带丝	80	

扩展视野

任务实施

第一步：布置任务，组织和引导学生思考并讨论冠心病人群营养食谱设计的步骤。

第二步：将同学们分组，根据冠心病人群膳食原则进行周食谱设计。

第三步：教师结合学生的设计结果，进行点评和知识总结。

实战演练

鸡蛋是营养丰富的食品，每个鸡蛋含蛋白质 5～6 g，且绝大部分是白蛋白，同时还含有 5～6 g 脂肪、30 mg 钙、1.5 mg 铁、720 IU 的维生素 A 等。因此，鸡蛋历来是餐桌上的佳品。但鸡蛋黄胆固醇含量较高，每个鸡蛋黄约含 300 mg，相当于成年人一天胆固醇的需要量。因此，人们担心冠心病病人吃鸡蛋会加重冠心病，其实这种担心是不必要的，因为蛋黄中除含胆固醇外，还含有十分丰富的卵磷脂，而卵磷脂可以使胆固醇酯化，使之变得稳定而不容易沉积在血管壁上。美国的营养学家给动脉硬化患者服用卵磷脂治疗，3 个月内病人的胆固醇从 1 000 mg 下降到 186 mg。美国学者马加列弗林曾对 116 名 32～63 岁血脂正常的男子进行实验，半年中安排他们每天吃两个鸡蛋，6 个月后被试者的血脂仍在正常范围内。英国科研人员的研究也证明，每天 1 个鸡蛋，对血中胆固醇水平无明显影响。此外，鸡蛋里含有较多的蛋氨酸钙，也具有防治动脉粥样硬化和高血压的作用。

因此，一般认为冠心病病人可以吃鸡蛋，但量不宜多，以每日 1 个为宜。对已有高胆固醇血症者，尤其是重度患者，由于其胆固醇代谢障碍，对外源性胆固醇的耐受力较差，所以应尽量少吃或不吃，亦可采取吃蛋白不吃蛋黄的方式。

思考讨论

请同学们思考，为什么常吃鱼有利于防治冠心病？（鱼类中所含的多不饱和脂肪酸可使血胆固醇含量降低，许多鱼类均含有大量的不饱和脂肪酸，和植物油相比，其碳链更长，不饱和程度更高。因而，常吃鱼对降低血胆固醇和防治冠心病更有好处。）

任务 4　糖尿病人群营养配餐与设计

学习目标

知识目标：了解糖尿病人群的营养原则。

能力目标：学会编制糖尿病人群营养食谱并能运用食物成分表对食谱的能量和营养素进行计算与分析。

任务导入

请同学们思考，糖尿病患者只要限制主食就行了吗？

任务布置

请根据糖尿病人群机体在患病状态下生理上的适应性改变和膳食原则，为其设计营养食谱。

任务分析

本任务应先熟悉机体在糖尿病条件下发生的生理变化，明确各营养素的推荐标准，据此结合糖尿病人群本身机体代谢特点及饮食习惯选择食谱中的不同种类食物，并根据理论依据和膳食原则设计糖尿病人群营养食谱。

相关知识

中国是糖尿病患病率增长最快的国家之一。2020 版《中国 II 型糖尿病防治指南》的数据显示，2015—2017 年中国糖尿病患病率高达 11.2%。糖尿病的发病率正呈逐年上升的趋势。注意膳食因素的影响，减缓工作节奏，养成良好的生活方式和饮食习惯，对于防治糖尿病至关重要。临床监测、药物治疗、心理干预、适当运动和合理的膳食能使病人存活至正常寿命。糖尿病人群可用饮食疗法辅助治疗。

1）糖尿病概述

糖尿病是一种因胰岛素分泌或作用缺陷而引起，以糖代谢紊乱为主的慢性血葡萄糖（血糖）水平升高为特征的代谢性疾病（表 7-3-7）。

表 7-3-7　糖代谢的分类和标准

单位：mmol/L

代谢分类	空腹血糖浓度	负荷后 2 h 血糖浓度
正常血糖	< 6.1	< 7.8
空腹血糖受损	6.1 ～ 7.0	< 7.8
糖耐量减低	< 7.0	7.8 ～ 11.1
糖尿病	≥ 7.0	≥ 11.1

注：该标准为世界卫生组织标准，空腹血糖受损或糖耐量减低统称为糖调节受损，即糖尿病前期。

糖尿病患者由于体内胰岛素分泌量不足或胰岛素效应差，葡萄糖不能进入细胞内，结果导致血糖升高，尿糖增加，出现多食、多饮、多尿而体重减少的所谓"三多一少"的症状。患者主要出现糖代谢紊乱，同时出现脂肪、蛋白质、水及电解质等多种代谢紊乱，发展下去可能发生眼、肾、脑、心脏等重要器官及神经、皮肤等组织的并发症。

糖尿病的类型：1985 年世界卫生组织将糖尿病分为Ⅰ型和Ⅱ型。1997 年美国糖尿病协会提出新的诊断标准和分类的建议，1999 年世界卫生组织也对此作了认可，最终将糖尿病分为四种类型：Ⅰ型糖尿病、Ⅱ型糖尿病、妊娠糖尿病和其他类型的糖尿病。

糖尿病患者的饮食控制概括起来包括控制血糖和血压、维持正常体重、增强机体对胰岛素的敏感性。

2）糖尿病人群食谱编制原则和方法

（1）糖尿病人群食谱编制总体原则

①合理控制热能是首要原则，热量供给应以维持或略低于理想体重为宜。肥胖者必须减少热量摄入，以减轻体重（肥胖者体内脂肪增多，致使机体对胰岛素的敏感性下降，不利于治疗），消瘦者则要提高热量摄入以增加体重（消瘦者由于体质弱，对疾病的抵抗力降低，影响健康）。

②采用由谷类、肉蛋、蔬菜、食用油等食物组成的平衡膳食。合理选择瘦肉、奶、蛋、大豆及豆制品等含蛋白质的食物，控制脂肪和胆固醇摄入，不吃肥肉、肥油、动物内脏等。碳水化合物的量不宜过低，一般主食摄入量为 150 ～ 250 g。

③要养成良好的饮食习惯，定时定量，少量多餐，适量增加运动，以增加热能的消耗。

病人一日至少三餐，而且要定时定量，要在营养师的指导下将全日食物均匀地分配在三餐中，使每餐都含有一定比例的碳水化合物、脂肪和蛋白质食物，这样既有利于减缓葡萄糖在肠道内的吸收，增加胰岛素的释放，也符合营养配餐原则。餐食一般按早、中、晚各占 1/5、2/5、2/5 比例分配。

少量多餐，定时定量，既可防止一次进食量过多，加重胰岛素负担，又是防止因进食量过少而发生低血糖或酮症酸中毒的行之有效的措施，睡前加餐可以避免夜间低血糖的发生。这样可以使每餐主食量不超过 100 g，对控制血糖有利。

④糖尿病病人的饮食数量经医生和营养师确定后，即应按量进食，不得任意添加任何其他食物，若饥饿难忍，在病情许可情况下，可吃些热能低、体积大的食物，如青菜、白菜、黄瓜、冬瓜等。

⑤一般糖尿病病人可以吃的水果有香蕉、鲜荔枝、梨、桃、苹果、橘子、橙子、柚子、猕猴桃、李子、杏、葡萄等。正确的食用方法是按食物交换份的原则以一份水果取代一份主食，将水果的热量计算在每日总热量之中，而且最好在两餐之间吃。例如，200 g 梨、桃或橘子的热量相当于 75 g 大米、小米。

⑥糖尿病病人的饮水和正常人一样，以白开水为主。多饮水可促进体内代谢产物的排泄。也可饮用各种汤类，如南瓜汤，用黑豆和百合同煮的黑白消渴汤，以海参和猪胰脏煮的海参胰脏汤等。糖尿病病人不宜饮各种饮料，因其中的蔗糖和防腐剂等对糖尿病不利，亦不可饮浓茶、咖啡等。

⑦现代营养学主张糖尿病病人每日碳水化合物供能应占总热量的 55%～65%，折合主食为 250～400 g。对于单纯采取饮食治疗而对病情控制不满意者，可适当减少摄入。糖尿病病人的主食应以复合碳水化合物为主，如米、面、粗粮、杂豆等。但这类食物中碳水化合物的组成并不相同，使血糖升高的速度也不相同。糖尿病病人的主食应以玉米面、荞麦面、燕麦面为主，同时亦可采用二合面、三合面、二米或三米同食的方式增加主食的花色品种，不仅能使血糖、血脂得到控制，而且比细粮饱腹感强，对饥饿感明显的病人更为适宜。大米、小米、高粱米同煮的三米粥，以玉米面、黄豆面、白面按 2:2:1 的比例做成的三合面馒头、烙饼、面条等，糖尿病病人可以经常食用。

⑧糖尿病病人可以食用山药，山药虽含淀粉多，但同时含有锌、铁、锰、铬等矿物质元素，对糖尿病及并发症有积极意义。其中铬是葡萄糖耐量因子的组成成分，锌与胰岛素的活性有关，可见山药对糖尿病病人有益而无害，食用时只要减去部分主食即可（山药 150 g 可交换米、面等粮食 25 g）。山药可制成山药粥、山药面条，亦可用山药炒肉片。

（2）糖尿病人群食谱编制方法

①能量。糖尿病人群能量摄取应以能维持标准体重或略低于标准体重为原则。肥胖导致患者对胰岛素的敏感性下降，过于消瘦则导致机体抵抗力下降，糖尿病并发症发生和发展的可能性增加。应根据病情、血糖、尿糖、年龄、性别、身高、体重、活动量大小以及有无并发症确定能量摄入量，糖尿病患者膳食三大生热营养素比例见表 7-3-8。

表 7-3-8　糖尿病膳食分型表

单位：%

分型	碳水化合物	蛋白质	脂肪
轻型糖尿病	60	16	24
血糖尿糖均高	55	18	27
合并高胆固醇	60	18	22
合并高甘油三酯	50	20	30
合并肾功能不全	66	8	26
合并高血压	56	26	18
合并多种并发症	58	24	18

②碳水化合物。控制总能量的基础上，糖尿病人群的碳水化合物供能占总能量的50%～60%，可以提高机体对胰岛素的敏感性，预防蛋白质和脂肪过多分解产生酮血症。碳水化合物的摄入量根据血糖、尿糖和用药情况随时加以调整，一般每日碳水化合物摄入量为250～350 g，相当于主食300～400 g。食物中碳水化合物的组成不同，血糖升高幅度也不同，其影响程度可以用血糖指数（GI）来衡量。食物血糖指数是指50 g的被测食物和相当量的标准食物（葡萄糖或白面包）被摄入后，体内血糖水平的应答比值的百分比，公式表示如下：

$$血糖指数\ GI = \frac{食物餐后\ 2\ h\ 血浆葡萄糖曲线下总面积}{等量葡萄糖餐后\ 2\ h\ 血浆葡萄糖曲线下总面积} \times 100\%$$

进食后血糖升高越快，可利用的糖越多，食物的血糖指数越高，食物的种类及膳食组成会影响食物的血糖指数。常见食物的血糖指数见表7-3-9，一般规律是粗粮的血糖指数低于细粮，复合碳水化合物低于精制糖，多种食物混合低于单一食物。故糖尿病治疗膳食宜多用粗粮和复合碳水化合物，食物品种尽量多样化，少用富含精制糖的甜点，如蜂蜜、蔗糖、麦芽糖等纯糖食品。丰富的膳食纤维具有防治糖尿病的作用，可降血压、降血脂并有效改善糖代谢。水溶性膳食纤维能吸水膨胀，延缓碳水化合物在消化道的吸收，减弱餐后血糖的急剧升高，有助于患者的血糖控制。非水溶性膳食纤维能促进肠蠕动，加快食物通过肠道，减少吸收，具有间接地缓解餐后血糖升高和减肥的作用。建议膳食纤维供给量为20～35 g/d。

表 7-3-9　常见食物的血糖指数（GI）

食物名称	血糖指数（GI）	食物名称	血糖指数（GI）
粮谷类		面条（小麦、煮、细）	55.0
大米饭（普通）	69.4	面条（荞麦）	59.3
黑米饭	55.0	馒头（富强粉）	88.1
糯米饭	87.0	烙饼	79.6
大米糯米粥	65.3	油条	74.9
黑米粥	42.3	马铃薯	62.0
白面包	87.9	烤马铃薯	60.0
全麦面包	69.0	马铃薯泥	73.0
高纤面包	68.0	炸薯条	60.0
燕麦麸	55.0	炸薯片	60.3
玉米（甜、煮）	55.0	苕粉	34.5
玉米片（市售）	78.5	藕粉	32.6
玉米面粥（粗粉）	50.9	粉丝汤（豌豆）	31.6
小米粥	61.5	糕饼类	
面条（小麦、湿）	81.6	小麦饼干	70.0

食物名称	血糖指数（GI）	食物名称	血糖指数（GI）
苏打饼干	72.0	芹菜	<15.0
华夫饼干	76.0	黄瓜	<15.0
膨化薄脆饼干	81.0	茄子	<15.0
爆玉米花	55.0	莴笋	<15.0
奶制品类		生菜	<15.0
牛奶	27.6	青椒	<15.0
全脂牛奶	27.0	番茄	<15.0
脱脂牛奶	32.0	菠菜	<15.0
巧克力奶	34.0	水果类	
酸奶（加糖）	48.0	苹果	36.0
低脂酸乳酪	33.0	香蕉	52.0
普通酸乳酪	36.0	樱桃	22.0
饮料类		柚子	25.0
冰淇淋	61.0	葡萄	43.0
低脂冰淇淋	50.0	奇异果	52±6
苹果汁	41.0	芒果	55±5
橘汁	52.0	柳橙	43±4
葡萄汁	48.0	猕猴桃	52.0
菠萝汁	46.0	桃	28.0
柚子汁	48.0	梨	36.0
可乐饮料	40.3	菠萝	66.0
芬达	34.0	葡萄干	64.0
苏打饮料	63.0	西瓜	72.0
蔬菜类		杏（罐头）	64.0
胡萝卜	71.0	李子	24.0
南瓜	75.0	豆类	
山药	51.0	黄豆（泡、煮）	18.0
芋头（蒸）	47.7	豆腐（炖）	31.9
芦笋	<15.0	豆腐（冻）	22.3
菜花	<15.0	豆腐干	23.7

续表

食物名称	血糖指数（GI）	食物名称	血糖指数（GI）
绿豆	27.2	绵白糖	83.8
鹰嘴豆	33.0	方糖	65.0
青刀豆（罐头）	45.0	巧克力	49.0
四季豆（罐头）	52.0	混合膳食	
蚕豆（五香）	16.9	饺子（三鲜）	28.0
扁豆	38.0	包子（芹菜猪肉）	39.1
糖类		肉馅馄饨	39.0
蜂蜜	73.0	牛肉面	88.6
葡萄糖	100.0		

③脂肪与胆固醇。糖尿病患者防止血管并发症是糖尿病治疗的重要原则，胰岛素分泌不足，易引起脂质代谢紊乱。膳食脂肪总摄入量应控制，膳食脂肪供能应占总能量的20%～30%，其中饱和脂肪酸占总能量应少于10%，多不饱和脂肪酸不超过总能量的10%，单不饱和脂肪酸可占总能量的10%～15%，或饱和脂肪酸、单不饱和脂肪酸、多不饱和脂肪酸的比值为<1：1：<1。烹饪用油不应超过25 g，限制富含饱和脂肪酸的动物油脂，如猪油、牛油、奶油，但鱼油除外；富含单不饱和脂肪酸的油脂有橄榄油、菜籽油、花生油、各种坚果油等；而植物油一般富含多不饱和脂肪酸，如豆油、玉米油、葵花籽油等，但椰子油和棕榈油除外。

胆固醇摄入量应少于300 mg/d，合并高脂血症者，应低于200 mg/d。因此，糖尿病患者应避免进食富含胆固醇的食物，如动物脑和肝、肾、肠等动物内脏，以及鱼籽、虾籽、蛋黄等食物。

④蛋白质。糖尿病患者蛋白质供应量与正常人相同，蛋白质供给量供能应占总能量的10%～20%。如果糖尿病患者糖异生作用增强，蛋白质消耗增加，出现负氮平衡，应适当增加蛋白质供给量，成人供给1.2～1.5 g/（kg·d），儿童、孕妇、乳母、营养不良的患者，可供给1.5～2.0 g/（kg·d），伴有肾功能不全时，应限定蛋白质摄入，根据肾功能损害程度而定，一般为0.5～0.8 g/（kg·d）。膳食中应有1/3以上的蛋白质为优质蛋白质。

⑤维生素和矿物质。维生素和矿物质是调节生理功能所不可或缺的，糖尿病患者糖异生作用加强，易发生酮症酸中毒，应补充B族维生素，改善患者的并发症。胡萝卜素或维生素A不足和缺乏，可能导致视网膜病变。补充维生素C可防止微血管病变。维生素E有抗氧化的能力。三价铬是葡萄糖耐量因子的成分，三价铬可改善葡萄糖耐量，降低血清胆固醇和总脂质；锌与胰岛素的分泌和活性有关，应保证锌的供给量。除此之外，应适当增加钾、镁、钙等元素的供给，满足机体的需要。但应限制钠盐摄入，以防止糖尿病患者的高血压、高脂血症、动脉硬化和肾功能不全等并发症的发生和发展。

3）糖尿病人群食物选择和食谱设计

（1）确定全日能量供给量

根据患者的年龄、身高、体重、体力活动强度等情况计算出理想体重，用计算出的实际测量体重超过理想体重的百分比评价体重状态或通过计算患者的 BMI 值评价体重状态。然后，参考成年糖尿病患者每日能量供给量计算出患者每日能量供给量。

①标准体重计算：标准体重（kg）= 身高（cm）− 105

$$计算体重超过理想体重的百分比 = \frac{患者实际体重 - 标准体重}{标准体重} \times 100\%$$

②患者 $BMI = \dfrac{体重（kg）}{身高^2（m^2）}$，据此判断患者体重状态。

③计算全日能量供给量。

（2）确定碳水化合物、蛋白质和脂肪供给量

确定碳水化合物、蛋白质、脂肪供能占总能量的百分比分别为 60%、16%、24%（轻型糖尿病）。再依据它们的供能系数分别是 4 kcal/g、4 kcal/g、9 kcal/g，计算它们的供给量。

$$①碳水化合物的供给量 = \frac{全日能量供给量 \times 碳水化合物供能占总能量百分比}{4}$$

$$②蛋白质的供给量 = \frac{全日能量供给量 \times 蛋白质供能占总能量百分比}{4}$$

$$③脂肪的供给量 = \frac{全日能量供给量 \times 脂肪供能占总能量百分比}{9}$$

（3）餐次分配

根据患者饮食习惯，主食量分成 3 餐，早、午、晚各占 1/3，或以 1/5、2/5、2/5 的能量比例分配。

（4）食物选择

应选择适量的动物性食品，尽量选用低脂高蛋白的鱼、禽（去皮）、蛋类，应限制动物油脂，如猪油、牛油、奶油等。糖尿病患者应限制饮酒。等值谷薯类、豆类、奶类、蔬菜类、水果类、动物性食品、油脂类交换表见表 6-2-6—表 6-2-12，不同能量糖尿病患者饮食方案见表 7-3-10。

表 7-3-10　不同能量糖尿病患者饮食方案表

能量（kcal）	交换单位	谷薯类		果蔬类		豆乳类			肉蛋类		油脂类	
		重量（g）	单位	重量（g）	单位	豆浆（mL）	牛奶（mL）	单位	重量（g）	单位	重量（g）	单位
1 200	14	150	6	500	1	200	250	2	150	3	20	2
1 400	16	200	8	500	1	200	250	2	150	3	20	2
1 600	18	250	10	500	1	200	250	2	150	3	20	2
1 800	20	300	12	500	1	200	250	2	150	3	20	2
2 000	22	350	14	500	1	200	250	2	150	3	20	2
2 200	24	400	16	500	1	200	250	2	150	3	20	2

4）糖尿病人群一日食谱编制举例

糖尿病人群一日营养食谱及食谱分析见表 7-3-11。

表 7-3-11　糖尿病人群一日食谱及营养分析表

餐次	菜点名称	数量	原料	原料重量（g）	营养食谱评价结果
早餐	豆浆	1 袋	豆浆	250	能量 1 287 kcal
	包子	1 个	面粉	50	蛋白质 62.1 g
			猪肉	30	脂肪 41.2 g
			白菜	50	碳水化合物 166.2 g
午餐	豆饭	1 份	大米	60	钙 350 mg
			赤豆	15	铁 17 mg
	鱼片豆腐汤	1 份	草鱼片	50	维生素 B$_1$ 0.94 mg
			西红柿	100	维生素 B$_2$ 0.67 mg
			豆腐	50	维生素 A 919 μg RAE
	清炒豆芽	1 份	绿豆芽	150	维生素 C 86.5 mg
晚餐	肉丝青菜面条	1 份	肉丝	25	
			青菜	50	
			挂面	75	
	鸡蛋炒菠菜	1 份	鸡蛋	50	
			菠菜	100	

扩展视野

任务实施

第一步：布置任务，组织和引导学生思考并讨论糖尿病人群营养食谱设计的步骤。

第二步：将同学们分组，根据糖尿病人群膳食原则进行周食谱设计。

第三步：教师结合学生的设计结果，进行点评和知识总结。

实战演练

患者男性，身高 176 cm，体重 89 kg，从事财务工作，日常的工作范围以办公室为主。患者患有 Ⅱ 型糖尿病，目前血糖控制不好。根据其身体状况，营养师设计食谱如下：

早餐：牛奶 220 mL，全麦面包 80 g（全麦面粉 50 g）。

午餐：糙米饭（大米 70 g，糙米 20 g），冬笋炒肉（冬笋 150 g，猪里脊肉 30 g），韭菜蛋花汤（鸡蛋 55 g，韭菜 100 g），烹调油 7 mL。

晚餐：糙米饭（大米 60 g，糙米 30 g），茼蒿炒肉丝（茼蒿 150 g，猪里脊肉 30 g），鱼片木耳（草鱼 60 g，黑木耳 10 g，西红柿 150 g），烹调油 7 mL。

此餐单是按照一日三餐的饮食习惯制订的，对于注射胰岛素的患者或者容易发生低血糖的患者来说，在实际应用的时候，可以在三餐之间加餐，加餐的量从正餐的总量中扣除，做到加餐不加量。对于不使用胰岛素的患者来说，也可以采用少食多餐，分散进餐的方法，这样可以减少餐后的胰腺负担。

思考讨论

请同学们思考，糖尿病病人都不能吃水果吗？

任务 5　痛风病人群营养配餐与设计

学习目标

知识目标：了解痛风及其病因以及痛风的临床表现。

能力目标：掌握痛风人群的营养配餐原则，能运用所学知识为痛风病人设计食谱。

任务导入

随着社会压力增加以及饮食模式和生活习惯的改变，痛风患病率正不断增加。流行病学数据显示，全球范围内痛风患病率已达 0.03% ～ 15.30%，我国痛风总体患病率也已上升至 1.1%。近年来，世界各国指南和专家共识均指出长期坚持严格的饮食控制可降低痛风患者的血尿酸水平并使其维持在正常范围，有助于痛风的预防和治疗，对改善患者的生活质量，减轻家庭和社会负担十分有意义。

任务布置

请根据痛风人群的营养和膳食原则，为其设计一日食谱。

任务分析

本任务需要掌握痛风人群的营养和膳食原则，并结合所学配餐知识为特定痛风病人设计一日三餐食谱。

相关知识

1）痛风及其病因

痛风是嘌呤代谢障碍性疾病。嘌呤代谢紊乱或者尿酸排泄减少导致高尿酸血症，而尿酸盐结晶沉积到关节或者关节周围所引起的急性或慢性病变被称为痛风，其主要临床表现

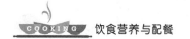

为反复发作的关节炎和（或）肾病变。

痛风最重要的生化基础是高尿酸血症。正常成人每日约产生尿酸 750 mg，其中 80% 为内源性，20% 为外源性尿酸，这些尿酸进入尿酸代谢池（约 1 200 mg），每日代谢池中约 60% 的尿酸进行代谢，其中约 200 mg 经肠道分解代谢，约 400 mg 经肾脏排泄，从而可维持体内尿酸水平的稳定，其中任何环节出现问题均可导致高尿酸血症。

（1）原发性痛风

多有遗传性，但临床有痛风家族史者仅占 10% ～ 20%。尿酸生成过多在原发性高尿酸血症的病因中占 10%，其原因主要是嘌呤代谢酶缺陷，次黄嘌呤 - 鸟嘌呤磷酸核糖转移酶（HGPRT）缺乏和磷酸核糖焦磷酸盐（PRPP）合成酶活性亢进。原发性肾脏尿酸排泄减少约占原发性高尿酸血症的 90%，具体发病机制不清，可能为多基因遗传性疾病，但应排除肾脏器质性疾病。

（2）继发性痛风

继发性痛风是指继发于其他疾病过程中的一种临床表现，也可因某些药物所致。骨髓增生性疾病如白血病、淋巴瘤、多发性骨髓瘤、红细胞计数增多症、溶血性贫血和癌症等可导致细胞的增殖加速，使核酸转换增加，造成尿酸产生增多。恶性肿瘤在肿瘤的放、化疗后引起细胞大量损坏，核酸转换也增加，导致尿酸产生多。肾脏疾病包括慢性肾小球肾炎、肾盂肾炎、多囊肾、铅中毒和高血压晚期等，引起肾小球过滤功能减退，可使尿酸排泄减少，导致血尿酸浓度升高。高血压是痛风的危险因素，因为高血压可以引起肾功能减低，使尿酸排泄减少，从而导致血尿酸升高。药物如噻嗪类利尿药、呋塞米、乙胺丁醇、吡嗪酰胺、小剂量阿司匹林和烟酸等，可竞争性抑制肾小管排泄尿酸而引起高尿酸血症。另外，肾移植患者长期服用免疫抑制剂也可导致高尿酸血症，可能与免疫抑制剂抑制肾小管排泄尿酸有关。

2）痛风的临床表现

痛风临床表现可分为四个阶段，无症状的高尿酸血症、急性复发性痛风、痛风发作间期和慢性痛风石性痛风。痛风还与肾脏病变有关。

（1）无症状的高尿酸血症

不少高尿酸血症病人可以持续终生不发生症状，称为无症状的高尿酸血症，只有发生关节炎时才成为痛风。

（2）急性复发性痛风

急性复发性痛风是原发性痛风最常见的首发症状，好发于下肢关节。多数患者在发病前无前驱症状，半数以上病人首发于脚趾。关节及周围软组织出现明显的红肿热痛、痛感剧烈，大关节受累时可有关节渗液，同时伴有头痛、发热、白细胞增高等全身症状。一般发作持续数天至数周，可自然缓解，而后出现无症状阶段。反复发作者可引起慢性关节炎及关节畸形。

（3）痛风发作间期

在两次痛风发作之间有个间歇期，痛风发作后，疼痛缓解，关节活动可恢复，而后出现无症状阶段。间歇期长短不一，有数月、数年甚至 10 余年，有的终生仅发作一次。但多数病人在一年内复发。也有病人第一次发作后进入急性或亚急性期，而没有间歇期。

（4）慢性痛风石性痛风

未经治疗的病人，尿酸盐结晶在关节内沉积增多，炎症反复发作，影响关节功能，尿酸盐结晶在关节附近肌腱、腱鞘及皮肤结缔组织中沉积，形成痛风石。病程越长，发生痛风石的机会越多。

（5）肾脏病变

临床能见历时较久的痛风病人中约 1/3 有肾脏病变，表现为：①痛风性肾病。尿酸盐沉积于肾组织引起间质性肾炎。早期仅有蛋白尿和显微镜下血尿，病情进一步发展，最终由慢性氮质血症发展到尿毒症症状。②急性肾衰竭。大量尿酸结晶广泛阻塞肾脏小管腔，导致尿流梗阻而出现急性肾衰竭症状。③尿路结石。原发性痛风病人中有 20% ～ 25% 并发尿酸性尿路结石，部分病人肾结石的症状早于关节炎的发作。痛风病人常伴有高血压、高血脂、动脉粥样硬化、冠心病和 II 型糖尿病。

3）痛风病人群食谱编制原则和方法

（1）避免高嘌呤食物

痛风病人最主要的是不食或禁食含嘌呤的食物。目前学界主张只禁用含嘌呤高的食物，并根据不同的病情，确定膳食中嘌呤含量。在急性期，病人应该严格限制嘌呤的摄入量，使之在 150 mg 以下，可选择第三类嘌呤含量低的食物，以牛奶、鸡蛋和谷类为蛋白质的主要来源。脂肪每日摄入不超过 50 g，每日饮用液体 3 000 mL 以上，可用碳酸氢钠或枸橼酸钠等以利于尿酸的排泄。在缓解期，可选用正常平衡膳食，但蛋白质不能超过 80 g/d。

（2）控制体重

肥胖是高脂血症、高血压、高尿酸血症及痛风的共同危险因素之一，因此，痛风病人应控制适宜体重，增加活动量，加大热量的消耗，限制饮食摄入量。但是，超重、肥胖的痛风病人在减轻体重时，不能减得太快，以防止机体产生大量酮体。酮体与尿酸竞争性排出，导致血尿酸升高，促使痛风急性发作。而缓慢稳定地降体重，有利于血尿酸水平的下降以及尿酸清除率与尿酸转换率的下降，不至于引起痛风急性发作，还可改善病情。

（3）少食刺激性食物、调味品，禁酒

病人应该禁酒。乙醇可使血乳酸水平升高，而乳酸可抑制肾小管分泌尿酸，使尿酸排泄减少。酗酒如与饥饿同时存在，常常会诱发急性痛风。啤酒本身含有大量嘌呤，可使病人血尿酸增高。如果在饮酒时摄入高嘌呤、高蛋白、高脂肪饮食，机体更易出现急性痛风发作。因此，应禁忌喝各种酒类。咖啡、茶、可可及辛辣刺激调味品的使用也应适当。

（4）多饮水

水可促使尿酸溶解排出体外，可预防尿酸肾脏结石，延缓肾脏进行性损坏。成人每日最低饮水量不少于 2 000 ～ 2 500 mL，每日排尿量也应维持在 2 000 mL 左右。即使是在服用抗痛风的药物时，也要多饮水。为防止夜间尿液浓缩，夜间亦应补充水分。

（5）养成良好的饮食习惯

不要暴饮暴食和饥饿，每日应保持有规律的进食，注意烹调食物的方式，如肉煮后弃汤可减少其中的嘌呤含量。在总能量控制的基础上，蛋白质供能应占总能量的 10% ～ 15%，碳水化合物应占 55% ～ 65%，脂肪占总能量的比例小于 30%，其中饱和脂肪酸、单不饱和脂肪酸和多不饱和脂肪酸的比例约为 1 : 1 : 1，维生素与矿物质的摄入量应达到中国营养学会推荐量要求。

4）痛风病人群一日食谱编制举例

[例7-4] 病例：男性，61岁，反复关节炎疼痛3年余，再发，食量增加，无口干、多饮、多尿、无失眠等。体格检查心率62次/min，血压138/90 mmHg。生化检查总蛋白79.3 g/L，白蛋白45.1 g/L，甘油三酯1.69 mmol/L，总胆固醇5.86 mmol/L，尿素3.6 mmol/L，肌酐76 mmol/L，血糖3.96 mmol/L。诊断为痛风。

（1）计算标准体重

计算BMI值和标准体重。

患者身高161 cm，体重52 kg。

标准体重：161 − 105 = 56（kg）

BMI = 52 ÷ 1.61^2 ≈ 20.06（正常）

（2）计算总能量

老年人，男性，轻体力劳动，按热量25 kcal/（kg·d）计算。

总能量：56 × 25 = 1 400（kcal）

（3）计算三大营养素的需要量

三大生热营养素热量占比：蛋白质：脂肪：碳水化合物 = 12：25：63

蛋白质：1 400 × 12% ÷ 4 = 42（g）

脂肪：1 400 × 25% ÷ 9 ≈ 39（g）

碳水化合物：1 400 × 63% ÷ 4 ≈ 221（g）

（4）痛风病人群食谱设计及营养素分析

痛风病人群一日营养食谱举例见表7-3-12。

表7-3-12　痛风病人群一日食谱举例表

餐次	带量食谱		营养素分析
早餐	大米土豆粥（大米30 g、土豆20 g）		能量1 393 kcal
	拌西红柿（西红柿100 g）		蛋白质43.1 g
	炖鸡蛋（鸡蛋50 g）		脂肪37.6 g
	柑橘（柑橘100 g）		碳水化合物213.4 g
			铁26 mg
午餐	杂粮饭（大米50 g、玉米片25 g）		钙647 mg
	清蒸鲈鱼（鲈鱼30 g）		维生素B$_1$ 1.06 mg
	萝卜鸭汤（鸭肉25 g、白萝卜100 g）		维生素B$_2$ 1.27 mg
	炒白菜（大白菜150 g）		维生素C 249 mg
	苹果（苹果100 g）		
晚餐	煮粉丝（粉丝75 g、红萝卜50 g、西兰花50 g、猪瘦肉30 g、青菜150 g）		
	脱脂牛奶（脱脂牛奶250 mL）		
	烹调用油25 g		

扩展视野

任务实施

第一步：布置任务，设计痛风人群的一日三餐食谱。

第二步：学习本任务相关理论知识，做好实践准备。

第三步：设计食谱方案。

第四步：教师点评。教师根据学生所设计的平衡膳食方案做总结性点评，指出优点与不足，学生进一步改进方案。

实战演练

痛风病人群一日营养食谱设计示例见表 7-3-13。

表 7-3-13　痛风病人群一日三餐食谱表

餐次	带量食谱	营养素分析
早餐		能量 蛋白质 脂肪
午餐		碳水化合物 铁 钙
晚餐		维生素 B_1 维生素 B_2
油、盐		维生素 A 维生素 C

思考讨论

全球范围内痛风患病率正不断增加，请同学们思考应如何从饮食角度降低痛风的患病风险？

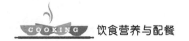

任务6 单纯性肥胖人群营养配餐与设计

学习目标

知识目标：了解单纯性肥胖人群的营养原则。

能力目标：灵活运用所学知识为单纯性肥胖人群设计营养食谱。

任务导入

50 g 面粉可做成十几个小馄饨或摊烙成多张薄饼卷合菜，请同学们思考，与做成一个小馒头相比，哪种更适合单纯性肥胖病人选择？为什么？

任务布置

请根据单纯性肥胖人群机体在患病状态下生理上的适应性改变和膳食原则，为其设计营养食谱。

任务分析

本任务应先熟悉机体在单纯性肥胖条件下发生的生理变化，明确各营养素的推荐标准，据此结合单纯性肥胖人群本身机体代谢特点及饮食习惯选择食谱中的不同种类食物，并根据理论依据和膳食原则设计单纯性肥胖人群营养食谱。

相关知识

1）单纯性肥胖饮食治疗方法

肥胖患者的饮食营养治疗应以长期控制能量摄入和增加能量消耗相结合的方法为原则，切不可通过单纯严格节食和间歇性锻炼来减重，否则不但不利于长期坚持体重控制，反而容易造成肌肉组织的丢失。

（1）限制总能量摄入

能量摄入多消耗少是肥胖的根本成因，对肥胖病的营养措施首先是控制总能量的摄入。对轻度肥胖的成年患者，一般在正常供给量基础上每天少供给能量 523 ～ 1 046 kJ（125 ～ 250 kcal），每月可稳步减肥 0.5 ～ 1.0 kg。中度以上肥胖的成年患者，必须严格限制能量，每天以减少能量 2.30 ～ 4.60 MJ（550 ～ 1 100 kcal）为宜，可以每周减少体重 0.5 ～ 1.0 kg。控制体重期间，女性能量摄入可控制在 1 200 ～ 1 500 kcal/d，男性可控制在 1 500 ～ 1 800 kcal/d。

（2）蛋白质的供给

对于采用低能量饮食的中度以上肥胖的成年患者，其蛋白质供能应当控制在占饮食总能量的20% ～ 30%。应选用高生物效价的蛋白，如牛奶、鱼、鸡、鸡蛋清、瘦肉等。另外，嘌呤可增进食欲与加重肝肾代谢负担，故高嘌呤的动物内脏类食物应加以限制，如动物的肝、心、肾等。

（3）限制脂肪的摄入

肥胖者饮食脂肪的供给量供能应控制在占饮食总能量的 25% ～ 30% 为宜，过多的脂肪摄入还可导致肥胖者脂肪沉积在皮下组织和内脏器官，过多常易引起脂肪肝、高脂血症、冠心病等并发症。应选用含单不饱和脂肪酸或多不饱和脂肪酸丰富的食用油，如橄榄油、茶油、葵花籽油、玉米油、花生油、豆油、菜籽油等植物油。

（4）限制碳水化合物的摄入

碳水化合物的来源应选择谷类。谷物中则应多选择粗杂粮，如玉米面、荞麦面、燕麦、莜麦等。糖类在体内能转变为脂肪，故必须严格限制糖类的摄入。糖类供给一般应控制在占总能量 40% ～ 55% 为宜。减肥初期，碳水化合物供能比可低于 45%，建议增加膳食纤维的摄入量至 25 ～ 30 g/d，此举有助于预防便秘的发生，但需严格控制单糖的摄入。

（5）保证维生素和矿物质的供应

由于长时间限制饮食，所以保证充足的维生素、矿物质和微量元素的供应非常重要。新鲜蔬菜和水果含有丰富的水溶性维生素，如维生素 B_1、维生素 B_2、维生素 B_6、维生素 B_{12}、维生素 C、烟酸及叶酸等。新鲜蔬菜和水果的能量很低，营养丰富且饱腹感明显，所以在节食减肥时不要过分限制摄入。过多食盐不利于肥胖病治疗，故每天食盐摄入量限制在 3 ～ 5 g 为宜。

（6）膳食纤维的供给

膳食纤维可不加限制。凡膳食纤维多的食物均可适当多用，每人每天膳食纤维供给量以不低于 12 g 为宜。

（7）科学的三餐分配及其烹调

进餐次数则因人而异，通常为三餐，当然以能增加次数为好。三餐也有一些值得注意之处：一是应将动物性蛋白和脂肪含量多的食物尽量安排在早餐和午餐吃，晚餐以清淡为主，食物应含糖量低且利于消化；二是三餐量的多少应是：午餐 > 早餐 > 晚餐。饮食的烹调方法则宜采用蒸、煮、烧、汆等，忌用油煎、炸的方法。

2）单纯性肥胖人群一日食谱编制举例

[例 7-5]　某男性，22 岁，身高 182 cm，体重 101 kg，7 个月前无明显诱因出现体重增加，平时运动量下降，食量增加。体格检查结果：心率 62 次 /min，血压 138/90 mmHg。神志清醒，发育正常，营养良好。生化检查结果：甘油三酯 1.69 mmol/L，总胆固醇 5.86 mmol/L，尿素 3.6 mmol/L，肌酐 76 mmol/L，尿酸 485 mmol/L，血糖 3.96 mmol/L。医生诊断为单纯性肥胖症。

（1）能量与营养素计算

①计算 BMI 值和标准体重。

BMI $= 101 \div 1.82^2 \approx 30.5$

标准体重：182 - 105 = 77（kg）

②计算总热量。患者为肥胖症，实际体重与标准体重相差较大，取二者的中间值计算每日所需总热量。患者实际体重 101 kg，标准体重 77 kg，取中间值 89 kg。单位热量为 20 kcal/（kg·d），总能量 = 89 × 20 = 1 780（kcal）

③计算三大营养素的需要量。已知：蛋白质:脂肪:碳水化合物 = 17% : 25% : 58%

蛋白质：$1\,780 \times 17\% \div 4 = 75.7$（g）

脂肪：$1\,780 \times 25\% \div 9 = 49.4$（g）

碳水化合物：$1\,780 \times 58\% \div 4 = 258.1$（g）

（2）单纯性肥胖人群食谱举例及食谱分析

该单纯性肥胖患者一日营养食谱及营养分析见表7-3-14。

表 7-3-14 单纯性肥胖人群一日营养食谱及营养分析表

餐次	菜点名称	数量	原料	原料重量（g）	营养食谱评价结果
早餐	大米燕麦粥	1份	大米	30	能量 1 744 kcal
			燕麦	25	蛋白质 76.1 g
	西红柿炒鸡蛋	1份	西红柿	100	脂肪 49.6 g
			鸡蛋	50	碳水化合物 243.4 g
	豆腐干	1份	豆腐干	25	钙 853 mg
	苹果	1个	苹果	150	铁 26 mg
午餐	杂粮饭	1份	大米	60	维生素 B$_1$ 1.36 mg
			红心甘薯	50	维生素 B$_2$ 1.21 mg
	清蒸大黄鱼	1份	黄鱼	50	维生素 A 2 433 μg RAE
	香菇排骨汤	1份	猪排肉	50	维生素 C 255 mg
			干香菇	5	维生素 E 11.2 mg
	炒菠菜	1份	菠菜	100	
	胡萝卜炒西蓝花	1份	胡萝卜	75	
			西蓝花	100	
	葡萄	1份	葡萄	150	
晚餐	煮面条	1份	富强粉面条	100	
			青菜	150	
			黄瓜	150	
			猪瘦肉	30	
			干黑木耳	5	
			虾仁	10	
	脱脂牛奶	1盒	脱脂牛奶	250	

扩展视野

任务实施

第一步：布置任务，组织和引导学生思考并讨论单纯性肥胖人群营养食谱设计的步骤。

第二步：将同学们分组，根据单纯性肥胖人群膳食原则进行周食谱设计。

第三步：教师结合学生的设计结果，进行点评和知识总结。

实战演练

某患者，男，40岁，身高175 cm，体重90 kg，职业文员（轻体力劳动），平时一日三餐食量一般（中等偏低），平日喜饮牛奶1盒（250 mL），蔬菜500 g，请你为其设计一日营养食谱（单纯饮食治疗）。

①确定该肥胖患者一日需求的能量，见表6-1-3。

②计算该肥胖患者一日所需食物交换份总数。

③针对该患者的情况，将食物交换份总数分配到各大类食物（查表7-3-10）。

④确定该患者全日三大营养素需要量。

应先保证蛋白质的供给量，后控制脂肪的供给量，其余由碳水化合物供给。

⑤确定该患者全日食物用量。

谷类：8交换单位　200 g

蔬菜类：1交换单位　500 g

肉蛋鱼类：3.5交换单位　175 g

豆乳类：2.5交换单位　562.5 g

油脂类：1交换单位　10 g

⑥针对该患者进行餐次分配。

根据患者饮食习惯，主食量分为三餐，早、午、晚比例为2/5、2/5、1/5。

⑦为该肥胖患者编制营养菜点要求表（表7-3-15）。

表 7-3-15　肥胖患者编制营养菜点要求表

类别	推荐吃的食物	限制吃的食物	尽量少吃的食物
谷类	全麦面包、麦片、馒头等	全蛋面条	油条、甜点、方便面、炸薯条
奶制品	脱脂牛奶、酸奶	低脂牛奶	全脂奶、雪糕、朱古力
肉类	兔肉、去皮鸡肉	瘦牛羊肉	排骨、猪蹄、鸭、鹅、肥肉、香肠、内脏等
蛋类	2～4个/周	蛋黄、咸蛋	
鱼类	各种鱼（蒸、煮）		乌贼、咸鱼、罐头油浸鱼
贝壳类	扇贝	虾类	对虾
油类	豆油、香油、菜籽油	花生油、色拉油	黄油、猪油等动物油
豆类	豆腐、大豆制品	罐头豆类	熏豆腐干
水果、蔬菜	新鲜蔬菜、水果	罐头水果	咸菜、腌菜、果汁饮料
坚果类	核桃、杏仁、栗子	花生	椒盐核桃
饮料	茶、水	酒、低脂饮料	巧克力饮料

⑧确定各大类具体的食物品种与数量。

⑨编制该肥胖患者的一日三餐食谱。

⑩对该肥胖患者一日带量营养食谱进行总体评价，并提出食谱调整意见。

食谱评价主要包括：膳食结构分析、营养计算、食谱营养素分析、三餐能量分配分析、宏量营养素供能比分析、蛋白质来源分析、烹调方法评价。

思考讨论

请同学们思考，对于单纯性肥胖患者来说不吃主食是否科学？（我国主要以谷类食物为主食，但近年来，人们对谷类食物存在一定的营养误区。一个误区是很多人认为富含碳水化合物类食物如面制品、米饭、马铃薯等会使人发胖，这是不正确的。造成肥胖的根本原因是体内能量过剩。1 g 碳水化合物或蛋白质产能 4 kcal，而 1 g 脂肪则产能 9 kcal，也就是说同等重量的脂肪所提供的能量约是碳水化合物的 2.2 倍。另一个主流的误区是很多人认为主食吃得越少越好。很多人认为限制主食的摄入量就可以减少高血糖带来的危害。特别是美国阿特金斯教授提出的低碳水化合物可以快速减肥理论，故有一段时间就流行一种不含高碳水化合物的减肥膳食风潮。事实上这种减肥膳食可以减轻体重的原因是此膳食加快了体内水分的流失，此外还会产生口臭、腹泻、肌肉痉挛等明显的副作用。而且由于碳水化合物的节约蛋白质作用，因此长期不吃主食对身体造成的危害要远大于"体重减轻"所带来的喜悦。因此，主食一定要吃，但对于肥胖者而言，碳水化合物供能比例要控制在总能量的 40% ~ 55%。）

任务 7　恶性肿瘤人群营养配餐与设计

学习目标

知识目标：了解恶性肿瘤人群的营养原则。

能力目标：灵活运用所学知识为恶性肿瘤人群设计营养食谱。

任务导入

有的恶性肿瘤患者患病后盲目忌口，禽、蛋、鱼、肉类都不敢吃，请同学们思考这种做法对吗？

任务布置

请根据恶性肿瘤人群机体在患病状态下生理上的适应性改变和膳食原则，为其设计营养食谱。

任务分析

本任务应先熟悉机体在恶性肿瘤条件下发生的生理变化，明确各营养素的推荐标准，据此结合恶性肿瘤人群本身机体代谢特点及饮食习惯选择食谱中的不同种类食物，并根据理论依据和膳食原则设计恶性肿瘤人群营养食谱。

相关知识

1）肿瘤概述

肿瘤是机体内因某种体细胞失去正常的调节控制，不断增殖而形成的异生物。肿瘤分为良性肿瘤和恶性肿瘤。恶性肿瘤是目前全世界人类的主要死亡原因之一，已经成为严重危害人类生命健康、制约社会经济发展的一大类疾病。近几年我国癌症普查的结果显示，平均每 10 万人中有癌症患者近 300 人，而死亡人数近 200 人，死亡率比较高。按照我国的人口基数来计算，我国每分钟就有 6 个人被诊断为癌症，平均每 5 个癌症患者中就有 3 个人死亡，一年当中的肿瘤新发病例是 200 余万人，概率是很高的。

世界卫生组织 2020 年发布的《世界癌症报告》指出，2020 年全球新发癌症病例 1 929 万例，其中男性 1 006 万例，女性 923 万例；2020 年全球癌症死亡病例 996 万例，其中男性 553 万例，女性 443 万例。之前，肺癌一直是全球发病率最高的癌症，而 2020 年最新数据显示，乳腺癌新增人数达 226 万，肺癌为 220 万，乳腺癌正式取代肺癌，成为全球第一大癌症。全球发病率前十的癌症分别是乳腺癌（226 万）、肺癌（220 万）、结直肠癌（193 万）、前列腺癌（141 万）、胃癌（109 万）、肝癌（91 万）、宫颈癌（60 万）、食管癌（60 万）、甲状腺癌（59 万）、膀胱癌（57 万），这 10 种癌症占据新发癌症总数的 63%。

（1）肿瘤与膳食营养

营养与癌症的关系涉及多方面的问题。第一，由于肿瘤在人体内与正常组织争夺营养素，可使患者丢失大量的蛋白质并影响一些器官的生理功能，使食欲下降、消化吸收不良等，最终使机体发生营养缺乏或发生低蛋白血症等。第二，营养在癌症治疗中的作用显著，在治疗期间，尤其是手术、放射或化疗期间需要对患者给予营养补充或支撑治疗以提高治疗效果。第三，饮食营养与癌症病因及预防的关系密切，一般认为 60%～90% 以上的癌症主要是由外因引起，而膳食因素又是其中最重要、影响最大的因素。

恶性肿瘤患者临床特征表现为体重下降，肌肉组织减少，患者不仅体重下降、营养不良、生存质量差，生存期还往往被缩短。因此，早发现并进行积极的营养干预是改善肿瘤患者生存质量及预后的重要措施。

①能量。膳食能量与癌症危险性之间的关系是很复杂的，能量摄入多少本身便可影响癌症的危险性，对人和动物的研究都显示能量摄入水平与癌症的危险性有关。研究表明：高的能量摄入可能增加患胰腺癌的风险，能量密集的膳食、能量摄入过多和缺乏体力活动三者联合作用所导致的肥胖，可明显增加患子宫内膜癌的风险，同时也很快增加绝经后女性患乳腺癌和肾癌的风险。此外，肥胖可能增加患结肠癌和胆囊癌的风险。经常性体力活动可预防结肠癌，也可降低患肺癌和乳腺癌的风险。动物实验显示，限制能量摄入可降低患某些部位癌的风险。

②脂肪与脂肪酸。动物实验研究提示，高脂肪摄入可能与癌的形成相关。但是，仅给动物饲喂脂肪不足以引发肿瘤，动物还必须暴露于某种已知的致癌物。暴露于致癌物后，饲喂高脂膳食的动物比饲喂低脂膳食的动物产生肿瘤更多、更快。因此，脂肪似乎是种较强的促癌剂而不是启动剂。

在人类中，高脂、高胆固醇膳食与许多形式的病症呈正相关。有关膳食脂肪与某些癌症的理论如下：当烹调温度过高时，食物中脂肪易于被氧化。在体内，被氧化的脂肪化合物可产生氧化的应激环境，这种环境可引发结肠和盲肠组织的癌性病变。还有理论认为，高脂膳食促进癌发生是因为引起了某种激素的分泌，而这种激素有利于某些癌的形成。脂肪还刺激胆汁分泌，结肠中的微生物可将胆汁转变为致癌物。

③维生素。与癌症发生有关的维生素主要有维生素 A、维生素 C、维生素 E 和 B 族维生素。维生素 E、维生素 C 和 β-胡萝卜素因具有抗氧化性而具有抗癌作用。维生素 A 可抑制致癌性芳香烃或其他致癌物造成的大、小鼠多种恶性肿瘤，与肺癌、胃癌、食道癌、膀胱癌及结肠癌等呈负相关，缺乏维生素 A，动物易受化学致癌物影响而诱发肿瘤。维生素 C 可抑制亚硝酸盐与胺类结合，还可阻止食品加工、储存中亚硝胺的合成，能增强结缔组织功能和免疫功能而增强机体对肿瘤的抵抗力，还可抑制白血细胞的生长。维生素 E 可抑制某些化学致癌物的作用，如 N-亚硝基化合物，维生素 E 含量高的膳食有可能降低肺癌和宫颈癌的危险性。B 族维生素也有一定的抗癌防癌作用。

④矿物质。钙和维生素 D 的摄入量与结肠癌、直肠癌及乳腺癌的发病率呈负相关，其机制是钙对脂类具有高度亲和力，能与胆酸和脂肪酸结合而减少其在大肠转变成具有促癌作用的脱氧胆酸及石胆酸，并具有拮抗高脂肪膳食促进结肠癌和乳腺癌发生的作用。

硒和碘摄取量与肿瘤发生呈负相关。硒为抗氧化剂，硒是谷胱甘肽过氧化物酶的必要组成部分，具有分解过氧化物、抗脂质氧化的作用，能消除自由基，修复膜损伤，从而阻止 DNA 的合成，抑制基因突变，增强机体的免疫功能，使癌变发生逆转。

锌参与体内 200 多种酶活性中心的构成，在机体代谢中发挥重要作用。锌也是 DNA 和 RNA 聚合酶的结构成分，从而对核酸代谢和机体的免疫监护功能起重要作用。锌可以促进膜中巯基与磷脂的稳定性，并增强膜结构对氧自由基的抗击能力；锌可以诱导金属硫蛋白的合成，而金属硫蛋白可能具有较强的防止氧化损伤的作用。从锌在体内起重要作用来推断，人类饮食中缺锌可能影响癌症的发生，但人群流行病学关于锌与癌症关系的报道不一致，有许多研究表明，食管癌、肝癌、胃癌、乳腺癌和骨癌病人往往出现低血清锌状况。

铁摄入过多会使男性易患癌症，因为铁易于氧化，因此专家指出应按需摄铁，成人特别是 50 岁以上人群应限制含铁食物的摄入，以防体内铁过多。

⑤膳食纤维。流行病学调查研究证实，膳食纤维具有抗直肠癌的作用。高膳食纤维还可能降低胰腺癌发病的危险性。一些研究表明，摄入粗纤维与盲肠癌呈负相关，摄入蔬菜水果可减少结肠癌发生的危险性，但摄入较多的谷类作用不明显。膳食纤维对癌症的影响大多来自富含纤维素的蔬菜、水果，而这种结果又受到蔬菜、水果中微量元素、维生素、植物固醇和黄酮等有机物的影响，因而难以排除膳食中其他成分的作用，或不能排除膳食中各成分与纤维素的相互作用。因此，高纤维膳食（如丰富的蔬菜、水果）的某些特性可能有助于对抗其他形式的癌症（结、直肠癌以外的癌症）。

膳食纤维抑制直肠癌或其他癌的作用机制包括：

a. 缩短粪便通过时间，增加粪便量，稀释大肠内容物及增加排便次数，吸收毒素并排出体外，即减少了有害物质接触肠道细胞的时间和接触剂量。

b. 为正常存在于大肠内的菌群提供发酵的底物，膳食纤维酵解后产生的短链脂肪酸会阻止肿瘤细胞生长、分裂和选择健康细胞，并可刺激回肠末端收缩，因而增加了结肠的运动。

c. 促进胆汁的分泌，纤维素可与胆汁酸及其代谢产物、胆固醇结合，减少初级胆汁酸和次级胆汁酸对肠黏膜的刺激作用。

d. 在结肠内产生有益的类激素样物质。

e. 清除肠内容物中的自由基，刺激机体的免疫系统对抗致癌作用。

⑥植物化学物。有关植物化学物的动物实验及流行病学研究表明，某些食物或其提取物对某些恶性肿瘤有一定预防作用。

A. 含硫化合物。植物中的含硫化合物主要包括异硫氰酸盐、二硫醇硫酮和葱属蔬菜中的含硫化合物，广泛存在于十字花科蔬菜及大蒜、大葱、韭菜等中。这些含硫化合物可能通过诱导酶的解毒而具有抗癌效果，另外它们有抗胃幽门螺杆菌的作用。多项流行病学研究表明，食蒜可降低消化道癌的危险性。我国山东省的胃癌病例对照分析证明，食蒜、大葱、韭菜多者，胃癌的发病率较低。

B. 黄酮类化合物。黄酮类化合物具有良好的抗氧化性能和清除自由基的能力，具有防癌抗癌作用。茶叶中的儿茶素（黄烷醇）占茶多酚活性成分的80%，是茶叶抗癌的主要有效成分。在动物实验中发现，茶水或茶叶提取物能抑制多种化学致癌物对大鼠、小鼠内脏器官和皮肤的致癌作用。槲皮素能够预防化学致癌物的诱癌作用，在洋葱中的含量最多（28.4～48.6 mg/100 g），其次为甘蓝、西蓝花、菜豆、莴苣、蚕豆等。有不少病例对照试验都证明，洋葱和其他葱蒜类蔬菜的摄入量与癌症发生的危险性呈负相关，特别是胃癌、结肠癌和直肠癌。大豆中存在的异黄酮、皂甙等化合物在动物实验和人体癌细胞培养的研究中显示有防癌抗癌的作用。大豆异黄酮在大豆中含量较高，可与雌激素受体结合并呈现弱雌激素样活性，有拮抗雌激素的作用，从而对激素相关癌症有保护作用。

C. 番茄红素。番茄红素是目前发现的最有效的单线态氧猝灭剂，流行病学资料表明，富含番茄红素的蔬菜的摄入量与癌症发生率呈负相关，摄入番茄红素能降低人群中肺癌、乳腺癌、宫颈癌、胃癌、前列腺癌的发生率，其机制是强大的抗氧化活性清除促使癌细胞生成的自由基，防止癌细胞增殖，避免正常细胞损伤。

D. 吲哚类化合物。吲哚类化合物可以增强雌二醇在肝脏中的 α- 羟化过程，使其活性降低，从而可能预防与雌激素有关的癌症。可通过诱导肝脏提高混合功能氧化酶的活性而抑制化学物质的致癌作用。但它对多种致癌物既有活化作用也有解毒作用。

E. 叶绿素。有关叶绿素抗诱变作用的研究多为 Ames 实验，结果表明叶绿素既能抗移码突变，又能抗碱基置换突变；能抑制苯并芘、3- 甲基胆蒽等多环芳烃、N- 甲基 -N- 亚硝基脲、黄曲霉毒素 B_1 以及某些工业毒物（如防老剂 MB、邻硝基苯胺、邻苯二胺）与某些抗肿瘤药（如柔红霉素等诱变剂）的诱变作用。此外，它还能抑制日常生活环境和膳食中经常接触的复杂混合物如炸牛肉、炸羊肉提取物、香烟烟雾、柴油机引擎排出尘粒等的诱变作用。

⑦食物致癌物。食物致癌物根据其来源可分为三大类：

a. 食物在一定储存条件下自身变化所形成的，如 N- 亚硝基化合物；

b. 食物在加工过程中产生的，如多环芳烃类化合物和杂环胺类化合物；

c. 食物受污染后所形成或残留的致癌物，如黄曲霉毒素、农药和工业三废等。

（2）肿瘤人群的营养代谢特点

恶性肿瘤是一种代谢相关性疾病，代谢改变包括两方面：一方面是肿瘤细胞对各种营养素代谢的改变，另一方面是肿瘤细胞的宿主机体的代谢改变。肿瘤人群的营养代谢特点包括：

①碳水化合物代谢及其调节。肿瘤患者的糖代谢异常主要表现为葡萄糖的氧化和利用率降低，葡萄糖转化增加，胰岛素抵抗和胰岛素分泌相对不足。

②脂肪代谢及其调节。肿瘤患者脂肪代谢的主要特征为血浆脂蛋白、甘油三酯和胆固醇升高，外源性脂肪利用下降，脂肪动员增加。调节肿瘤宿主及肿瘤细胞的脂肪代谢同样可以达到肿瘤治疗的目的。

③蛋白质代谢及其调节。肿瘤细胞常常加强一些其自身增殖所需要的蛋白质的合成，增加某些氨基酸的摄取和代谢。

2）恶性肿瘤人群食谱编制原则和方法

（1）肿瘤人群营养配餐原则

世界癌症研究基金会组织全世界肿瘤研究的权威专家对有关肿瘤与食物、营养等之间关系的大量研究进行分析，在《食物、营养、身体活动和癌症预防》中，提出了十条预防癌症的建议，包括针对普通人群的八条建议和针对特殊人群的两条建议，为个人及社区人群提供了科学实用的健康生活方式指导。

①针对普通人群的八条建议。

A.维持健康体重。在人的一生中，维持健康体重可能是预防癌症的重要方法之一，对许多其他慢性病来说也有预防作用。专家建议：预防癌症应把体重维持在正常范围，即到21岁时使体重处于正常体质指数（BMI）的低值，21岁起维持体重在正常范围，在整个成年期避免体重增长和腰围增加。正常体重范围标准：通常确定亚洲人BMI在18.5～23.9为正常体重范围，BMI等于或超过24为超重，等于或超过28为肥胖。由于防癌研究中缺少BMI的基础证据，而不同人群的BMI有差异，因此，专家建议，人群中BMI中位数范围为21～23，任何人群及个人的BMI可在此基础上有所改变。另外，应注意避免腹型肥胖。世界卫生组织（WHO）公布了关于腰围的参考值范围，对于亚洲人来说：男性不超过90 cm，女性不超过80 cm。

B.将身体活动作为日常生活的一部分。身体活动包括有计划及规律的运动及日常家务劳动、职业身体活动等。证据显示，各种类型的身体活动对癌症和肥胖都有预防作用，并可以间接地预防一些由于肥胖而使危险性增加的癌症。然而，工业化国家和城市中大多数人群的习惯性活动水平低于人类所能适应的活动水平。

C.少吃高能量的食物，避免含糖饮料，尽量少吃快餐。证据显示，高能量密度的膳食，尤其是深加工食品以及含糖饮料可增加超重和肥胖的危险性。全球范围内高能量密度食物和含糖饮料的消费日益增加，很可能是全球的肥胖率增加的一个原因。膳食的总能量不但与摄入的个别食物的能量密度有关，而且与摄入频率和重量有关。同样摄入重量的情况下，高能量密度食物能损害正常的食欲调节，从而摄入更多的能量。

D.每天至少吃5份（至少400 g）不同种类的非淀粉类蔬菜和水果。每餐主食都包括1/3～1/2的全谷类或杂豆类，限制精加工的淀粉性食物摄入。非淀粉类蔬菜包括绿色叶菜、西蓝花、茄子等，但不包括土豆、山药、甘薯和木薯；非淀粉根类和块茎类食物包括胡萝卜、甘蓝和萝卜；全谷类包括燕麦、荞麦、薏仁米、小米、玉米等；精加工的淀粉食物包括白面制作的食品和白米饭，以及甜食点心（蛋糕、月饼及其他烘焙食品）。综合证据表明，大多数具有癌症预防作用的膳食主要是由植物来源的食物组成的，多吃各种植物性食物很可能对各部位的癌症均有预防作用。

E. 每周摄入猪肉、牛肉、羊肉的量要少于 500 g。尽可能少吃加工的肉类制品（包括熏肉、咸肉、火腿等）。这里所说 500 g 指的是摄入的熟肉的重量，500 g 煮熟的红肉相当于 700～750 g 生肉。证据显示，红肉，尤其是加工肉类，是结、直肠癌发病的危险因素。但是，专家也强调，由于肉类是蛋白质、锌和维生素 B$_{12}$ 的重要来源，所以不建议选择全素食膳食。如果摄入量适当，许多动物性食物也是有营养和有益健康的。

F. 如果喝酒，男性每天不超过 2 份（1 份酒含 10～15 g 乙醇），女性不超过 1 份，儿童和孕妇应禁酒。这里 1 份酒指的是：一杯 280 mL 的啤酒、淡啤酒或果啤（含 3%～5% 乙醇）；或一杯 25 mL 的烈酒（含 40% 乙醇）；或一小杯 125 mL 的葡萄酒（含 12%～13% 乙醇）。各种类型的含乙醇饮料是许多癌症病因的证据较充分。

G. 每天保证盐的摄入量低于 5 g（根据《中国居民膳食指南（2022）》），不吃发霉的谷类或豆类；避免食用腌制、盐腌或咸的食物。证据表明，某些食品保存、加工和制作方法影响了癌症的危险性，尤其是那些通过盐、熏、腌制、加入化学物或其他方法保存的加工肉类。

H. 不推荐使用维生素等膳食补充剂预防肿瘤，但在患某些营养素缺乏病或膳食摄入不足时应适当补充。证据表明，高剂量营养素补充剂可以预防癌症，也可能诱发癌症。最佳的营养来源是食物和饮品，而不是营养补充剂。

②针对特殊人群的两条建议。

A. 年轻母亲要用纯母乳喂养婴儿（不添加任何辅食和配方奶）6 个月，而后在添加辅食的同时进行母乳喂养。癌症的相关研究表明，在生命早期，人乳能最好地维持和增进健康以及预防其他疾病。持续的完全母乳喂养对母亲和婴儿均有保护作用。

B. 肿瘤患者无论已康复还是在积极的治疗过程中，都应遵循以上关于膳食、营养和运动的建议；越来越多的证据表明，身体活动和其他控制体重的措施可能有助于预防癌症的复发，尤其是乳腺癌。癌症康复者也可能从他们所能坚持的各种水平的有规律身体活动中，获得健康益处和对疾病的控制感。

（2）恶性肿瘤人群食谱编制方法

①肿瘤人群的饮食营养。恶性肿瘤患者的营养不良，一方面来自肿瘤本身，另一方面来自肿瘤治疗方法及过程，包括放疗、化疗、手术等。化疗可能损伤消化道的黏膜细胞，出现恶心、厌食、呕吐、口腔炎、味觉改变、胃肠道黏膜损伤、食欲减退等不良反应，进一步加重机体营养不良。

A. 能量需要量。推荐以 20～25 kcal/（kg·d）来估算卧床患者，以 25～30 kcal/（kg·d）来估算能下床活动患者。

B. 蛋白质。肿瘤患者由于消耗增加，每日的需要量为 1.5 g/（kg·d），根据基础代谢的需要，可增加至 2 g/（kg·d），其供能应占总能量的 15%～20%。对手术，放疗、化疗导致肠道吸收功能障碍患者，建议优先选择短肽制剂，日常饮食摄入不足时，应该口服营养补充剂，口服营养补充剂仍然不足时，应该由静脉补充。

C. 碳水化合物。摄入充足的碳水化合物还能提高蛋白质的利用率和贮存率。应多食含复杂碳水化合物及丰富维生素的食物，如全谷类、蔬菜、水果等。

D. 脂肪。富含脂肪的食物能为患者提供能量、脂肪酸、脂溶性维生素等，鉴于肿瘤细胞的代谢特点，故推荐高脂饮食。消化道症状（如腹泻等）急性期建议低脂饮食，症状缓

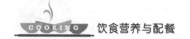

解后逐步增加膳食中脂肪含量。

E. 维生素和矿物质。化疗期间患者也应保证维生素和矿物质的补充。如 B 族维生素的需求可能增加；抗氧化营养素如维生素 C、维生素 E、硒等也会被推荐。

化疗不良产生恶心、呕吐等反应，处理方法有：少量多餐，避免空腹或腹胀；提供温和无刺激的食物；可饮用清淡冷的饮料，食用酸味的食物来减轻症状；在起床前及运动前吃较干的食物，如饼干或面包，可抑制恶心，运动后勿立即进食；避免同时摄取冷热的食物，否则易引起呕吐；腹痛、腹泻者应食含钠、钾（如苹果、香蕉）的食物，少食产气食物（如豆类）；饭后可适度休息，但勿平躺，入睡时应选择侧卧姿势，以免呕吐时误吸入气管；对呕吐剧烈时，患者不能摄入足够的食物时，应采用肠内营养甚至肠外营养的方式补充营养，预防营养不良的发生。

②恶性肿瘤患者匀浆膳食配餐原则。在病患胃肠保留有消化吸收功能的情况下，对不能进食和不愿进食的恶性肿瘤后期患者，可以选择胃肠匀浆膳食作为营养治疗手段。

A. 匀浆膳食的特点：

a. 匀浆膳食由天然食物经过加工混合而成，营养成分近似正常膳食，蛋白质、脂肪、碳水化合物之间的比例合理，无机盐、维生素、膳食纤维能同时满足患者需要，是一种营养合理的平衡膳食。

b. 匀浆膳食还可以根据不同患者，不同时期需要随时更改和增减营养配方，充分满足恶性肿瘤患者需要。

c. 匀浆膳食可以加工成各种口味，以满足不同患者的口味需求。

B. 匀浆膳食的适应症与禁忌证。

a. 匀浆膳食主要适应于消化道功能正常而进食困难的恶性肿瘤后期患者。

b. 胃肠道功能异常的患者慎用。

3）恶性肿瘤人群一日食谱编制举例

[例 7-6] 某男性，54 岁，患者反复咳嗽，咳痰 10 余年，再发加重 10 余天入院，肺部 CT 显示，右下肺炎症，右侧胸腔积液，胸片常规显示大量恶性肿瘤细胞，提示肺癌。体格检查：神志清楚，发育正常，营养中等，皮肤苍白，未见黄疸。身高 168 cm，体重 52 kg。心率 56 次 /min，右锁骨上触及一肿大淋巴结，大小约 1.0 cm×1.5 cm。诊断：右肺腺癌及多发淋巴结转移。

（1）能量与营养素计算

①计算 BMI 值。患者身高 168 cm，体重 52 kg。

BMI = $52 \div 1.68^2 \approx 18$（体重偏轻）

标准体重：168 − 105 = 63（kg）

②计算总热量。患者化疗期间，体重偏轻，需增加营养摄入量，单位热量取 35 kcal/（kg·d），总能量 = 63 × 35 = 2 205（kcal）

③计算三大营养素的需要量。因患者肿瘤未切除，属荷瘤患者，需高脂低碳饮食，高脂低碳饮食有利于抑制肿瘤生长。

蛋白质∶脂肪∶碳水化合物 = 17∶30∶53

蛋白质：2 205 × 17% ÷ 4 ≈ 94（g）

脂肪：2 205 × 30% ÷ 9 ≈ 74（g）

碳水化合物：2 205 × 53% ÷ 4 ≈ 292（g）

（2）恶性肿瘤人群一日营养食谱举例及食谱分析

恶性肿瘤人群一日营养食谱设计及营养分析见表 7-3-16。

表 7-3-16　恶性肿瘤人群一日食谱及营养分析表

餐次	菜点名称	数量	原料	原料重量（g）	营养食谱评价结果
早餐	大米粥	1份	大米	50	能量 2 205 kcal
	西红柿炒鸡蛋	1份	西红柿	100	蛋白质 94.1 g
			鸡蛋	50	脂肪 75.6 g
	酱油豆腐	1份	豆腐	30	碳水化合物 290.1 g
	奶昔	1份	梨	100	钙 983 mg
			牛奶	150	铁 33 mg
			白砂糖	20	维生素 B_1 0.93 mg
午餐	杂粮饭	1份	大米	100	维生素 B_2 1.28 mg
			黑米	25	维生素 A 2 003 μg RAE
	豆腐炖黄鱼	1份	黄鱼	50	维生素 C 247 mg
			豆腐	50	维生素 E 12.6 mg
	墨鱼猪蹄汤	1份	猪蹄	100	
			墨鱼干	10	
	黑木耳炒山药	1份	黑木耳干	10	
			山药	30	
	炒西蓝花	1份	西蓝花	100	
	葡萄	1份	葡萄	100	
晚餐	煮切面	1份	切面	100	
			鸭肉	100	
			黄瓜	50	
			青菜	150	
			干贝	5	
	酸奶	1杯	酸奶	150	

扩展视野

任务实施

第一步：布置任务，组织和引导学生思考并讨论恶性肿瘤人群营养食谱设计的步骤。

第二步：将同学们分组，根据恶性肿瘤人群膳食原则进行周食谱设计。

第三步：教师结合学生的设计结果，进行点评和知识总结。

实战演练

肿瘤本身可引起脂肪、蛋白质、碳水化合物、维生素及无机盐等的代谢失常。一些患者还会出现味觉改变而导致厌恶肉食，由于病情变化经常出现食欲减退、摄食困难及进食过少，营养不良是恶性肿瘤必然出现的后果。

肿瘤病人的康复与营养状况有密切关系。一部分肿瘤病人不是死于肿瘤本身，而是死于饥饿性营养不良。各种治疗肿瘤的方法都会影响患者的营养状况，肿瘤本身也消耗机体，肿瘤患者普遍表现营养不良，许多患者并非死于肿瘤，而是死于营养缺乏所导致的衰竭。反之，营养良好的患者不但能耐受放疗或化疗，而且能使精神、体力在治疗后迅速得到恢复，这充分体现了营养饮食的重要性。因此，如果恶性肿瘤患者盲目忌口，禽、蛋、鱼、肉类都不敢吃，会导致严重的营养失衡。

思考讨论

请同学们思考，饿死肿瘤的做法可取吗？（肿瘤是饿不死的，患者在饥饿的状态下，肿瘤依然从身体获得养分，在营养不良的情况下，患者本身的免疫力会下降，抗肿瘤的能力也会下降。饿死肿瘤虽有一定的理论依据，但不应单纯不进食或少进食，而是采取特定的营养膳食配比。）

项目 4　集体配餐与设计

任务 1　食物种类的选择

学习目标

知识目标：理解集体配餐营养食谱中食物种类选择的依据。

能力目标：能够利用同类互换原则对集体配餐营养食谱中的食物进行调配。

任务导入

请同学们思考，中小学生营养餐中经常提供红烧肉是否科学？为什么？

任务布置

请根据集体配餐营养食谱切实选择食物种类。

任务分析

本任务应先合理选择各种食物，在集体配餐食谱编制过程中选择的食物要尽量做到多样化，一周内菜式尽可能不重复。然后，营养配餐过程中食物的选择必须联系市场的实际供应，选择市场上方便购买并且价格适宜的食材。

相关知识

集体配餐包括家庭膳食、机关和学校等的集体食堂以及宴会菜单等，可以根据不同的要求进行食物种类的选择。

1）根据营养知识要求选择

食物可分为五大类：谷类及薯类；动物性食物；奶类、豆类和坚果；蔬菜、水果和菌藻类；油脂等纯能量食物。任何一种天然食物都不能提供人体所需的全部营养素。平衡膳食必须由多种食物组成，才能满足人体各种营养需求，达到合理营养、促进健康的目的。

①每天保证谷类及薯类，动物性食物，奶类、豆类和坚果，蔬菜、水果和菌藻类，油脂等纯能量食物五大类食物都能吃到。

②按照同类互换、多种多样的原则调配一日三餐，同类互换就是以粮换粮、以豆换豆、

以肉换肉。例如大米可与面粉或杂粮互换，瘦猪肉可与等量的鸡、鸭、牛、羊、兔肉等互换，鲜牛奶可与羊奶、酸奶、奶粉等互换；尽可能选择品种、形态、颜色、口感多样的食物，并变换烹调方法。

③如果由于条件限制无法采用同类互换时，也可以暂用豆类代替乳类、肉类；或用蛋类代替鱼、肉，不得已时也可用花生、瓜子、榛子、核桃等坚果代替大豆或肉、鱼、奶等动物性食物。

④食物选择时也应考虑自身的身体状况，如肥胖的人要尽可能少选择高能量、高脂肪的食物，乳糖不耐受者首选低乳糖奶及其制品。

2）根据日常生活（饮食习惯）选择

（1）粮谷类食物

该类食物是提供热能的主食，每周除大米、面粉外，可搭配 1～2 次的玉米、小米、荞麦、黄豆、绿豆、薯类等粗杂粮。做到粗细搭配，达到营养素互补的目的。

（2）动物性食物

鉴于中国大多居民以猪肉为主的饮食习惯，一周内最好只安排两次猪肉、一次牛或羊肉、一次动物内脏，鱼肉、鸡肉或鸭肉可适当摄入，做到多种肉食的搭配，既可保证动物性蛋白质的供给，又可减少动物性脂肪的摄入。同时，奶类和蛋类也不能少。

（3）蔬菜、水果

主要提供维生素、矿物质和膳食纤维。应首选叶菜类，颜色越深的叶菜所含维生素、矿物质的数量越多，所以，绿色叶菜要占蔬菜量的一半，以保证维生素的摄入。

（4）调料食物

如葱、姜、蒜、辣椒、味精等，可改善食品的口感，促进食欲。

扩展视野

任务实施

第一步：布置任务，组织和引导学生思考并讨论集体配餐营养食谱食物种类选择的依据。

第二步：将同学们分组，根据不同的集体配餐营养食谱进行食物种类的选择。

第三步：教师结合学生的选择结果，进行点评和知识总结。

实战演练

中小学生正处于生长发育的关键阶段，所以在营养方面一定要更加注意，配餐一定要讲究均衡合理，这样才可以避免出现营养不良，避免出现其在各个方面的发育都落后的问题。在配餐的时候，一定要注意肉类要选择蛋白质含量高、脂肪少的类型，且营养午餐中的饱和脂肪不超过总脂肪量的 1/3。因此，膳食可适当提供红烧肉，但各类食物应经常调换品种，尽可能地做到食物多样化。一周内的食谱尽量做到不重复。

思考讨论

请同学们思考，在选择学生营养餐中食物加工方式时应注意什么？（学生营养餐的烹调应注意减少营养素的损失，选择合适的食物加工方式。）

任务 2　食物的搭配原则

学习目标

知识目标：理解集体配餐营养食谱中食物的搭配原则。

能力目标：能利用食物搭配原则对集体配餐营养食谱中的食物种类进行配伍。

任务导入

请同学们统计一下，今天自己吃了多少种食物？

任务布置

请根据集体配餐营养食谱对食物种类进行组合搭配。

任务分析

本任务应先熟悉集体配餐营养食谱中食物之间的搭配方法，食物宜粗细搭配、荤素搭配、多色搭配。同时，应联系市场供应的实际，营养配餐过程中食物的搭配必须联系市场的供应实际，选择市场上方便购买并且价格适宜的食材。

相关知识

1）食物多样

每种食物都有自己的营养特点，任何一种食物都不能满足人体对各种营养素的需要，多种食物搭配，才能发挥营养素的互补作用。

①一般的早餐选择原则：干湿结合、荤素结合、品种多样（2～4种）。

②一般的午、晚餐主食的选择原则：品种要多样、粗细结合。

③一般的午、晚餐副食的选择原则：品种要多样、荤素结合、干稀结合、避免重复。

2）确定好各类食物的构成比例

主食主要提供热能，副食主要提供蛋白质。中国营养学会发布的《中国居民膳食指南（2022）》中绘制出的中国居民平衡膳食餐盘，是按照平衡膳食原则，展现了一个人一餐中膳食的食物组成和大致比例（图7-4-1）。餐盘分成四部分，分别是谷薯类、鱼肉蛋豆类、蔬菜类、水果类，餐盘旁的一杯牛奶提示其重要性。一般推荐每天各类食物来源的食物摄入量分别为：谷类200～300 g、薯类50～100 g；蔬菜300 g、水果200～350 g；鱼、禽、肉、蛋摄入量共计 120 ～ 200 g；相当于 300 g 鲜奶的奶类及奶制品，大豆及其制品和坚果共 25 ～ 35 g。

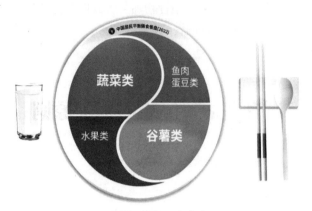

图 7-4-1　中国居民平衡膳食餐盘

3）保证营养素平衡

食物选择不仅要数量上充足，还要考虑营养素间的平衡。每天食物的品种数不能太单一，不能只局限在某一、二类食物上，而要根据配餐对象的不同情况。如一日膳食中安排了 3 种粮谷类、5 种蔬菜、2 种水果、2 种肉类，食物种类虽达到 12 种，但在数量充足的情况下，仍有可能达不到营养素的平衡，其中缺少水产品、奶类、蛋类、大豆及坚果等食物。

4）要照顾到配餐对象中特殊人群的营养需要

孕妇、乳母、特殊工种、学龄前儿童、青春期青少年等，可为他们设计特殊的加餐，还可选用一些强化了营养素的食物或膳食补充剂。如果配餐对象中有患者，应按医生的建议设计膳食。同时应将现代营养学与传统医学营养学中的不同食物配伍原则相结合，辨证施膳以指导食物的合理搭配，对营养食谱进行个性化的设计。

扩展视野

任务实施

第一步：布置任务，组织和引导学生思考并讨论集体配餐营养食谱食物的搭配原则。

第二步：将同学们分组，根据不同的集体配餐营养食谱进行食物种类的搭配。

第三步：教师结合学生的搭配结果，进行点评和知识总结。

实战演练

在进行集体配餐营养食谱中的食物搭配时也应注意性味相配：食物分四性五味。四性是指寒、凉、温、热；五味是指酸、苦、甘、辛、咸。根据"辨证施膳"的原则，不同疾病应选用不同性味的食物，一般原则是"热者寒之，寒者热之，虚则补之，实则泻之"。根据"因时制宜"的原则，不同季节应选用不同性味的食物，如冬季或可选用温热性食物，如羊肉、鹿肉、牛鞭、生姜等，尽量少吃寒凉性食物。

思考讨论

请同学们思考，八宝粥中的营养搭配原则是什么？

任务 3　设计食谱的原则

学习目标

知识目标：理解并掌握集体配餐营养食谱设计的原则。

能力目标：能够利用食谱设计原则对集体配餐营养食谱进行编制。

任务导入

下面列举 10 人量的便宴菜单，请对其进行分析。

冷菜：灯影牛肉、红油鸡片、鱼香腰片。

热菜：干烧鲤鱼、香菇鸡丝、烧元宝肉、清炒虾仁、番茄菜花。

汤菜：三鲜汤。

主食：担担面、扬州炒饭、豆沙包。

任务布置

请根据食谱设计原则对集体配餐营养食谱进行编制。

任务分析

本任务应先熟悉集体配餐营养食谱中食物种类的选择，食物之间的搭配要合理，以满足配餐对象营养需求。还应选择合适的烹调方法和口味，确定营养食谱中的菜品种类。最后，联系市场供应的实际，并进行菜品成本核算，推出切实可行的集体配餐营养食谱，使集体配餐营养食谱设计实现从理论到实践的有机结合。

相关知识

团餐加工生产是围绕食谱展开的。食谱设计决定着食材的成本管控，关系到团餐企业的服务质量与工作效率，更与配餐对象满意度紧密相关。

要设计好一份团餐食谱，首先需具备营养学的基础知识，包括营养素、能量等，掌握营养搭配及禁忌。其次，在设计食谱前，应对配餐对象进行饮食习惯及口味偏好的调查。了解配餐对象偏好，有助于量身定制符合配餐对象需求的食谱。营养食谱设计时需遵循如下原则：

1）保证营养平衡

食谱设计应做到食物多样，粮谷为主，保证乳类、蛋类的摄入，增加蔬菜、水果的摄入。现以家庭营养餐的配制为例编制一食谱。

（1）确定营养目标

一个家庭是个混合人群，我国对各种人群定有不同的营养素参考摄入量，但一个家庭不能分别按各自的参考摄入量设计食谱，因此，这一由混合人群组成的家庭单位，每日膳食的营养素摄入量要根据营养学的原理、生理参数以及每个家庭的具体组成，计算出此家庭的各种营养素平均每人每日的参考摄入量。为群体设计食谱的目的是确定一种日常摄入量的分布，在这种分布状态下出现摄入不足或摄入过量的概率都很低。计划群体膳食需要分步骤进行，即确定营养目标、计划怎样达到目标及评估目标是否都能达到。为人群设计食谱的方法要根据人群的特点来确定，主要看该人群是一个均质的群体（如年龄、性别、劳动状况等比较一致），还是由若干营养素需求不同的个体组成的不均质的群体。

确定食谱的能量目标，需要计算人群平均能量需要量（EER）或当前能量摄入量分布的平均值，同时对体重进行检测。

一般家庭中各个成员对营养素和能量需求往往不是一致的，即家庭是一个不均质的群体，这时，可以把最脆弱的亚人群，即营养素的需要量最高的亚人群作为目标制订计划。它通过每 1 000 kcal 热能的营养素重量单位数表现，如 80 mg/1 000 kcal。如一个由男、女混合组成的成年人群，假设男性的维生素 C 摄入量目标中值为 138 mg/d，平均能量需要量为 2 600 kcal/d；女性的维生素 C 摄入量目标中值为 116 mg/d，平均能量需要量是 1 800 kcal/d，则男性维生素 C 摄入量营养素 / 热能密度可表示为 $138 \div 2\,600 \approx 53$ mg/1 000 kcal，女性为 $116 \div 1\,800 \approx 64$ mg/1 000 kcal。可见，女性膳食中的维生素 C 的密度高于男性，我们就可以用女性的维生素 C 摄入量目标中值 64 mg/1 000 kcal 作为设计食谱的依据，而且推测这个食谱也可以满足男性维生素 C 的摄入目标。

根据需要量最高的亚人群来确定摄入量中值有可能大大超过其他亚人群的需要。摄入目标可能超过有些成员的可耐受最高摄入量，设计食谱时必须考虑到这种危险性。在这种情况下可考虑采用营养教育或者营养素补充的方法来满足需要量最高的亚人群的需要。

（2）计算就餐总人日数

主要根据餐次比，家庭成员的人数、年龄、性别、职业，以及每名成员一周内一日三餐在家就餐的规律等实际情况，计算出家庭每日就餐的总人日数。

人日数是代表被调查者用一日三餐为标准折合的统计指标，一个人早、中、晚 3 餐都在家吃为 1 个人日。如果规定餐次比为：早餐占 30%，午餐占 40%，晚餐占 30%，假设某一个人只吃了早餐和午餐两餐，则其人日数为：$1 \times 30\% + 1 \times 40\% = 0.3 + 0.4 = 0.7$（人日）

就餐总人日数计算公式如下：

$$就餐总人日数 = 早餐人次 \times 早餐餐次比 + 中餐人次 \times 中餐餐次比 +$$
$$晚餐人次 \times 晚餐餐次比$$

[例 7-7] 一个家庭有 5 个成年人，全是轻体力劳动，大多数情况下在家吃早餐的有 4 人，吃午餐的有 5 人，吃晚餐的有 3 人。如果三餐能量比为 30%、40%、30%，根据这个家庭的实际情况，我们即可计算出此户一日的就餐总人日数。

$$总人日数 = 4 \times 0.3 + 5 \times 0.4 + 3 \times 0.3 = 4.1（人日）$$

一日就餐的总人日数是计算家庭膳食营养素供给量的基础依据。

（3）计算出每个家庭的热能和各种营养素一日总摄入量

应结合就餐总人日数和摄入目标进行计算。如一家庭的热能目标值为平均每人日 2 600 kcal，已知一天在家就餐的为 4.1 人日，此家庭一日膳食中摄入的总热能应为：$2 600 \times 4.1 = 10 660$（kcal）；又如假设知每人日平均蛋白质摄入量目标为 78 g，则此家庭一日膳食中摄入的总蛋白质的数量应为 78 g $\times 4.1 = 319.8$（g）。其他营养素的一日总摄入量的计算方法依次类推。

2）合理的饮食制度

①食物多样，粮谷为主，保证乳类、蛋类的摄入，增加蔬菜、水果的摄入。

②保证吃好早餐，吃饱午餐，吃少晚餐，三餐配比为 3：4：3。

③少吃零食、少饮用含糖及碳酸类饮料，控制食糖的摄入。

④每日饮奶，并喝 7 ～ 8 杯水。

⑤注重营养素的合理分配。早餐热能和各种营养素的供给量约占全日总需要量的 30% 左右，午餐占 40%，晚餐占 30%。总能量中 10% ～ 15% 的能量来自蛋白质，20% ～ 30% 来自脂肪，50% ～ 65% 来自碳水化合物，建议添加糖提供的能量不超过总能量的 10%，最好不超过 5%。日常饱和脂肪酸的摄入量应控制在总脂肪摄入量的 10% 以下。

3）选择合适的食物烹调方法

可通过营养师与厨师结合，共同确定营养食谱，明确菜品的口味和烹饪方法。

①结合食材的原料特性和加工特点，选择的烹调方法要注意少油、少盐、少味精、少鸡精，低温、中小火烹调，多蒸、炒、拌，少熏、炸、腌、烤。

②颜色搭配合理。食物本身的颜色丰富多彩。每餐次菜单应尽量有不少于 3 种颜色的菜品，比如津白狮子头、蜜枣南瓜和蒜蓉菜心 3 个菜品，就符合白色、黄色、绿色的基本设计要求。

③口味搭配合理。口味的丰富性会带给配餐对象良好的就餐体验，同样，每个餐次应尽量有不少于 3 种口味搭配，主要包括酸、甜、苦、辣、咸。除咸外，酸、甜、苦、辣口味的菜品应控制在一个以内。

④菜品外形搭配合理。菜品外形是否合理，一方面影响配餐对象的第一感觉，另一方面也影响了厨房工作的繁简程度。如果需要切丝、切片的菜品太多，炒制出来的菜品给人一种凌乱感，更是增加了厨房粗加工厨师的任务量。

4）照顾饮食习惯，注意饭菜口味

在不违反营养学原则的前提下，可照顾配餐对象的饮食习惯，可根据配餐对象的实际需求，进行如下选择：

①确定配菜：配餐比例、色彩（如红、绿、黑）和口味。

②确定油盐数量：油盐的具体数量。

③烹调油也要多样化，应经常更换种类，以满足人体对各种脂肪酸的需要。推荐成年人平均每天烹调油摄入量不超过 25 ～ 30 g。

5）联系市场供应的实际

可根据当地的食物品种、季节特点和饮食习惯等具体情况，结合市场价格、食材受欢迎程度等因素因地制宜地确定营养食谱中的原料品种和数量。

6）餐饮成本核算知识

（1）餐饮成本核算的基础知识

①餐饮成本的概念和分类。

餐饮成本有狭义和广义之分，广义的成本包括原材料、人工工资和其他费用（如水、电、燃气费，餐具厨具费用，餐具折旧费用，清洁费用，办公用品费，银行利息，租入财产资金，通信费，差旅费等）；狭义的成本仅指餐饮企业为正常营业所需购进的各种原材料费用。餐饮业是集生产加工、劳动服务、商业零售于一体的独特行业，成本（原材料成本除外）很难按品种精确地分摊到每份菜肴中，因此，常以构成菜点的原材料费用之和核算餐饮产品成本，即核算餐饮原料的主料、配料和调料三大部分的耗费。

餐饮企业成本一般包括直拨成本、出库成本、盘点净损率三个部分，即：

餐饮企业成本 = 直拨成本 + 出库成本 + 盘点净损率

所有物资进入餐饮企业时，须经收货部验收，根据物资申购部门和物资性质决定是否入仓，入仓的下入仓单，不入仓的下直拨单，不入仓的直接拨给使用部门，通过直拨单可以计算直拨成本，依据出库单可计算出库成本。盘点净损率能反映通过实地盘点得到的盘点数与账存数之间的差额。

餐饮成本分类是为做好成本核算和成本管理服务的。按性质不同，可将成本分为固定成本和变动成本；从成本管理角度，又可分为可控成本和不可控成本、标准成本和实际成本。

②成本核算基础工作。

A.做好成本核算原始记录。原始记录主要包括原料进货发票、领料单、转账单、库存单、原料耗损报告单、生产成本记录、生产日报表等。要正确进行成本核算，必须建立原始记录制度并予以详细记录，如采购、储存、发料及生产销售等环节都要做好原始记录，并做到一式多份，以便完成记账、对账和查账等财务工作。

B.配备成本核算计量工具。厨房为准确计量各种餐饮食品原料的采购、领取和销售各个环节原材料的消耗，必须配备必要的计量工具，主要包括台秤、天平、电子秤、量杯和量筒等。日常工作中，应根据食品原料的类别选择恰当的计量工具，以便准确计量、准确核算。

③餐饮成本核算步骤。

A.收集成本资料。成本资料包括食品原材料采购单、入库验收单、入库单、出库单、领料单、转账单、耗损率、加工单等各种资料。收集成本资料是成本核算的前提和基础，要以原始记录和实测数据为准，以保证成本核算的准确性。

B.核算餐饮成本。餐饮成本核算分采购成本核算、库房成本核算、厨房成本核算、餐厅成本核算和会计成本核算等多种。成本核算人员应根据企业的制度，选择合适的方法分类进行餐饮成本核算。

C.成本分析。在成本核算基础上，应定期对成本核算的结果及其核算资料进行成本分析，形成分析报告。一般来说每周、每月都应进行成本分析，以指导餐饮生产经营活动的进行。

D. 提出改进意见。根据成本核算结果和分析材料，对采购、储存、出库、领用以及库房、厨房、餐厅等各个环节、各个部门进行分析，找出存在的问题和影响成本的原因，并针对主要原因提出修改建议。

（2）餐饮原料成本核算

①核算原料成本所需的原料知识。

A. 毛料：即市场采购回来的未经加工处理的食品原料。

B. 净料：即经加工后可用来搭配和烹制的半成品。所有原料采购回来需经初加工，即使是半成品原料也应做相应的处理。目前，很多餐饮企业都采用净料分等定价，计算成本，确定售价的方法。

C. 净料率：又称起货率，是体现原料利用程度的指标，对体现成本的核算、食品原料的利用状况分析及其采购、库存数量等有实际作用。计算公式如下：

$$净料率 = \frac{净料重量}{毛料总重量} \times 100\%$$

[例 7-8]　购入带骨牛肉 20 kg，初加工剔出骨头 4 kg，计算牛肉的净料率。

$$牛肉净料率 = \frac{净料重量}{毛料总重量} \times 100\% = \frac{20 - 4}{20} \times 100\% = 80\%$$

[例 7-9]　购入木耳 5 kg，泡发后得水发木耳 10 kg，但从泡发好的木耳中检出不合格木耳和污物 0.5 kg。计算木耳的净料率。

$$木耳净料率 = \frac{净料重量}{毛料总重量} \times 100\% = \frac{10 - 0.5}{5} \times 100\% = 190\%$$

需要指出，不同物品的净料率一般都有行业约定俗成的标准百分比。

D. 净料成本：又称起货成本，是指毛料经加工处理成为净料的成本变化比率。核算公式如下：

$$净料成本 = \frac{毛料总值 - 副料总值}{净料率}$$

公式中：毛料总值指市场状态的原料的总值；副料总值指毛料经初加工剔出的还可作为其他用途部分的总值。

以上公式是计算所有原料净料成本的基本公式。根据原料的加工方式和用途不同，该公式的运用可分一料一用、一料多用等不同方式，所有分类计算是这个公式的变通。

②一料一档成本核算。一料一档成本计算有两种情况：

A. 毛料经加工处理后只有一种净料，下脚料无法利用，成本核算时以毛料价值为基础，直接核算净料成本，其计算公式如下：

$$单位净料成本 = \frac{毛料总值}{净料重量}$$

[例 7-10]　购进冬瓜 50 kg，进货价款为 1.20 元/kg。去皮后得到净冬瓜 37.5 kg。计算冬瓜的单位净料成本。

根据净料成本计算公式知：

$$冬瓜的单位净料成本 = \frac{毛料总值}{净料重量} = \frac{50.00 \times 1.20}{37.5} = 1.60（元/kg）$$

B. 毛料经处理后得到一种净料，同时又有可利用的下脚料、废料等，计算净料成本时，须从毛料总值中扣除下脚料和废料的价款，再将之除以净料重量，计算公式如下：

$$单位净料成本 = \frac{毛料总值 - 下脚料总值 - 废料总值}{净料重量}$$

［例7-11］ 购入某原料10 kg，进价6.80 元/kg，初加工得净料7.50 kg，下脚料1.00 kg，单价2.00 元/kg，废料1.50 kg，单价0.50 元/kg。计算该原料的单位净料成本。

根据净料成本计算公式：

$$单位净料成本 = \frac{毛料总值 - 下脚料总值 - 废料总值}{净料重量}$$

$$= \frac{(10.00 \times 6.80) - (1.00 \times 2.00) - (1.5 \times 0.50)}{7.50}$$

$$= 8.70（元/kg）$$

③一料多档成本核算。

一种原料经初加工处理后得到一种以上的净料或半成品，形成不同档次的原料，各档原料的价值是不同的，因此，要分别确定不同档次原料的价值比率，然后核算各分档原料的成本，核算公式如下：

$$某档原料单位净料成本 = \frac{毛料价格 \times 毛料重量 \times 某档原料价值比率}{该档净料重量}$$

［例7-12］ 购进猪腿10 kg，单价30 元/kg，经拆卸分档，得到精瘦肉6 kg、肥膘2 kg、肉皮1 kg、筒骨1 kg，各档原料价值比率分别是64%、19%、11%、6%，请核算各档原料单位成本。

根据一料多档原料的原料成本核算公式，各档原料单位成本计算如下：

$$精瘦肉单位净料成本 = \frac{30 \times 10 \times 64\%}{6} = 32（元/kg）$$

$$肥膘单位净料成本 = \frac{30 \times 10 \times 19\%}{2} = 28.5（元/kg）$$

$$肉皮单位净料成本 = \frac{30 \times 10 \times 11\%}{1} = 33（元/kg）$$

$$筒骨单位净料成本 = \frac{30 \times 10 \times 6\%}{1} = 18（元/kg）$$

［例7-13］ 购进鲜鱼60 kg，进价10.00 元/kg，根据菜肴烹制需要对其进行初加工处理，得净鱼52.50 kg，其中鱼头17.50 kg，鱼中段22.50 kg，鱼尾12.50 kg，鱼鳞、内脏等废料7.50 kg，废料没有利用价值。根据各档净料的质量和烹饪用途，该企业确定鱼头总值应占毛料总值的35.00%，鱼中段占45.00%，鱼尾占20.00%。计算鱼头、鱼中段、鱼尾的净料成本。

根据一料多档原料的净料成本核算公式，各档原料单位净料成本计算如下：

$$鱼头单位净料成本 = \frac{10 \times 60.00 \times 35\%}{17.50} = 12.00（元 /kg）$$

$$鱼中段单位净料成本 = \frac{10 \times 60.00 \times 45\%}{22.50} = 12.00（元 /kg）$$

$$鱼尾单位成本 = \frac{10 \times 60.00 \times 20\%}{12.50} = 9.60（元 /kg）$$

各档原料的净料成本如下：

鱼头净料成本 $= 12.00 \times 17.5 = 210.00（元）$

鱼中段净料成本 $= 12.00 \times 22.50 = 270.00（元）$

鱼尾净料成本 $= 9.60 \times 12.50 = 120.00（元）$

④半成品成本核算。

半成品是指经过制馅处理或热处理的半成品，成本核算公式如下：

$$半成品净料成本 = \frac{毛料总值 - 副料总值 + 调味品成本}{净料率}$$

［**例 7-14**］ 每 500 g 鱼肉的进货价是 10 元，制作鱼胶的调料成本是 1 元，由鱼肉制作成鱼胶的净料率是 95%，无副料价值。计算该鱼胶的净料成本。

根据半成品成本核算公式：

$$500\,g\,鱼胶净料成本 = \frac{毛料总值 - 副料总值 + 调味品成本}{净料率}$$

$$= \frac{10 - 0 + 1}{95\%} \approx 11.58（元）$$

［**例 7-15**］ 鱼白每 500 g 的进价是 120 元，涨发后净料率是 450%，其中耗油约 350 g，每 500 g 食用油的价格是 10 元。计算涨发后鱼白净料成本。

根据半成品成本核算公式：

$$500\,g\,鱼白净料成本 = \frac{毛料总值 - 副料总值 + 调味品成本}{净料率}$$

$$= \frac{120 - 0 + \dfrac{350}{500} \times 10}{450\%}$$

$$= 28.22（元）$$

计算半成品净料成本，关键是净料率的测定，最好通过实际测定获得。

⑤调味品成本核算。

调味品根据生产和加工的方法不同，大体上分为两种类型，即单件生产和批量生产。因此，核算方法也相应有两种。

A. 单件产品成本核算法。单件产品成本核算也称个别成本核算，适用于单件生产产品的调味品成本核算。核算时先计算各种调味品用量，然后根据其进价分别算出各自的成本，并逐一相加。计算公式为：

单件产品调味品成本 = 调味品 1 成本 + 调味品 2 成本 + … + 调味品 n 成本

B. 平均成本核算法。平均成本，也称综合成本，指批量生产产品的单位调味品成本，如点心类制品、卤制品等都属于这类。计算此类产品的调味品成本，应分两步进行。

a. 用容器估量法和体积估量法核算出整个产品中各种调味品的总用量及其成本。

b. 用调味品的总成本除以产品的总量，求出每一单位产品的调味品成本，计算公式如下：

$$批量产品平均调味品成本 = \frac{批量生产耗用调味品总值}{产品数量}$$

一般而言，餐饮实际工作中，人们不可能对每个菜品都进行测算，只能凭厨师的经验和技术来控制其用量。

（3）餐饮产品成本核算

餐饮产品成本核算方法与调味品成本核算方法类似，主要包括先分后总法和先总后分法两种，前者适用于单件制作的菜点的成本计算，后者适用于批量产品的成本核算。

①单件产品成本核算。应采用先分后总法，随机选择产品抽样，测定单件产品实际成本消耗，根据抽样测定结果，计算成本误差，填写抽样成本核算报表，分析原因，提出改进措施。

[例7-16]"西兰花带子"用料：鲜带子每500 g进价30元，净料率为95%，用量是200 g；西兰花每500 g进价3元，净料率是65%，用量200 g，调味品成本是1元，计算该菜肴的原料总成本。

$$该菜肴原料总成本 = 鲜带子净成本 + 西兰花净成本 + 调味品成本$$
$$= \frac{30}{95\%} \times \frac{200}{500} + \frac{3}{65\%} \times \frac{200}{500} + 1$$
$$\approx 15.48（元）$$

这是一个较标准的菜肴产品成本核算，即将各主料、配料的每500 g净成本乘以用量，然后按照品种的标准成本配置（无论有多少种主、配料）相加，结果就是该品种的原料总成本。

②批量产品成本核算。根据一批产品的生产数量和各种原料实际消耗进行核算，采用先总后分法进行，计算公式如下：

$$单位产品成本 = \frac{本批产品所耗用的原料总成本}{产品数量}$$

[例7-17]猪肉包子70个，用料：面粉1 kg，进价4元/kg；猪肉500 g，单价为30元/kg；酱油150 g，单价5元/kg；味精3 g、葱末50 g、姜末5 g，共1元，猪肉包子的单位成本计算如下：

$$每个猪肉包子成本 = \frac{本批产品所耗用的原料总成本}{产品数量}$$
$$= \frac{4 \times 1 + 0.5 \times 30 + 5 \times 0.15 + 1}{70} \approx 0.30（元 / 个）$$

（4）餐饮企业成本核算

核算餐饮企业成本时，因为有的原料不一定每日采购，有的甚至隔几日才采购，同时，从库房领出的原料也不一定是每日刚好用完，有些原料在使用日以前就会领出来，所以为减少人为原因造成的成本额波动，更好地控制和管理，一般通过核算企业的月实际成本率来了解餐饮企业的各项餐饮成本控制和经营情况。

$$餐饮企业月食品实际成本率 = \frac{月食品实际成本净额}{食品销售额} \times 100\%$$

$$餐饮企业月饮料实际成本率 = \frac{月饮料实际成本净额}{饮料销售额} \times 100\%$$

$$餐饮企业月人工实际成本率 = \frac{月人工实际成本净额}{总销售额} \times 100\%$$

月各类原料的实际成本额的计算表见表 7-4-1。

表 7-4-1　月各类原料的实际成本额的计算表

费用名称	金额（元）
月初库房库存额	
＋ 月初厨房库存额	
＋ 本月库房采购额	
＋ 本月直拨采购额	
－ 月末库房库存额	
－ 月末厨房库存额	
± 成本调整额	
－ 各项扣除额	
＝ 月实际成本净额	

许多餐饮企业生产经营中，都存在食品和饮料等调整，因此会产生相应的调整额，应注意增加或减去。

各项扣除额包括不应计算在客人消费的餐饮产品成本中的各项成本：①客房内赠客的水果、饮品；②招待用餐成本；③职工用餐成本；④其他杂项扣除等。

为更好地进行成本的控制与管理，一般企业成本核算需要制成月报表，内容应反映企业月消耗食品、饮料的总额，显示食品、饮料成本的调整额和各项扣除额，列出一个月的实际成本净额。另外，内容还应包含月营业收入总额，算出实际成本率，并应标出企业的标准成本率。

扩展视野

任务实施

第一步：布置任务，组织和引导学生思考并讨论集体配餐营养食谱设计的原则。

第二步：将同学们分组，根据食谱设计原则进行集体配餐营养食谱的编制。

第三步：教师结合学生的设计结果，进行点评和知识总结。

实战演练

10 人便宴分析结果：

菜肴品种比较丰富，注重主食和小吃的安排，脂肪摄入偏高，蛋白质摄入偏高，膳食纤维摄入偏少。

通过分析，再根据就餐标准对菜单作如下修改和调整：

灯影牛肉改为五香牛肉，红油鸡片改为姜汁扁豆，干烧鲤鱼改为清蒸鱼，烧元宝肉改为麻婆豆腐。修改的最重要目的是减少脂肪。

鱼香腰片改为蒜蓉番杏，香菇鸡丝改为银芽鸡丝，清炒虾仁改为瓜仁炒虾仁，番茄菜花改为清炒西蓝花。最重要的作用是增加膳食纤维摄入。

烧元宝肉改为麻婆豆腐还从整体上改变了蛋白质的结构，补充了植物蛋白。

思考讨论

目前团膳企业大多采用中央厨房配送模式，所需菜肴在中央厨房统一烹制成成品后，添置保温箱及分盘，再配送至各营业点销售。请同学们思考，这种模式有什么优势吗？（这种中央厨房统一配送模式能够做到菜品口味统一，有效降低食材、人员、水电煤能耗等各项成本。）

任务4 集体配餐食谱设计方法

学习目标

知识目标：理解并掌握集体配餐食谱设计方法。

能力目标：精准计算营养素的摄取量，将人群的标准需要量结合到食谱中。

任务导入

目前很多幼儿园都认为只要能够给予幼儿足量的蔬菜、肉类、豆制品、面食和谷类就能够满足其身体各方面的需求，请同学思考，这种观点对吗？

任务布置

请按照集体配餐食谱设计方法进行营养食谱编制。

任务分析

本任务应先熟悉并掌握集体配餐与设计的步骤。其次按照集体配餐食谱设计方法进行营养食谱设计及食谱评价。

相关知识

在对集体配餐营养食谱进行设计时，由于就餐者年龄、性别、劳动强度等方面存在的差异比较大，实际工作中不可能为每一个就餐者单独进行营养食谱编制。因此，在食谱编制时，需要根据大多数就餐人员的基本情况，设立一个概念上的"标准人"，以这一"标准人"的营养素需要作为食谱编制时的标准。就餐时，针对与"标准人"在营养素的需要量上有差异的其他人群，则可以根据"折合系数"进行调整。

1）集体配餐食谱设计的步骤

集体配餐单位食谱编制步骤为：

①了解用餐单位就餐人员基本情况；

②确定劳动强度分级，统计就餐总人数；

③确立标准人基本情况；

④计算不同就餐人员的"折算系数"；

⑤计算标准人日数；

⑥按标准人的营养需要编制食谱；

⑦进行一周食谱评价。

2）集体配餐食谱编制实例

下面以一个实例来逐步对集体配餐的营养食谱编制进行解释说明。

［例 7-18］　请用集体配餐的营养食谱编制方法，为某企业食堂编制一份营养食谱。

①了解用餐单位就餐人员基本情况。经调查，某医疗产品生产企业的食堂，就餐总人数共计 1 428 人，男性 1 120 人，女性 308 人，该企业员工的年龄和岗位分布情况如表 7-4-2 所示。

表 7-4-2　某医疗产品生产企业员工基本情况表

年龄（岁）	工作岗位	人数（人）	
		男	女
20 ～ 49	操作工	982	276
20 ～ 49	司机、食堂工人	66	18
20 ～ 49	勤杂人员	20	—
30 ～ 59	管理人员	52	14

②确定劳动强度分级，统计就餐总人数（表 7-4-3）。

表 7-4-3　某医疗产品生产企业员工劳动强度分级人数表

年龄（岁）	工作岗位	劳动强度	能量需要（kcal）		人数（人）	
			男	女	男	女
20 ～ 49	操作工	中体力劳动	2 600	2 100	982	276
20 ～ 49	司机、食堂工人	中体力劳动	2 600	2 100	66	18
20 ～ 49	勤杂人员	重体力劳动	3 000	—	20	—
30 ～ 59	管理人员	轻体力劳动	2 250	1 800	52	14

③确定标准人基本情况。从表7-4-3可以看出，该企业就餐人员最多的人群年龄为20～49岁，多为操作工岗位，属于中体力劳动，因此暂且把其定为"标准人"，在有些行业食堂中，如IT行业，最多的就餐者为轻体力劳动，这种情况下就可以选择轻体力劳动的就餐者作为"标准人"。

④计算不同就餐人员的"折算系数"。把就餐人员中20～49岁的男性操作工确立为"标准人"，20～49岁男性操作工的能量需要量为2 600 kcal，即标准系数1。将其他各类人员的能量需要量与之相比较即得出"折合系数"，见表7-4-4。

表7-4-4　某医疗产品生产企业员工折合系数表

年龄（岁）	工作岗位	劳动强度	能量需要（kcal）		折合系数	
			男	女	男	女
20～49	操作工	中体力劳动	2 600	2 100	1	0.808
20～49	司机、食堂工人	中体力劳动	2 600	2 100	1	0.808
20～49	勤杂人员	重体力劳动	3 000	—	1.154	—
30～59	管理人员	轻体力劳动	2 250	1 800	0.865	0.692

⑤计算标准人日数（表7-4-5）。由于集体配餐食谱是按照标准人编制的，对一个集体配餐的单位来说，需要确定每日食谱中各种原料的购买量，计算出标准人日数的目的就是能够让采购人员精确地知道一日食物原料的购买量。

表7-4-5　标准人日数表

年龄（岁）	工作岗位	劳动强度	能量需要（kcal）		标准人日数	
			男	女	男	女
20～49	操作工	中体力劳动	2 600	2 100	982	223.0
20～49	司机、食堂工人	中体力劳动	2 600	2 100	66	14.5
20～49	勤杂人员	重体力劳动	3 000	—	23.1	—
30～59	管理人员	轻体力劳动	2 250	1 800	45.0	9.7
标准人日数合计					1 116.1	247.2
标准人日数总计					1 363.3	

从表7-4-5可以看出，医疗产品生产企业食堂的采购员，可以按照1 363.3标准人核算一日食物原料的购买量。

⑥按标准人的营养需要编制食谱。根据标准人的能量需要计算出标准人的营养素需要量，然后按照前面讲述的编制营养食谱的方法进行营养食谱编制，具体要求与步骤和前面介绍的方法一样。

⑦进行一周食谱评价。一般情况下，集体配餐单位食谱编制都是以一周为食谱周期的。因此在进行食谱确定时，要根据就餐对象的营养需要，对一周食谱中所含有的营养素是否符合人体需要、是否达到平衡膳食的要求等方面进行评价。对于三大产能营养素

来说，每天都要按照一定的比例提供，而对于维生素 A、矿物质等一些微量元素，只要保证一周平衡就可以了。除膳食中营养素的比例、数量和种类应达到人体需要之外，还应该注意烹饪原料的种类分布，尽量做到品种多样，种属相差要远，同时应注重菜品的口味、色彩、烹调方法的搭配，使菜品富于变化，还要兼顾就餐规格标准等要素，如有需要及时调整。

扩展视野

任务实施

第一步：布置任务，组织和引导学生思考并讨论集体配餐营养食谱设计的方法。

第二步：将同学们分组，根据食谱设计方法进行集体配餐营养食谱的编制。

第三步：教师结合学生的设计结果，进行点评和知识总结。

实战演练

幼儿园营养食谱中大多包含了蔬菜、肉类、豆制品、面食和谷类等食物种类，虽然不可否认这样的营养搭配方式总体上是正确的，但在具体的摄入量上也需要综合进行考虑，主要是关注到每一种食物中所含有的营养素，以及两种食物相互搭配过程中会产生的营养元素，按照每一种营养素的合理摄入量，对幼儿的饮食进行配比，这样才能够帮助其快速健康地成长。

思考讨论

请同学们思考，幼儿园营养食谱编制时如何保证钙、铁、锌、硒等微量元素的充足摄入？

参考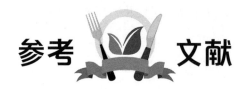文献

［1］杨月欣，中国疾病预防控制中心营养与健康所.中国食物成分表：标准版（第一册）［M］.6 版.北京：北京大学医学出版社，2018.

［2］中国营养学会.中国居民膳食营养素参考摄入量：2023 版［M］.北京：人民卫生出版社，2023.

［3］张培茵.饮食营养与烹饪工艺卫生［M］.北京：科学出版社，2017.

［4］沈秀华.食物营养学［M］.2 版.上海：上海交通大学出版社，2020.

［5］陈金标.烹饪原料［M］.3 版.北京：中国轻工业出版社，2020.

［6］李京东，倪雪朋.食品营养与卫生［M］.2 版.北京：中国轻工业出版社，2018.

［7］中国营养学会.中国居民膳食指南（2022）［M］.北京：人民卫生出版社，2022.

［8］范志红.食物营养与配餐［M］.北京：中国农业大学出版社，2010.

［9］杨月欣，中国疾病预防控制中心营养与健康所.中国食物成分表：标准版（第二册）［M］.6 版.北京：北京大学医学出版社，2019.

［10］颜忠，向芳.营养配餐与设计［M］.2 版.北京：中国旅游出版社，2021.

［11］赵福振，张栋，许荣华.食品营养与配餐［M］.武汉：华中科技大学出版社，2020.

［12］张迅捷，赵琼.营养配餐设计与实践［M］.2 版.北京：中国医药科技出版社，2024.